実践 排尿障害治療図解

編 著

医療法人センダン 北上中央病院 泌尿器科　院長
株式会社サザンナイトラボラトリー　代表取締役社長
旭川医科大学教育研究推進センター　客員教授

菅谷 公男

洋學社

執筆者一覧

菅谷　公男	北上中央病院泌尿器科　院長
	(株)サザンナイトラボラトリー　代表取締役社長
	旭川医科大学教育研究推進センター　客員教授
西島さおり	沖縄科学技術大学院大学　技術員
	(株)サザンナイトラボラトリー基礎研究部　部長
嘉手川豪心	沖縄協同病院泌尿器科　部長
	(株)サザンナイトラボラトリー臨床研究部　部長
佐久本　操	さくもと泌尿器科・皮フ科　院長
向山　秀樹	南部徳洲会病院泌尿器科　部長
大城　吉則	中部徳洲会病院　副院長
安次富勝博	沖縄県立北部病院泌尿器科　部長
	(株)サザンナイトラボラトリー　顧問
外間　実裕	沖縄赤十字病院第一泌尿器科　部長
島袋　修一	沖縄県立中部病院泌尿器科　部長
大湾　知子	琉球大学医学部保健学科成人・がん看護学　准教授
服部　剛	旭化成ファーマ(株)メディカル・アフェアーズ部
窪野　慎一	キッセイ薬品工業(株)育薬科学部
科研製薬(株)	学術部
中西　忠治	日本新薬(株)メディカル・アフェアーズ部
佐藤　茂	元 東菱薬品工業(株)医薬営業部
中島　啓太	(株)陽進堂学術部
水上　淳	あすか製薬(株)学術情報部
グラクソ・スミスクライン(株)	
松本　雄一	久光製薬(株)医薬事業部医薬マーケティング部
南里　真人	大鵬薬品工業(株)新薬開発支援部
清田　博己	杏林製薬(株)創薬本部プロダクトポートフォリオ企画部
北村　敬子	杏林製薬(株)創薬本部プロダクトポートフォリオ企画部
野坂　千裕	協和発酵キリン(株)メディカルアフェアーズ部
秋山　由美	フェリング・ファーマ(株)メディカルアフェアーズ
常田　洋平	(株)ツムラ漢方研究開発本部

(執筆順)

序

　泌尿器科外来では排尿障害（下部尿路機能障害）の訴えが圧倒的に多く，その診断・治療も
しばしば難渋するものであるが，泌尿器科の教科書で扱われる下部尿路機能障害に関するペー
ジ数の割合はとても小さい．新旧の泌尿器科の教科書を比べると，私が学生の頃の昭和50年
代と現在とでは，別物の感があるほど内容に違いがある．排尿障害の領域でも，過活動膀胱，
間質性膀胱炎などの疾患名が加わり，多くの問診票や新たな薬剤が開発され，ロボット手術の
導入，腹圧性尿失禁や骨盤臓器脱の診断・治療なども新たに加わっている．しかし，ページ数
の関係か，排尿障害に関する部分は相変わらず小さな割合である．排尿障害の専門書や入門書
もいくつか出版されている．しかし，これらは排尿障害をある程度専門的に診て治療しようと
する意志がないと，私のように読書の苦手なものにとっては，なかなか読み切れないと思われ
る．

　現在では，排尿障害治療薬の処方は泌尿器科医よりも内科医の方が多い現状である．泌尿器
科医のなかでも排尿障害を専門に診ている泌尿器科医の割合は多くはなく，平成29年から始
まった日本排尿機能学会の初回認定医は全国で183名しかいない．そこで，排尿障害を専門と
していない泌尿器科医や，普段の外来で排尿障害の治療を行っている泌尿器科医以外の医師向
けに，外来に置いて実診療にすぐに役立つ，手っ取り早い解説書があれば便利ではと思って本
書を計画した．そのため，本書は見開き2ページで1項目が完結するようにし，左に解説文，
右に図表とした．また，現在使用されている排尿障害治療薬や関連する薬剤も見開き2ページ
で掲載したが，各薬剤の項目の執筆は各製薬会社の担当者の方々にお願いして執筆いただいた．
社内事情等で執筆いただけない場合には資料等を頂いて私が執筆した．また，薬剤以外の項目
は，沖縄県の泌尿器科医等で専門的知識技能をお持ちの先生方に得意分野を分担執筆していた
だいた．

　出来上がってみると，持論の展開のところもあり，難しいところもあり，硬軟入り混じって
結構面白く出来上がったと思っている．その結果，本書はいくつか出版されている診療ガイド
ラインには必ずしも沿っていないため，さらに勉強したい先生方には，各々の疾患の診療ガイ
ドラインを十分参考にしていただきたい．

　本書の制作にあたっては，沖縄県内の先生方や製薬会社の担当者の皆様に貴重な時間を割い
ていただいてご協力いただいたことに感謝したい．また，本書の出版計画に賛同いただき，実
際の出版まで多大なるご協力をいただいた洋學社の吉田收一氏に感謝の意を表したい．

平成31年3月吉日

菅谷　公男

目　次

Ⅰ. 基本的基礎的解説

1. 下部尿路症状の用語 ……………………………………（菅谷　公男）　2
2. 下部尿路症状の疫学 ……………………………………（菅谷　公男）　4
3. 蓄尿と排尿の脳神経機構 ………………………………（西島さおり）　6
4. 蓄尿と排尿の脊髄神経機構 ……………………………（西島さおり）　8
5. 蓄尿と排尿の末梢神経機構 ……………………………（西島さおり）　10
6. 下部尿路症状の問診票 …………………………………（嘉手川豪心）　12
7. 下部尿路の画像検査 ……………………………………（嘉手川豪心）　14
8. 下部尿路の機能検査 ……………………………………（嘉手川豪心）　16

Ⅱ. 総論的解説

1. 蓄尿障害の原因と症状 …………………………………（菅谷　公男）　20
2. 排尿障害の原因と症状 …………………………………（菅谷　公男）　22
3. 排尿後障害の原因と症状 ………………………………（菅谷　公男）　24
4. 排尿時痛・膀胱痛・下腹部痛・会陰部痛 ……………（菅谷　公男）　26
5. 夜間頻尿 …………………………………………………（菅谷　公男）　28
6. 血尿・蛋白尿・乳糜尿 …………………………………（菅谷　公男）　30
7. 下部尿路症状と医療経済 ………………………………（菅谷　公男）　32
8. 下部尿路症状と生命予後 ………………………………（菅谷　公男）　34

Ⅲ. 疾患別解説

1. 膀胱炎 ……………………………………………………（佐久本　操）　38
2. 尿道炎 ……………………………………………………（佐久本　操）　40
3. 包茎・亀頭包皮炎 ………………………………………（向山　秀樹）　42
4. 夜尿症 ……………………………………………………（菅谷　公男）　44
5. 過活動膀胱 ………………………………………………（菅谷　公男）　46
6. 低活動膀胱 ………………………………………………（嘉手川豪心）　48
7. 腹圧性尿失禁 ……………………………………………（嘉手川豪心）　50
8. 骨盤臓器脱（膀胱瘤，子宮脱，直腸瘤）……………（嘉手川豪心）　52
9. 前立腺肥大症 ……………………………………………（大城　吉則）　54
10. 前立腺炎 …………………………………………………（菅谷　公男）　56
11. 前立腺癌 …………………………………………………（大城　吉則）　58
12. 尿道狭窄症 ………………………………………………（大城　吉則）　60
13. 尿道症候群・骨盤うっ血症候群 ………………………（菅谷　公男）　62
14. 間質性膀胱炎 ……………………………………………（菅谷　公男）　64
15. 神経因性膀胱・神経性頻尿 ……………………………（菅谷　公男）　66
16. 排尿筋括約筋協調不全 …………………………………（嘉手川豪心）　68
17. 薬剤性排尿障害 …………………………………………（安次富勝博）　70

18. 尿路結石による排尿障害⋯⋯⋯⋯⋯⋯⋯⋯⋯⋯⋯（外間　実裕）　72
19. 生活習慣病と下部尿路症状⋯⋯⋯⋯⋯⋯⋯⋯⋯（菅谷　公男）　74
20. ED（Erectile Disfunction）と排尿障害⋯⋯⋯⋯（向山　秀樹）　76
21. 下部尿路の外傷⋯⋯⋯⋯⋯⋯⋯⋯⋯⋯⋯⋯⋯⋯（島袋　修一）　78

Ⅳ. 排尿管理・理学療法

1. 尿道カテーテルの抜去法⋯⋯⋯⋯⋯⋯⋯⋯⋯⋯（嘉手川豪心）　82
2. 排尿障害の在宅医療⋯⋯⋯⋯⋯⋯⋯⋯⋯⋯⋯⋯（大湾　知子）　84
3. 自己導尿・カテーテル管理・排尿用具⋯⋯⋯⋯（大湾　知子）　86
4. 膀胱訓練と骨盤底筋体操（訓練）⋯⋯⋯⋯⋯⋯（大湾　知子）　88

Ⅴ. 手術療法

1. 膀胱瘻造設術・膀胱穿刺法⋯⋯⋯⋯⋯⋯⋯⋯⋯（嘉手川豪心）　92
2. 前立腺肥大症の手術療法⋯⋯⋯⋯⋯⋯⋯⋯⋯⋯（大城　吉則）　94
3. 前立腺癌の手術療法⋯⋯⋯⋯⋯⋯⋯⋯⋯⋯⋯⋯（大城　吉則）　96
4. 女性腹圧性尿失禁と骨盤臓器脱の手術療法⋯⋯（嘉手川豪心）　98
5. 膀胱拡大術（腸管利用，膀胱筋層切開），
　　ボツリヌストキシン膀胱壁内注入療法⋯⋯⋯（嘉手川豪心）　100

Ⅵ. 下部尿路症状治療薬

1. α₁遮断薬

1）ハルナール®（タムスロシン塩酸塩：Tamsulosin）⋯⋯⋯⋯⋯（菅谷　公男）　104
2）フリバス®（ナフトピジル：Naftopidil）⋯⋯⋯⋯⋯⋯⋯⋯（服部　　剛）　106
3）ユリーフ®（シロドシン：Silodosin）⋯⋯⋯⋯⋯⋯⋯⋯⋯（窪野　慎一）　108
4）エブランチル®（ウラピジル：Urapidil）⋯⋯⋯⋯⋯（科研製薬（株）学術部）　110
5）ミニプレス®（プラゾシン塩酸塩：Prazosin）⋯⋯⋯⋯⋯⋯（菅谷　公男）　112
6）バソメット®（テラゾシン塩酸塩水和物：Terazosin）⋯⋯⋯（菅谷　公男）　113

2. BPH 治療薬

1）ザルティア®（タダラフィル：Tadalafil）⋯⋯⋯⋯⋯⋯⋯⋯（中西　忠治）　114
2）エビプロスタット®配合錠 DB（Eviprostat）⋯⋯⋯⋯⋯⋯（中西　忠治）　116
3）セルニルトン®錠（Cernilton Tablet）⋯⋯⋯⋯⋯⋯⋯⋯⋯（佐藤　　茂）　118
4）パラプロスト®（L- グルタミン酸，L- アラニン，グリシン：
　　L-Glutamic Acid, L-Alanine, Glycine）⋯⋯⋯⋯⋯⋯⋯⋯（中島　啓太）　120
5）プロスタール®（クロルマジノン酢酸エステル：
　　Chlormadinone Acetate）⋯⋯⋯⋯⋯⋯⋯⋯⋯⋯⋯⋯⋯（水上　　淳）　122
6）アボルブ®（デュタステリド：Dutasteride）⋯⋯⋯⋯（グラクソ・スミスクライン（株））　124

3. 抗コリン薬

1）ポラキス®錠（オキシブチニン塩酸塩：Oxybutynin Hydrochloride）⋯（菅谷　公男）　126
2）ネオキシ®テープ（オキシブチニン塩酸塩：
　　Oxybutynin Hydrochloride）⋯⋯⋯⋯⋯⋯⋯⋯⋯⋯⋯⋯（松本　雄一）　128
3）バップフォー®（プロピベリン塩酸塩：Propiverine Hydrochloride）⋯（南里　真人）　130
4）ベシケア®（コハク酸ソリフェナシン：Solifenacin）⋯⋯⋯⋯（菅谷　公男）　132
5）ウリトス®，ステーブラ®（イミダフェナシン：Imidafenacin）⋯⋯（清田　博己）　134

6）デトルシトール®（酒石酸トルテロジン：Tolterodine）··················（菅谷　公男）　136

7）トビエース®（フェソテロジン フマル酸塩：Fesoterodine）·············（菅谷　公男）　138

4. β_3 作動薬

1）ベタニス®（ミラベグロン：Mirabegron）····························（菅谷　公男）　140

2）ベオーバ®（ビベグロン：Vibegron）······························（北村　敬子）　142

5. 頻尿治療薬

1）ブラダロン®（フラボキサート塩酸塩：Flavoxate Hydrochloride）······（中西　忠治）　144

6. 腹圧性尿失禁治療薬

1）スピロペント®（クレンブテロール塩酸塩：Clenbuterol）··············（菅谷　公男）　146

2）トフラニール®（イミプラミン塩酸塩：Imipramine）··················（菅谷　公男）　147

7. コリンエステラーゼ阻害薬

1）ウブレチド®（ジスチグミン臭化物：Distigmine）····················（菅谷　公男）　148

8. コリン作動薬

1）ベサコリン®（ベタネコール塩化物：Bethanechol）··················（菅谷　公男）　149

9. 抗利尿ホルモン

1）デスモプレシン・スプレー（DESMOPRESSIN・Spray）···············（野坂　千裕）　150

2）ミニリンメルト®OD錠（デスモプレシン酢酸塩水和物口腔内崩壊錠）（秋山　由美）　152

10. 漢 方 薬

1）猪苓湯（チョレイトウ）···（常田　洋平）　154

2）猪苓湯合四物湯（チョレイトウゴウシモツトウ）····················（常田　洋平）　156

3）五淋散（ゴリンサン）···（常田　洋平）　158

4）八味地黄丸（ハチミジオウガン）·································（常田　洋平）　160

5）牛車腎気丸（ゴシャジンキガン）·································（常田　洋平）　162

6）清心蓮子飲（セイシンレンシイン）······························（常田　洋平）　164

7）桂枝茯苓丸（ケイシブクリョウガン）····························（菅谷　公男）　166

8）補中益気湯（ホチュウエッキトウ）······························（菅谷　公男）　167

Ⅶ. 実践治療例図説

1. 過活動膀胱の実践治療例···（菅谷　公男）　170

2. 前立腺肥大症の実践治療例···（菅谷　公男）　172

3. 慢性前立腺炎の実践治療例···（菅谷　公男）　174

4. 混合性尿失禁の実践治療例···（菅谷　公男）　176

5. 頻尿症の実践治療例···（菅谷　公男）　178

6. 夜間頻尿の実践治療例···（菅谷　公男）　180

Ⅷ. 付 録 図 ··　183

索　引···　199

Ⅰ. 基本的基礎的解説

Chapter 1

I. 基本的基礎的解説　1. 下部尿路症状の用語

下部尿路症状の用語

1. 下部尿路症状

　下部尿路症状は，尿の貯留や排出に関連する症状を表す用語であり，これまで幾度なく修正・追加されてきた．現在の下部尿路の用語は，2002年の国際禁制学会（International Continence Society：ICS）による用語規準[1]と，その和訳「下部尿路機能に関する用語規準：国際禁制学会標準化部会報告」[2]に基づいている．この用語規準の特徴は，下部尿路症状を，蓄尿症状，排尿症状と排尿後症状に大きく3つに分け（**表1**），その他の症状として，性交に伴う症状，骨盤臓器脱に伴う症状，生殖器痛・下部尿路痛，生殖器・尿路痛症候群および下部尿路疾患を示唆する症状症候群に分けたことである．下部尿路症状は個人が主観的に認知したものであり，その個人とは通常は患者であるが，介護者の場合もある．

2. 蓄尿症状

　蓄尿症状は膀胱への尿貯留時である蓄尿相にみられる症状である．

　昼間頻尿は日中の排尿回数が多すぎるという愁訴であり，夜間頻尿は夜間就寝中に排尿のために1回以上起きなければならないという愁訴である．この意味することは，頻尿という言葉は，排尿回数が問題なのではなく，排尿回数が多くて困ることである．夜間に何度か排尿に起きてもあまり苦痛に思っていなければ，夜間頻尿とはいわず，夜間排尿回数が多いとなる．逆に，夜間排尿回数が1回でも，それが苦痛であれば夜間頻尿という．夜間頻尿は英語では nocturia であり，nocturia の回数は夜間就寝中に記録された排尿回数で，その排尿の前後には睡眠していることが必要である．夜間排尿回数（night time frequency）は，寝ようと思って床に入ってから起きようと思って床を離れるまでの間の排尿回数で，床に入ってから

入眠するまでの排尿や早朝に覚醒した後にまだ眠りたいのにそれを妨げる排尿が含まれる．

　尿意切迫感は急に起こる，抑えられないような強い尿意で，我慢することが困難な状態である．徐々に強くなる尿ではなく，唐突に起こる強い尿意である．水仕事や手洗いをきっかけに尿意切迫感が起こることもある．

　尿失禁は尿が不随意に漏れるという愁訴である．尿漏れは，汗や分泌物と鑑別が必要なこともある．かつては，前立腺肥大症や糖尿病などによる慢性尿閉に伴って膀胱内圧が上昇し，ついには尿道閉鎖圧を超えて尿が溢れ出てくる状態を溢流性尿失禁という用語を用いていたが，このような症状は持続性尿失禁というようになった．また，尿管が膣に繋がっている尿管異所開口などでの尿漏れは真性尿失禁ともいっていたが，この状態も持続性尿失禁という．つまり，尿漏れの状態を表す用語から，単に症状を表す用語になった．

　膀胱知覚は膀胱炎や前立腺炎で亢進し，糖尿病や神経因性膀胱で低下や欠如することがある．

3. 排尿症状

　排尿時にみられる症状で，「排出症状」や「尿排出症状」が使われることがある．かつては，排尿困難，遷延性排尿や苒延性排尿という用語が用いられていたが，遷延性排尿は排尿遅延に，苒延性排尿は尿勢低下，尿線途絶や終末滴下という用語を用いることになった．

　尿勢低下は尿の勢いが弱いという愁訴であり，以前の状態や他人との比較による．

4. 排尿後症状

　排尿直後にみられる症状で，かつては排尿症状に組み入れられていたものである．

5. 下部尿路閉塞

　尿道における尿流出抵抗が高くて尿排出が十分できず，残尿が生じる状態である．排尿時の器質的または機能的閉塞状態を意味する膀胱出口部閉塞（bladder outlet obstruction：BOO）は下部尿路閉塞と同義語であり，前立腺肥大症や尿道狭窄などが代表的疾患である．下部尿路閉塞が進行すると尿閉となる．尿閉には，急に尿をまったく排

表1　国際禁制学会（ICS）による下部尿路症状（LUTS）の分類

1. 蓄尿症状（Strage symptons）	蓄尿相にみられる症状.
昼間頻尿（Increased daytime frequency）	日中の排尿回数が多すぎるという愁訴. Pollakisuria と同義.
夜間頻尿（Nocturia）	夜間就寝中に排尿のために1回以上起きなければならないという愁訴.
尿意切迫感（Urgency）	急に起こる, 抑えられないような強い尿意で, 我慢することが困難なもの.
尿失禁（Urinary incontinence: UI）	尿が不随意に漏れるという愁訴.
腹圧性尿失禁（Stress UI）	労作時または運動時, もしくはくしゃみまたは咳の際の尿失禁.
切迫性尿失禁（Urgency UI）	尿意切迫感と同時または尿意切迫感の直後の尿失禁.
混合性尿失禁（Mixed UI）	腹圧性尿失禁と切迫性尿失禁の両方が存在する尿失禁.
夜尿症（Nocturnal enuresis）	睡眠中の尿失禁.
持続性尿失禁（Continuous UI）	持続的な尿失禁.
その他の尿失禁（Other type of UI）	特有の状態で起こる尿失禁.
	例えば, 性交中の尿失禁や笑ったときの尿失禁（哄笑性尿失禁）.
膀胱知覚（Bladder sensation）	
正常（Normal）	膀胱充満感がわかり, それが次第に増して強い尿意に至るのを感じる.
亢進（increased）	早期から持続的に尿意を感じる.
低下（Reduced）	膀胱充満感はわかるが, 明らかな尿意を感じない.
欠如（Absent）	膀胱充満感や尿意がない.
非特異的（Non-specific）	膀胱充満を腹部膨満感や自律神経症状として感じる.
2. 排尿症状（Voiding symptom）	排尿相にみられる症状. 排出症状または尿排出症状ともいう.
尿勢低下（Slow stream）	尿の勢いが弱いという愁訴.
尿線分割, 尿線散乱（Splitting or spraying）	尿線が分割・散乱する状態.
尿線途絶（Intermittent stream（Intermittency））	尿線が排尿中に1回以上途切れるという愁訴.
排尿遅延（Hesitancy）	排尿開始が困難で, 準備ができてから排尿開始まで時間がかかるという愁訴.
腹圧排尿（Straining）	排尿の開始, 尿線の維持または改善のために, 力を要するという愁訴.
終末滴下（Terminal dribble）	排尿の終了が延長し, 尿が滴下する程度まで尿流が低下するという愁訴.
3. 排尿後症状（Post micturition symptoms）	排尿直後にみられる症状.
残尿感（Feeling of incomplete emptying）	排尿後に完全に膀胱が空になっていない感じがするという愁訴.
排尿後尿滴下（Post micturition dribble）	排尿直後の便器から離れた後に, 不随意に尿が出てくるという愁訴.

（文献2をもとに作表）

出できなくなり, 通常は膀胱に痛みがある急性尿閉と, 膀胱に痛みはないが, 排尿後にも触診や打診で膀胱が認知できる状態の慢性尿閉がある. 尿閉状態では溢流性尿失禁がみられることがある.

■文　献

1) Abrams P, Cardozo L, Fall M, et al：The standardisation of terminology of lower urinary tract function: report from the Standardisation Subcommittee of the International Continence Society. Neurourol Urodyn 21：167-178, 2002.

2) 本間之夫, 西澤　理, 山口　脩：下部尿路機能に関する用語規準：国際禁制学会標準化部会報告. 日本排尿機能学会誌 14：278-289, 2003.

【菅谷　公男】

下部尿路症状の疫学

1. 本邦における下部尿路症状を有する割合

本邦における下部尿路症状の包括的疫学調査は、2002年11月から2003年3月に日本排尿機能学会によって行われたものがある。この調査では、全国75地点から40歳以上の男女を含む一般世帯を無作為に選び、その世帯の40歳以上の男女10,096名を調査対象として調査票を郵送法により回収し、最終的に4,480名の解析対象者を得ている[1]。下部尿路症状に関して、頻度、程度、重症度、QOL・生活への影響、医療経済・受診行動について解析している。下部尿路症状とQOLの関係では、何らかの下部尿路症状で生活に影響のあったものは14.7%で、その影響は心の健康、活力、身体的活動などの領域にみられた。また、下部尿路症状の日常生活への影響では、男性では夜間頻尿、女性では夜間頻尿と腹圧性尿失禁がほぼ同等に最も困る症状であった（図1）。症状のなかでは、夜間頻尿、尿勢低下、残尿感、尿意切迫感や切迫性尿失禁が加齢とともに直線的に増加していた（図2）。特に、尿失禁は70歳代以降に急激に増加し、60歳以上では78%が何らかの下部尿路症状を有していた。男女差では、尿勢低下や残尿感は男性において頻度が高く、腹圧性尿失禁は女性に頻度が高かった。最も高頻度であったのは夜間頻尿であった。下部尿路症状による医療機関の受診率は全体で18.0%と低く、男性27.4%に比べて女性9.0%と女性で特に低率であった。

2. 海外における下部尿路症状を有する割合

何らかの下部尿路症状を有する割合は海外でも高率にみられる。2005年にカナダ、ドイツ、イタリア、スウェーデン、イギリスの5カ国において行われた調査では、18～70歳代の58,139名（解析19,165名）の解析で、何らかの下部尿路症状を有する割合は、男性62.5%、女性66.6%、蓄尿症状を有する割合は男性51.3%、女性59.2%、と女性に多く、逆に排尿症状は男性25.7%、女性19.5%、排尿後症状は男性16.9%、女性14.2%と男性に多くみられた[2]。男女とも加齢とともにすべての下部尿路症状は頻度が上昇し、最も頻度の高い症状は夜間頻尿で、男性48.6%、女性54.5%にみられた。また、高齢者を対象にした、排尿に限らずに最も困る症状の調査では、先進各国で夜間頻尿が第一位となっている。

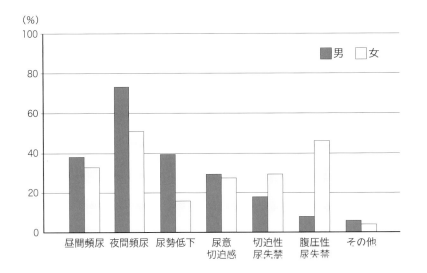

図1 下部尿路症状の日常生活への影響[1]
（後藤百万：疫学・QOL. 男性下部尿路症状診療ガイドライン，日本排尿機能学会，男性下部尿路症状診療ガイドライン作成委員会（編），p15，ブラックウェルパブリッシング，東京，2008より）

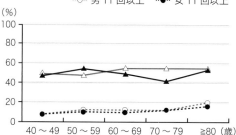
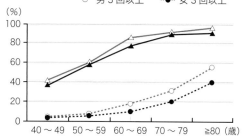
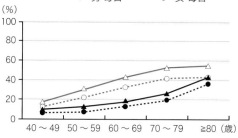
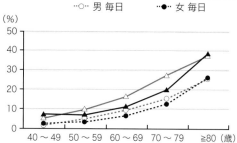
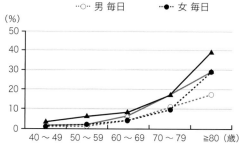
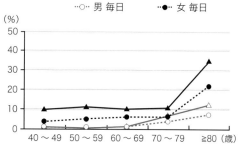

図2 下部尿路症状の性別・年齢別の頻度[1]
（後藤百万：疫学・QOL. 男性下部尿路症状診療ガイドライン，日本排尿機能学会，男性下部尿路症状診療ガイドライン作成委員会（編），p13，ブラックウェルパブリッシング，東京，2008より改変）

■文　献

1) 本間之夫，柿崎秀宏，後藤百万　ほか：排尿に関する疫学的研究．日本排尿機能学会誌 14：266-277, 2003.
2) Irwin DE, Milsom I, Hunskaar S, et al：Population-based survey of urinary incontinence, overactive bladder, and other lower urinary tract symptoms in five countries: results of the EPIC study. Eur Urol 50：1306-1314, 2006.

【菅谷　公男】

I. 基本的基礎的解説　3. 蓄尿と排尿の脳神経機構

蓄尿と排尿の脳神経機構

　排尿, 排便や勃起には自律神経反射が関与する. 排便や勃起の反射中枢は仙髄にあるが, 排尿反射の中枢は脳幹の橋にあり, 排尿反射は自律神経反射のなかで唯一, 随意調節可能な反射である. そのため, 中枢神経系の異常は排尿状態に影響する.

1. 脳幹の役割

1) 橋排尿中枢

　排尿反射中枢 (橋排尿中枢) は脳幹の橋にある (図1)[1], (図2). 橋排尿中枢はネコやイヌでは青斑核複合体のなかの青斑核αに相当し, ラットではバーリントン核に相当する[2]. 膀胱知覚は脊髄被蓋路を上行して橋排尿中枢に到達し, 橋排尿中枢からの下行路は胸腰髄の下腹神経核, 仙髄の骨盤神経核と陰部神経核に直接または延髄大細胞性網様体のニューロンを介して間接的に投射して排尿を起こす. 脊髄からの上行路は中脳中心灰白質へ投射し, そこから橋排尿中枢へ投射する経路もあるが, 中脳と橋の境界で除脳しても排尿反射は保たれている. したがって, 中脳は排尿反射に必須ではないが, 中脳での除脳レベルを橋排尿中枢に近くするほど排尿反射が出現する膀胱容量が減少するので, 中脳中心灰白質は排尿抑制に働いている.

　青斑核複合体はノルアドレナリンニューロンの豊富な部位であり, 橋排尿中枢から仙髄へはノルアドレナリンを投射する下行路が考えられていた. しかし, ラットのバーリントン核にはノルアドレナリンニューロンはないことから, 現在では上位中枢から仙髄への排尿を起こす投射ニューロンとしてはグルタミン酸ニューロンが考えられている.

2) 橋蓄尿中枢

　蓄尿に関して, 橋には2カ所の重要な領域がある. 一つは橋蓄尿中枢で, 橋排尿中枢の腹外側部

にある青斑下核に相当する[2]. この部位の刺激は膀胱収縮を抑制し, 外尿道括約筋活動を増強する. 青斑下核と線維連絡のある大縫線核の電気刺激も青斑下核の刺激と同様の効果を示す. 大縫線核はセロトニンニューロンが豊富で, 仙髄へのセロトニン投射は排尿を抑制することが知られている.

3) 橋排尿抑制野

　もう一つは, 橋排尿中枢の内側に位置する網様体 (吻側橋網様体) である. この部位の刺激は膀胱と尿道の両方を抑制するが, 膀胱収縮抑制作用は橋蓄尿中枢よりも強く, 橋排尿抑制野ともいう[2]. この網様体の領域からは延髄の巨大細胞性網様体に投射があり, 脊髄各所にも抑制性介在ニューロンを介した投射がある. この抑制性介在ニューロンは主にグリシンニューロンと考えられており, 排尿反射は脊髄のグリシンニューロンによって抑制性調節を受けていると考えられる.

2. 大脳の役割

　排尿は排尿反射によって行われるが, 反射をコントロールするには抑制性の神経機構が重要であり, 大脳がその主な役割を担っている. 橋排尿中枢より上位で排尿反射に影響を及ぼす領域は, 小脳, 中脳中心灰白質, 黒質, 赤核, 視床, 視床下部, 大脳灰白質や大脳皮質などに存在する (図3)[2]. これらの領域では排尿促進部位と抑制部位が隣接して存在することが多いが, 大脳は全体としては排尿反射を抑制している. 臨床でも脳血管障害で排尿障害を呈する患者の多くが頻尿や尿失禁を訴えることからも, 大脳が排尿反射を抑制していると考えられる. 大脳の排尿関連領域のなかでは, 前頭葉内側部の刺激が排尿反射に最も強く影響することから, 前頭葉内側部が大脳排尿中枢と考えられる.

　蓄尿は大脳から橋排尿中枢への抑制性制御により維持され, 排尿は大脳から橋排尿中枢への抑制の解除で起こると考えられている. しかし, 最近の研究では, 大脳から吻側橋網様体への促進性投射によって膀胱収縮が持続的に抑制されて蓄尿が維持されている経路も重要である (図1)[1].

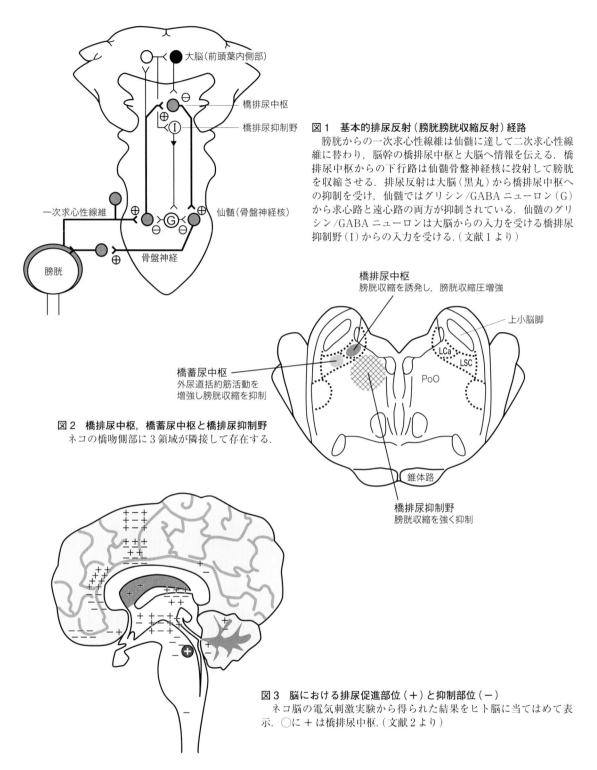

図1 基本的排尿反射（膀胱膀胱収縮反射）経路
　膀胱からの一次求心性線維は仙髄に達して二次求心性線維に替わり，脳幹の橋排尿中枢と大脳へ情報を伝える．橋排尿中枢からの下行路は仙髄骨盤神経核に投射して膀胱を収縮させる．排尿反射は大脳（黒丸）から橋排尿中枢への抑制を受け，仙髄ではグリシン/GABA ニューロン（G）から求心路と遠心路の両方が抑制されている．仙髄のグリシン/GABA ニューロンは大脳からの入力を受ける橋排尿抑制野（I）からの入力を受ける．（文献1より）

図2 橋排尿中枢，橋蓄尿中枢と橋排尿抑制野
　ネコの橋吻側部に3領域が隣接して存在する．

図3 脳における排尿促進部位（＋）と抑制部位（－）
　ネコ脳の電気刺激実験から得られた結果をヒト脳に当てはめて表示．○に＋は橋排尿中枢．（文献2より）

■文　献
1) Nishijima S, Sugaya K, Kadekawa, K. et al：Effect of chemical stimulation of the medial frontal lobe on the micturition reflex in rats. J Urol 187：1116-1120, 2012.
2) Sugaya K, Nishijima S, Miyazato M. et al：Central nervous control of micturition and urine storage. J Smooth Muscle Res 41：117-132, 2005.

【西島　さおり】

I. 基本的基礎的解説　4. 蓄尿と排尿の脊髄神経機構

蓄尿と排尿の脊髄神経機構

中枢神経系における排尿および蓄尿関連領域は大脳，脳幹と脊髄にあり，脊髄では交感神経である下腹神経の起始核が胸髄に，副交感神経である骨盤神経の起始核と体性神経である陰部神経の起始核が仙髄に存在する[1]．仙髄は仙髄排尿中枢ともいわれるが，脳幹の橋排尿中枢との神経線維連絡が保たれなければ正常な排尿反射は起こらない．

1. 末梢神経の脊髄内神経核と下部尿路支配様式

1）下腹神経

交感神経である下腹神経の節前ニューロンは胸髄の主に中間外側核（下腹神経核）にあり，その軸索（節前線維）は交感神経幹神経節，下腸間膜動脈神経節や骨盤神経節に入る．これらの神経節から出た節後線維は下腹神経となって骨盤神経叢に至り，膀胱や尿道の平滑筋を支配する．下腹神経はアドレナリン α_1 受容体を介して膀胱頸部平滑筋を収縮させて蓄尿を維持するが，β_3 受容体を介して膀胱体部の平滑筋弛緩にも働いている．

2）骨盤神経

副交感神経である骨盤神経の節前ニューロンは仙髄（S2-4）の主に中間外側核（骨盤神経核）にある．節前線維は陰部神経叢を形成した後に骨盤神経となり，下腹神経と合流して膀胱尿道周囲で骨盤神経叢を形成する．節後ニューロンは骨盤神経叢や膀胱壁内の神経節にある．骨盤神経はムスカリン受容体を介して膀胱平滑筋を収縮させる．

3）陰部神経

体性神経の陰部神経の脊髄内起始核は骨盤神経と同じ仙髄（S2-4）にあり，前角に小さく密な陰部神経核（オヌフ核）として存在する．その軸索は直腸周囲の陰部神経叢の一部を形成した後，陰部神経となって随意的・不随意的に外尿道括約筋を収縮させる．

4）求心性線維

上記の各神経には求心性線維もあり，それらの神経核存在領域の後根神経節に神経節細胞を有し，支配領域近傍の知覚を脊髄内の二次求心性線維に伝えるとともに，一部は脊髄後索を上行して延髄薄束核や楔状核に達する．求心性線維には尿意を伝える A δ 線維と傷害刺激を伝える細い C 線維がある．二次求心性線維は脊髄側索を上行して視床に達するが（脊髄視床路），一部は橋排尿中枢など脳幹に投射して排尿反射を惹起する（脊髄被害路）．尿意伝達は主に骨盤神経が司る．

2. 脊髄内神経経路

橋排尿中枢からの下行路は，脊髄への直達性経路も延髄大細胞性網様体ニューロンを介する経路も脊髄側索を通過し，下腹神経核や骨盤神経核に投射する（図1）．この下行路は排尿を惹起し，尿道を弛緩させる．橋蓄尿中枢からは，前索を下行する経路と側索を下行する経路があり，大縫線核を介する前索下行路もある．これら経路は外尿道括約筋を収縮させ，膀胱収縮を抑制する．橋排尿抑制野からの下行路は直達性経路も延髄巨大細胞性網様体ニューロンを介する経路も前索を下行する．これら下行性経路は蓄尿時に働いて膀胱収縮を抑制する．大脳皮質運動野からの錘体路は皮質脊髄路を下行し，仙髄の陰部神経核に投射して随意的に外尿道括約筋を収縮させる．

3. 脊髄内抑制神経機構

橋からの下行路の神経伝達物質は，グルタミン酸と考えられるが，脊髄内にはグリシンニューロンやグリシン・GABA ニューロンによる抑制機構が存在する（図2）．グリシンニューロンはグルタミン酸ニューロンで活性化され，グルタミン酸ニューロンはグリシンニューロンによって抑制される[1,2]．膀胱収縮や外尿道括約筋活動を抑制するのはグリシンニューロンであり，尿意知覚を脊髄で抑制するのもグリシンニューロンである．この脊髄グリシンニューロンは橋排尿抑制野からの下行路で調節されている．

■文　献

1) Sugaya K, Nishijima S, Miyazato M. et al：Central

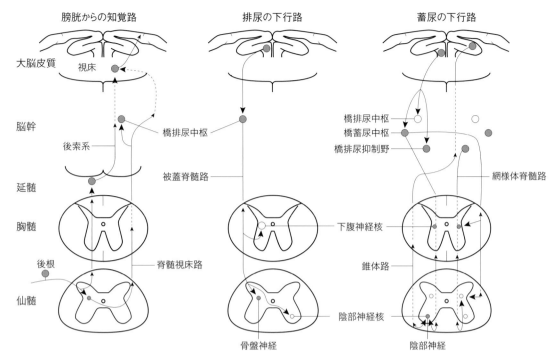

図1 膀胱知覚，排尿および蓄尿のための中枢神経経路

膀胱知覚を伝える上行路は2経路ある．橋排尿中枢から脊髄への直達性経路は1経路だが，蓄尿のための経路は複数存在する．延髄の排尿・蓄尿関連領域は省略してあり，図には橋排尿中枢，橋蓄尿中枢と橋排尿抑制野を経由する片側の経路のみを示しているので，実際は多くの経路がある．

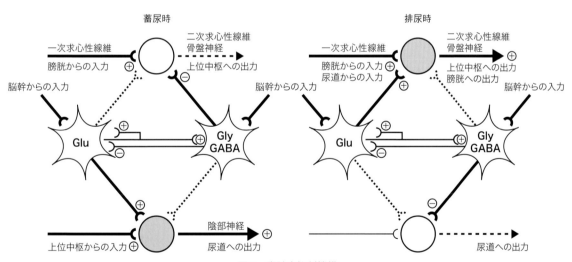

図2 脊髄内抑制機構

脊髄内には上位中枢からの入力を受ける興奮性グルタミン酸ニューロン（Glu）と抑制性グリシンGABAニューロン（Gly GABA）が存在し，互いに促進・抑制の関係にある．抑制性グリシンGABAニューロンは主に橋排尿抑制野からの入力を受け，膀胱知覚の二次求心性線維（脊髄視床路），膀胱への出力（骨盤神経）や尿道への出力（陰部神経）を抑制する．

nervous control of micturition and urine storage. J Smooth Muscle Res 41：117-132, 2005.
2) Ashitomi K, Sugaya K, Miyazato M. et al：Intrathecal glutamate promotes glycinergic neuronal activity and inhibits the micturition reflex in urethane-anesthetized rats. Int J Urol 13：1519-1524, 2006.

【西島　さおり】

I. 基本的基礎的解説　5. 蓄尿と排尿の末梢神経機構

蓄尿と排尿の末梢神経機構

　自律神経支配の平滑筋臓器は通常は随意調節できないが，膀胱は例外的に随意調節されている．尿意を感じても膀胱収縮を起こさずに蓄尿を維持でき，排泄すべき時と場所をわきまえて排尿できる．

1. 膀胱の特性

　平滑筋は伸ばせば縮む特徴がある．もしも多くの膀胱平滑筋が伸展刺激で一斉に収縮するなら膀胱収縮が起こるが，これでは随意調節ができない．膀胱平滑筋は管腔臓器の平滑筋が密に持つ細胞間結合をほとんど持たない．細胞間結合が疎だと1個の平滑筋が収縮しても隣接する平滑筋の活動性に影響しないため，平滑筋層が同期して収縮することがない．そのため，膀胱平滑筋の活動性を神経的に調節しやすくなる．

2. 排尿と蓄尿の神経反射

　排尿および蓄尿に関しては，排尿を起こす反射，排尿を維持する反射，蓄尿を維持する反射など，12の神経反射がある（表1）．多くは脊髄反射であるが，排尿を起こす反射は橋を排尿反射中枢とする膀胱・膀胱収縮反射である．蓄尿に関しては，表の反射以外に，排尿反射経路に抑制をかける脳幹や，より上位の脳の部位や経路がある．

3. 下部尿路の末梢神経支配

　下部尿路には交感神経の下腹神経，副交感神経の骨盤神経と，体性神経の陰部神経が投射する．交感神経の節前線維は胸髄から上部腰髄の中間灰白質の交感神経核から起こり，交感神経幹神経節，下腹神経節や骨盤神経節で節後線維となって下腹神経を下行する成分と，交感神経幹を通り骨盤神経や陰部神経に合流して下部尿路に投射する成分がある．副交感神経の節前線維は第2〜4仙髄の中間灰白質の副交感神経核から起こり，骨盤神経節で節後線維となって下部尿路に投射する．陰部神経は第2〜4仙髄の前角のオヌフ核から起こり，外尿道括約筋に投射する．

4. 神経伝達物質と受容体

　膀胱平滑筋の収縮を抑制するのは，主に交感神経（下腹神経）末端から分泌されるノルアドレナリンである．膀胱体部の平滑筋にはアドレナリンβ_3受容体が多く分布しており，ノルアドレナリンにより収縮が抑制される（図1）．また，膀胱上皮細胞は平滑筋抑制に働く一酸化窒素（NO）や収縮に働くアセチルコリンやATPを分泌するが，通常はNOを分泌して平滑筋活動を抑制している．一方，膀胱頸部の平滑筋（内尿道括約筋）にはアドレナリンα_1受容体が多く分布しており，交感神経の働きで膀胱頸部を締める．その際，横紋筋性外尿道括約筋も締まって蓄尿を維持する．

　排尿は副交感神経（骨盤神経）末端から分泌されるアセチルコリンがムスカリン受容体M2/M3に作用して膀胱平滑筋を一斉に収縮して起こる．また，副交感神経終末からアセチルコリンの共役伝達物質としてATPが放出され，プリン受容体を介して排尿筋を収縮させる．自律神経からの神経伝達物質の放出は通常のシナプスを形成せず，数珠状構造の神経終末から周囲に伝達物質を放出するだけである．膀胱収縮時には内尿道括約筋と外尿道括約筋は弛緩・開大して排尿が起こる．

　上記以外にも，排尿反射に関わる幾つかの生理活性物質が着目されている．膀胱求心性C-線維神経から放出されたタキキニンは，脊髄側および膀胱側のニューロキニン受容体を介して種々の生理作用を惹起する[1]．また，膀胱伸展や炎症等により膀胱上皮細胞からプロスタグランジンやATP等が放出され，膀胱知覚神経に存在しているプロスタグランジン受容体やプリン受容体等を介して膀胱知覚神経を活性化させることによって排尿反射を促進させる[2]．カプサイシンやレジニフェラトキシンなどのバニロイドの作用点は，求心性神経に存在するバニロイド受容体と考えられる．

■文　献

1）　増田典之，鈴木雅徳：排尿障害治療薬の基礎．日薬理

表1 排尿・蓄尿に関する反射機構

部分反射	刺激	求心路	中枢	遠心路	反射
1	膀胱の伸展	骨盤神経	胸腰髄	下腹神経	膀胱収縮の抑制
2	膀胱の伸展	骨盤神経	胸腰髄	下腹神経	後部尿道の収縮
3	骨盤底筋群の伸展	陰部神経	仙髄	骨盤神経	膀胱収縮の抑制
4	後部尿道を流れる尿	陰部神経	仙髄	陰部神経	後部尿道の収縮
5	骨盤低筋群の弛緩	陰部神経	延髄	骨盤神経	膀胱の収縮
6	膀胱の伸展	骨盤神経	橋	骨盤神経	膀胱の収縮
7	膀胱の伸展	骨盤神経	仙髄	骨盤神経	後部尿道の弛緩
8	膀胱の伸展	骨盤神経	仙髄	陰部神経	後部尿道の弛緩
9	後部尿道を流れる尿	陰部神経	橋	骨盤神経	膀胱の収縮
10	後部尿道を流れる尿	陰部神経	仙髄	骨盤神経	膀胱の収縮
11	後部尿道を流れる尿	陰部神経	仙髄	陰部神経	後部尿道の弛緩
12	骨盤低筋群の収縮	陰部神経	延髄	骨盤神経	膀胱収縮の抑制

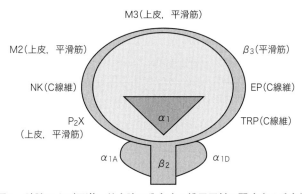

図1 膀胱および尿道，前立腺に分布する排尿反射に関連する受容体

基本的に，排尿はアセチルコリンが膀胱のM2/M3を介して膀胱平滑筋を一斉に収縮することで起こり，蓄尿はノルアドレナリンが膀胱体部のβ_3を介して平滑筋を緩め，膀胱頸部および尿道のα_1を介して内尿道括約筋および外尿道括約筋を締めることで維持される．しかし，そのほかにも多くの受容体が存在し，さまざまな機序によって排尿・蓄尿が維持されている．

M2：ムスカリン受容体M2, M3：ムスカリン受容体M3, β_2：アドレナリン受容体β_2, β_3：アドレナリン受容体β_3, α_{1A}：アドレナリン受容体α_{1A}, α_{1D}：アドレナリン受容体α_{1D}, NK：ニューロキニン受容体, P2X：ATP受容体, EP2：プロスタグランジン受容体, TRP：Transient Receptor Potentialチャネル.

誌 129：361-367, 2007.

【西島　さおり】

2) Andersson KE. Bladder activation：afferent mechanisms. Urology 59：43-50, 2002.

Ⅰ．基本的基礎的解説　6．下部尿路症状の問診票

下部尿路症状の問診票

1．症状質問票

日常診療において，下部尿路症状の重症度を総合的に評価したり，個々の症状の治療効果を判定するためには，妥当性が確認された質問票が有効である．

1）過活動膀胱症状スコア（Overactive Bladder Symptom Score：OABSS）[1]【付録図】

わが国で開発された過活動膀胱の症状スコアで，過活動膀胱の診断，重症度評価，治療効果判定に用いることができる．

昼間頻尿，夜間頻尿，尿意切迫感，切迫性尿失禁の4項目の質問から成り，尿意切迫感スコア（質問3）が2点以上，かつ，OABSS合計スコアが3点以上で過活動膀胱と診断される．合計スコアが高くなるにつれて重症となる．

治療前後の合計スコア3点以上の改善は，臨床的に意義のある変化（minimal clinically important change：MCIC）と評価される．

2）国際前立腺症状スコア（International Prostate Symptom Score：IPSS）[2]【付録図】

前立腺肥大症に伴う下部尿路症状に関して，重症度評価，治療方針の決定，治療効果判定に用いることができる．

合計スコアにより，軽症（0〜7点），中等症（8〜19点），重症（20〜35点）に分類する．蓄尿症状（質問2，4，7），排尿症状（質問3，5，6），排尿後症状（質問1）に分類して評価することも可能である．

過活動膀胱を疑う男性患者にはIPSSに加えてOABSSを使用するが，過活動膀胱の女性患者における治療効果判定でもOABSSに加えてIPSSによる自覚症状評価を行うことがある．

夜間排尿回数による評価において，IPSS（6段階評価）の方がOABSS（4段階評価）より細かく評価できる．

3）主要下部尿路症状スコア（Core Lower Urinary Tract Symptom Score：CLSS）[3]

わが国で開発された下部尿路症状の包括的評価のための10項目からなる症状スコアである．疾患特異的でないため，初診を含めた診断の確定していない患者や複数の症状を有する患者において，症状の種類や程度を把握するのに有用である．

4）間質性膀胱炎症状スコア・問題スコア（Interstitial Cystitis Symptom Index/Interstitial Cystitis Problem Index：ICSI・ICPI）[4]【付録図】

O'leary and Santの間質性膀胱炎の症状と問題に関する質問は日本語版での妥当性が確認されている．このスコアは間質性膀胱炎と診断された患者の症状を評価するための尺度であり，間質性膀胱炎を診断するための基準となるものではない．

5）米国国立衛生研究所‐前立腺炎症状スコア（National Institute of Health-Chronic Prostatitis Symptom Index：NIH-CPSI）[5]

慢性前立腺炎や慢性骨盤痛症候群の症状評価に用いられる症状スコアである．

2．QOL質問票

下部尿路症状は生活の質（quality of life：QOL）に対する支障度の高い症状であり，日常生活のさまざまな活動に支障を及ぼすが，QOLは個人の価値観，信念，あるいは文化，教育などに影響される．同様に下部尿路症状の生活に対する影響は，年齢，性別，ライフスタイル，価値観などにより異なる．よって，日常診療では治療選択，治療効果判定において，病態や症状の評価に加えてQOLへの影響を評価することが必要となる．QOLは他覚的検査のみで評価することは困難で，また，医師や家族ではなく，患者自身により評価されるべきである．

1）キング健康質問票（King's Health Questionnaire：KHQ）[6]【付録図】

尿失禁に用いる8領域19項目からなる疾患特異的なQOL質問票で，過活動膀胱についても妥当性が確認されている．

2）過活動膀胱質問票（Overactive Bladder-questionnaire：OAB-q）[7]

過活動膀胱に特異的なQOL質問票．

3）前立腺肥大症影響スコア（Benign Prostatic Hyperplasia Impact Index：BII）[8]

前立腺肥大症によるLUTSのQOLへの影響を評価する質問票で，排尿状態が原因となった身体不快，心配，煩わしさ，活動の制限に関する質問からなる．

4）国際失禁会議質問票短縮版（International Consultation on Incontinence Questionnaire-Short Form：ICIQ-SF）[9]

尿失禁に特異的な質問票で，症状およびQOLに関する4項目の質問からなる．

5）夜間頻尿特異的QOL質問票（Nocturia-Quality of Life：N-QOL）[10]【付録図】

睡眠・活力に関する6項目，悩み・心配に関する6項目，全般的なQOLに関する1項目の計13項目からなる．

その他，下部尿路症状に関連する疾患特異的QOL質問票としては，IIQ（Incontinence Impact Questionnaire）[11]，I-QOL（Quality of life in persons with UI）[11]があり，いずれも妥当性の検証された日本語版が使用できる．

■文　献

1) Homma Y, Yoshida M, Seki N, et al：Symptom assessment tool for overactive bladder syndrome-Overactive Bladder Symptom Score. Urology 68：318-323, 2006.

2) 日本泌尿器科学会，前立腺肥大症診療ガイドライン作成委員会（編）：前立腺肥大症診療ガイドライン．pp32-33，リッチヒルメディカル，東京，2011.

3) Homma Y, Yoshida M, Yamanishi T, et al：Core Lower Urinary Tract Symptom Score（CLSS）questionnaire: a reliable tool in the overall assessment of lower urinary tract symptoms. Int J Urol 15：816-820, 2008.

4) 日本間質性膀胱炎研究会，ガイドライン作成委員会（編）：間質性膀胱炎診療ガイドライン．ブラックウェルパブリッシング，東京，2007.

5) 高橋　聡，和田耕一郎，公文裕巳　ほか：日本語版 National Institute of Health Chronic Prostatitis Symptom Index の作成について．日泌尿会誌105：62-65, 2014.

6) Uemura S, Homma Y：Reliability and validity of King's Health Questionnaire in patients with symptoms of overactive bladder with urge incontinence in Japan. Neurourol Urodyn 23：94-100, 2004.

7) 本間之夫，後藤百万：Overactive bladder questionnaire（OAB-q）の日本語版の作成と言語学的妥当性の検討．日本排尿機能学会誌17：241-249, 2006.

8) 本間之夫，塚本泰司，安田耕作　ほか：International Prostate Symptom Score と BPH Inpact Index の日本語訳の言語妥当性に関する研究．日泌尿会誌93：669-680, 2002.

9) 後藤百万，Donovan J, Corcos J　ほか：尿失禁の症状・QOL質問票：スコア化ICIQ-SF（International Consultation on Incontinence-Questionnaire: Short Form）．日神因性膀胱会誌12：227-231, 2001.

10) 池田俊也，小林美亜，清水隆明　ほか：Nocturia Quality of Life Questionnaire（N-QOL）日本語版の計量心理学的検討．日排尿機能会誌20：325-331, 2009.

11) 本間之夫，安藤高志，吉田正貴　ほか：尿失禁QOL質問票日本語版の妥当性の検討．日本排尿機能学会誌13：247-257, 2002.

【嘉手川　豪心】

Ⅰ. 基本的基礎的解説　7. 下部尿路の画像検査

下部尿路の画像検査

1. 超音波検査（経腹的，経直腸的）

腎臓・尿管：水腎症や水尿管，結石の位置，腫瘤性病変の有無を観察する．

膀胱：蓄尿時に膀胱内の結石，腫瘤性病変の有無を観察し，排尿後に残尿量を測定する（図1）．

膀胱重量：膀胱重量と下部尿路閉塞は相関しているとされ，膀胱重量の増加（35g以上）は①腹圧排尿，尿線途絶といった排尿症状の悪化，尿意切迫感の悪化，②残尿量の増加，③male LUTSの病勢進行と関連し，④前立腺切除術へ移行する危険因子と報告されている[1]（図1）．

前立腺：体積（重量）や膀胱内突出の程度を観察する（図2）．

2. KUB（kidney, ureter and bladder）

一般的な腹部単純撮影と異なり，KUBは第11胸椎から恥骨結合部下縁以下まで入るように仰臥位で撮影する．

腎陰影：腎の輪郭，位置，サイズ，腎内の石灰化像の有無を確認する．

尿管部：尿管結石の有無と所在を確認する．静脈石，腹膜水の石灰化・遊離（腹腔ネズミ）は尿路結石との鑑別を要する．

膀胱部：蓄尿時には膀胱陰影として観察できる．

椎体：転移性骨腫瘍（造骨性もしくは溶骨性）の有無，脊椎の変形，仙骨形成不全，潜在性二分脊椎の有無を観察する．

3. 排泄性尿路造影（drip infusion pyelography：DIP, intravenous pyelography：IVP）

造影剤を経静脈的に注入して造影剤が腎より排泄されるのを経時的（10，20，30分後）に撮影する．水腎症の有無，尿路の陰影欠損や結石の位置が確認できる．また造影剤排泄の程度により分腎機能の推定も可能である．30分以降において，排尿前に立位で撮影で膀胱下垂の有無が確認で

き，排尿後の撮影で残尿の有無が確認できる．前立腺肥大症では膀胱下部の半球状の陰影欠損とともに尿管下端の釣り針状変化（fish-hook sign）を呈する．

4. 膀胱造影（cystography：CG）

経尿道的に膀胱内に造影剤を注入し，蓄尿時の膀胱形態，尿管への逆流，膀胱下垂の有無を確認する．仰臥位正面・側面を撮影後に，立位正面・側面，次いで立位腹圧時側面・正面の順に撮影する．造影剤注入中に尿失禁をきたす様なら内尿道括約筋不全や膀胱不随収縮も予想できる．

腹圧性尿失禁の診断には，鎖や造影剤に満たされたカテーテルを尿道に挿入することで，尿道と膀胱の位置関係が観察でき，尿道過可動，内尿道括約筋不全，膀胱瘤の評価，手術前後の評価に有用である．

5. 逆行性尿道造影（urethrography：UG）

男性の外尿道口から造影剤を注入しながら撮影する．尿道狭窄の有無，前立腺肥大症による尿道圧排の評価が可能である．尿道カテーテル挿入困難な尿道狭窄に対して，透視下に尿道造影を実施して狭窄部を確認しながら，ブジーもしくはスタイレットを使用して尿道カテーテルを留置すると，盲目的にするよりも安全で安心である．

6. CT, MRI

単純CT撮影で尿路結石の有無，水腎症の有無，膀胱の形態を診断できる．造影することにより膀胱壁の詳細や骨盤内血管の走行の詳細が明らかになる．造影CT後にKUBを経時的に撮影することで，排泄性尿路造影としても活用できる．

MRIで腎臓，前立腺，精巣などの実質臓器や膀胱壁の描出を目的として施行される．cine MRIにより骨盤臓器脱の動的評価も行われる．

■文　　献

1) Akino H, Maekawa M, Nakai M, et al：Ultrasound-estimated bladder weight predicts risk of surgery for benign prostatic hyperplasia in men using alpha-adrenoceptor blocker for LUTS. Urology 72：817-820, 2008.

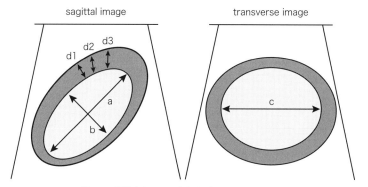

図1　膀胱容量および膀胱重量の簡易計算法

膀胱内腔体積（膀胱容量もしくは残尿量）$V1 = a \times b \times c \times 0.5$
膀胱壁厚 $D = (d1+d2+d3)/3$
全膀胱体積 $V2 = (a+2D) \times (b+2D) \times (c+2D) \times 0.5$
膀胱重量 $\fallingdotseq V2 - V1$　　　　　　　　　　　（文献1より改変）

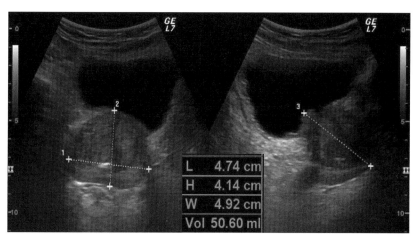

図2　前立腺体積（重量）の簡易計算法
前立腺体積＝前後径×左右径×上下径×0.5

【嘉手川　豪心】

Ⅰ．基本的基礎的解説　8．下部尿路の機能検査

下部尿路の機能検査

1．尿流測定（uroflowmetry：UFM）

尿流測定機に排尿することで，最大尿流速度，平均尿流速度，排尿時間，排尿量および全体の速度の継続的な状況が波形としてグラフ化される．尿流測定後にエコー下残尿測定をセットで行うことで，排出障害の程度の評価も可能となる．

尿流波形の形態から，下部尿路閉塞タイプ，腹圧排尿タイプなどある程度原因疾患を推測することができる（図1）．しかし，膀胱排尿筋の収縮力が弱いのか，下部尿路閉塞が強いのかの評価は難しい．結果が排尿量，蓄尿量，および精神状態（緊張など）に左右されるため評価には注意を要する．

尿流測定はスクリーニングテストとして優れた検査法であり，容易に異常を見出すことが可能であるが，この検査のみで下部尿路閉塞（bladder outlet obstruction：BOO）を診断することはできない．

2．尿流動体機能検査（urodynamic study）

蓄尿機能を調べる膀胱内圧測定（cystometry）と排出機能を調べる内圧尿流測定（pressure flow study：PFS）があり，膀胱排尿筋圧と最大尿流率の関係はノモグラム（Abram-Griffiths もしくは Shafer）を使用し検証され，閉塞の有無，排尿筋収縮機能の強弱で解析される．

生理食塩水の代わりに造影剤を膀胱内に注入しX線透視下に尿流動体検査を行うことをビデオウロダイナミクス（video-urodynamic study：V-UDS）と呼ぶ．内圧に加えて膀胱変形の有無や膀胱尿管逆流，外尿道括約筋の弛緩具合が形態学的にとらえる．

3．外尿道括約筋筋電図測定

膀胱内圧測定と同時に行われ，膀胱内に生理食塩水を注入し膀胱容量が増加するにつれ筋活動が増加する．肛門反射，球海綿体反射，咳，いきみ，下腹部圧迫などで反射性に筋活動は増加する．排尿を命ずると排尿筋の収縮に先立って筋活動は消失し，排尿中止を命ずると筋活動は再び始まる（図2）．

4．尿道内圧測定

側孔の空いたカテーテルを経尿道的に膀胱内に挿入し，膀胱を空虚にした状態で，生理食塩水を2～10mL/min のスピードで注入しながら，一定のスピード（1～2cm/min）でカテーテルを引き出し，注入に要する圧を記録する．

5．シンプル膀胱内圧測定
（eyeball cystometry）[1][2]

膀胱内にカテーテルを留置し，ガラスの浣腸器を用いて，シリンジの圧力で生理食塩水を膀胱内に注入していく．初期尿意と最大尿意時の膀胱容量が測定できる．途中で液面が上昇すれば無抑制収縮ありと判断できる（「尿道カテーテルの抜去法」の項を参照）．同様に，膀胱鏡施行時に膀胱内に注入する生理食塩水の自然滴下が止まり，液面が上昇すれば無抑制収縮があると判断でき，その時の注入量から最大膀胱容量が推定できる．

6．氷水テスト（ice water test）[3]

膀胱の障害が仙髄より上位の核上型なのか核下型なのかの鑑別に有用である．滅菌氷水50～100mL を膀胱に注入し，60秒以内に反射性に排出されれば陽性で，核上型損傷と判断される．健常人，骨盤神経損傷，知覚神経損傷，脊髄ショック時では陰性である．脊髄損傷の病期判断に有用で，脊髄損傷期では陰性であり，陽性となれば回復期に移行したと判断する．無髄C線維を求心路とする神経反射と考えられている．

■文　献

1) Sand PK, Brubaker LT, Novak T：Simple standing incremental cystometry as a screening method for detrusor instability. Obstet Gynecol 77：453-457, 1991.

2) 能登宏光：在宅医療における排尿障害．排尿障害のすべて，西澤　理（編），pp160-176，永井書店，大阪，2007.

3) Bors EH, Blinn KA：Spinal reflex activity from the vesical mucosa in paraplegic patients. Arch Neurol

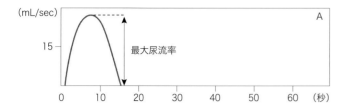
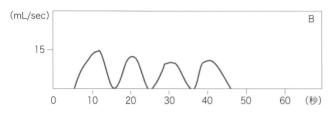
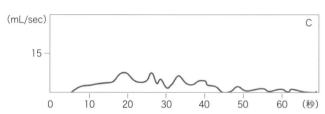

図1 尿流測定・尿流曲線
A：健常成人．排尿開始とともに尿流率が上昇し，最大に達した後は前半とほぼ対称のカーブを描き下降する．
B：低活動膀胱患者．腹圧で排尿するため間欠的な排尿となる．
C：前立腺肥大症患者．排尿開始までに時間がかかり，尿線途絶，終末時尿滴下などが観察される．

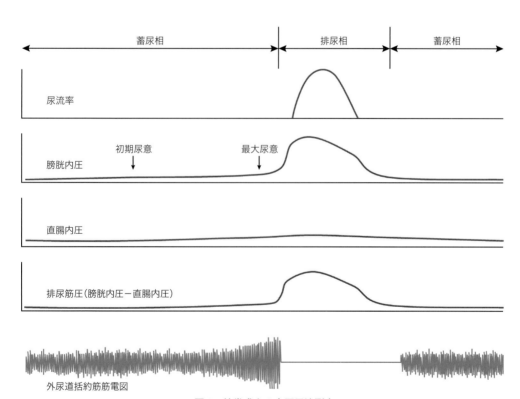

図2 健常成人の内圧尿流測定
排尿を命ずると，外尿道括約筋筋電図が消失し排尿筋圧が上昇する．排尿を終了すると外尿道括約筋筋電図が再び増強する．

Psychiatry 78：339-354, 1972.

【嘉手川　豪心】

Ⅱ. 総論的解説

Chapter 2

Ⅱ．総論的解説　1．蓄尿障害の原因と症状

蓄尿障害の原因と症状

1．蓄尿障害の原因

蓄尿障害の原因としては，膀胱炎や前立腺炎など下部尿路の炎症に伴う膀胱知覚亢進，精神的緊張感や交感神経活動亢進からくる膀胱知覚亢進，脳脊髄の排尿抑制神経系の障害に伴う排尿反射亢進，前立腺肥大や尿道狭窄などの閉塞膀胱に伴う排尿筋活動亢進，加齢に伴う主に膀胱上皮の膀胱活動抑制系の減弱，萎縮膀胱や，尿道括約筋機能不全などが考えられる（図1）．

2．蓄尿障害の症状

1）下部尿路の炎症に伴う膀胱知覚亢進

細菌感染やウイルス感染による膀胱炎や前立腺炎では勿論のこと，無菌性の下部尿路慢性炎症でも炎症性物質により膀胱知覚亢進状態となる．炎症が軽度では，頻尿，残尿感や下腹部不快感などがみられるが，炎症が強いと血尿や膀胱痛が出現する．

間質性膀胱炎は尿貯留時の膀胱痛が代表的症状であり，排尿で痛みが軽減するため頻尿となる．骨盤うっ血症候群も尿貯留時の膀胱痛が主症状で，骨盤うっ血症候群と間質性膀胱炎は原因が違っても症状発現の機序は似通っている可能性がある．

前立腺炎では細菌性でも非細菌性でも炎症が膀胱頚部に及んで，膀胱炎同様の頻尿や尿意切迫感を呈する．また，慢性前立腺炎では骨盤うっ血状態のことが多く，膀胱痛がある場合は間質性膀胱炎との鑑別を要することがある．

2）緊張感や交感神経活動亢進による膀胱知覚亢進

多くの人が緊張したときに尿意を感じた経験をもつ．交感神経興奮状態では血中ノルアドレナリンレベルが上昇し，それが膀胱や脳脊髄レベルで尿意知覚路を刺激する．精神的緊張感・ストレスのある場合には，日中に頻尿となるが，夜間就寝中は交感神経活動が低下して夜間頻尿とはならない．

一方，加齢に伴って血中カテコラミンレベルが上昇し，高血圧症が増加するが，血圧上昇時に頻尿となる場合と，逆に排尿回数が減る場合がある．夜間高血圧症や早朝高血圧症では夜間や早朝の血圧上昇時に頻尿となるが，通常の日中の高血圧症では腎血流量が減少して尿産生量が低下し，日中の排尿回数が減ることがある．

3）脳脊髄の排尿抑制神経系障害に伴う排尿反射亢進

脳幹の橋を反射中枢とする排尿反射は，排尿時以外は大脳皮質から抑制されており，排尿は大脳からの抑制の解除（脱抑制）により惹起される．脳脊髄には排尿促進よりも排尿抑制神経系（蓄尿神経系）が充実しているため，脳脊髄障害では蓄尿障害を呈することが多い．

脊髄損傷では，仙髄（S2-4）を反射中枢とする新たな排尿反射弓が形成されるが，抑制性介在細胞のグリシン・GABA神経細胞の活動性が低下して脊髄反射が起こり易く，頻尿や尿失禁が起こる．この脊髄排尿反射は高血圧で作動し易く，低血圧では作動し難い．また，仙髄排尿反射ではしばしば膀胱収縮時に尿道も収縮する排尿筋括約筋協調不全（膀胱尿道協調不全）が生じ，閉塞膀胱状態となるため，排尿障害も生じる．

4）閉塞膀胱や加齢に伴う排尿筋活動亢進

前立腺肥大や尿道狭窄などの閉塞膀胱（膀胱出口部閉塞）を伴う疾患や加齢では，膀胱にさまざまな変化が起こる．閉塞膀胱状態になると膀胱上皮細胞はプロスタグランディン，アセチルコリン，ATPといった刺激物質を分泌するようになり，これらが膀胱知覚神経や平滑筋を興奮させ，頻尿や切迫性尿失禁など過活動膀胱の原因となる．また，閉塞膀胱に伴い平滑筋細胞も神経成長因子（NGF）を分泌して知覚神経を刺激し，平滑筋細胞同士が細胞間結合（gap junction）を強固にして，平滑筋細胞全体が同期して収縮するようになるため，切迫性尿失禁が出現する．さらに，閉塞

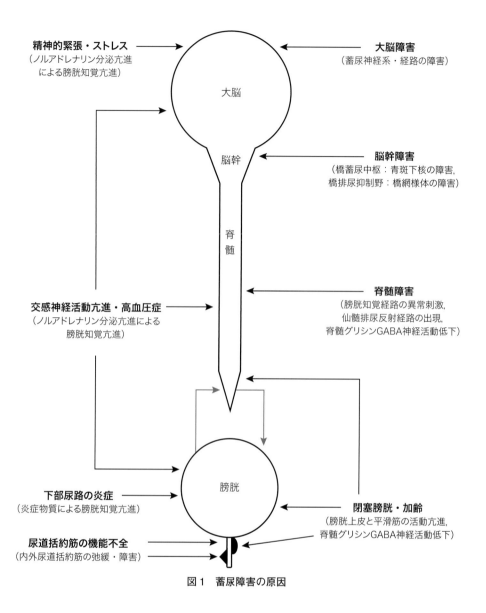

図1 蓄尿障害の原因

膀胱では脊髄抑制性グリシン・GABA神経細胞の活動性が低下して脊髄レベルでは尿意知覚の抑制機能が低下する．

5）萎縮膀胱

萎縮膀胱は，何らかの原因で膀胱の伸縮性が消失して膀胱容量が小さく，頻尿を呈する．膀胱壁の線維化や脂肪沈着が原因となることがある．

6）尿道括約筋の機能不全

尿道括約筋には膀胱頸部の平滑筋性内尿道括約筋と横紋筋性外尿道括約筋がある．男性では外尿道括約筋機能が保たれていれば，前立腺肥大症で膀胱頸部の内尿道括約筋を切除しても通常は尿失禁はないが，外尿道括約筋を損傷すると腹圧性尿失禁が起こる．女性では，外尿道括約筋を含む骨盤底筋群の弛緩で腹圧性尿失禁が起こり易く，内尿道括約筋機能も減弱していると尿失禁治療には難渋する．

【菅谷　公男】

Ⅱ．総論的解説　2．排尿障害の原因と症状

排尿障害の原因と症状

1. 排尿障害の原因

　排尿障害は蓄尿障害と厳密に分ける意味から尿排出障害ともいわれる．排尿障害の症状は排尿困難で一括されることもあるが，詳しくは，尿勢低下，尿線分割，尿線散乱，尿線途絶，排尿遅延，腹圧排尿，終末滴下などあり，進行すると尿をほとんど出せない尿閉となる．排尿障害は膀胱頸部や尿道における尿流出抵抗の増大，尿道形状の変化，膀胱収縮力の低下や膀胱容量の低下などで生じる（図1）．

2. 排尿障害の症状

1) 膀胱頸部や尿道における尿流出抵抗の増大

　膀胱頸部の機能的な尿流出抵抗の増大としては，緊張感がある時，交感神経緊張状態の時，血圧上昇時などで生じる排尿困難がある．便器で排尿姿勢をとってもなかなか尿を出せない排尿遅延があり，尿が出てきても尿勢低下，尿線途絶などで排尿に時間がかかる．このような時には交感神経活動の亢進や血中カテコラミンレベルの上昇で，排尿しようとしても膀胱頸部の平滑筋性内尿道括約筋の弛緩が不十分なため，排尿困難が生じていると考えられる．

　前立腺肥大症では器質的および機能的に尿流出抵抗が増大している．機能的には，交感神経活動亢進状態や血中カテコラミンンレベルの上昇で前立腺組織内の平滑筋成分が緊張状態のために前立腺部尿道が狭小化して尿流出抵抗が増大する．器質的は肥大前立腺そのものによる尿道の狭小化で排尿困難となる．前立腺炎があると炎症性に前立腺に浮腫が生じて前立腺部尿道の狭小化が起こって排尿困難となるが，前立腺肥大症に前立腺炎を併発すると，飲酒後に前立腺の浮腫が増大悪化して，尿閉となることがある．

　まれに，膀胱結石が尿道に落ち込んで尿道閉塞状態となって排尿困難が生じている場合があるが，その場合には尿道痛がある．

2) 尿道形状の変化

　尿道の炎症の結果として尿道狭窄が生じ，排尿困難となる．尿道狭窄は男女共にみられ，女性では外尿道口の狭窄が多い．女性では外尿道口部に尿道粘膜が炎症性に突出した尿道カルンケルをみる場合があり，外尿道口部に炎症が生じ易いようである．男性の尿道狭窄は外尿道括約筋のある膜様部尿道に多い．また，尿道炎による尿道変形では尿線分割や尿線散乱がみられる．真性包茎の場合も，包茎口が狭く変形していれば，排尿困難の原因となる．さらに，加齢に伴って尿道球部が下垂して拡張し，尿道内に尿の溜まりができると，尿の切れが悪く，いつまでもタラタラと流れる終末滴下の状態となる．

3) 膀胱収縮力の低下

　膀胱収縮力の低下は，神経系障害や下部尿路障害の結果として出現する場合と，薬剤性の場合がある．神経系障害としては，脳脊髄の傷害・障害や婦人科手術など骨盤内手術による膀胱収縮神経（骨盤神経）の損傷，糖尿病に伴う末梢神経障害や神経内科的疾患に伴って，橋排尿中枢と膀胱の間の長経路の排尿反射経路の障害で起こる．糖尿病に伴う下部尿路症状は，糖尿病初期には頻尿，切迫性尿失禁など過活動膀胱の状態が多いが，糖尿病の進行とともに，尿意知覚の障害と膀胱収縮神経（骨盤神経）の障害から，膀胱収縮力が低下して残尿が生じる．しかし，知覚神経の障害から残尿感を伴わないことが多い．糖尿病がさらに進行すると漸く排尿困難を訴えるようになり，尿閉となることもある．

　下部尿路障害の結果として出現する膀胱収縮力の低下は，閉塞膀胱の結末としての膀胱平滑筋収縮力の破綻による．代表的な閉塞膀胱としては，前立腺肥大症であり，閉塞膀胱状態が長期間継続することで，代償性に活動亢進状態にあった膀胱平滑筋が，ついには破綻して収縮力を無くした状態である．このような状態では，もはや肥大前立腺の切除術を行っても，症状が改善することはな

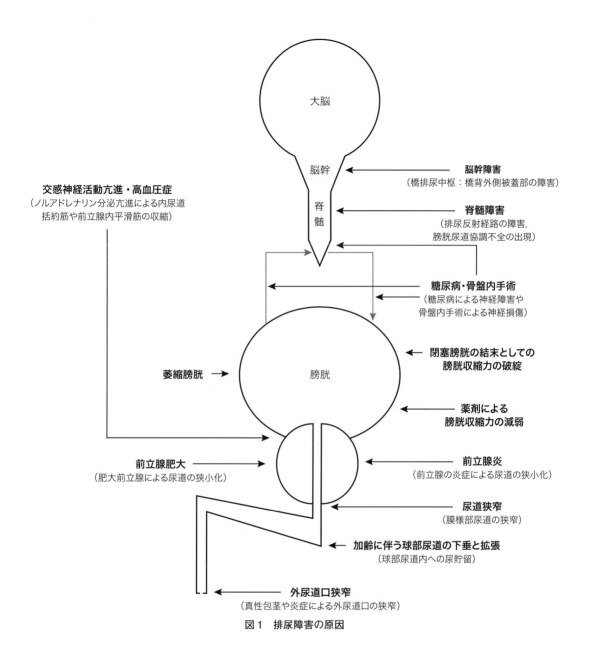

図1 排尿障害の原因

い．同様に，尿道狭窄や，脊髄障害による排尿筋括約筋協調不全が長期間続くと，その閉塞膀胱状態から，ついには膀胱平滑筋の収縮力が破綻して，排尿困難となり，自己導尿や膀胱留置カテーテルによる尿路管理となる．

薬剤性の排尿障害は，精神安定剤，感冒薬，頻尿治療薬や過活動膀胱治療薬の内服後の訴えが多い．筋弛緩作用，抗コリン作用やβ_3受容体刺激作用を有するこれら薬剤の内服で膀胱収縮力が低下し，排尿困難となることがあるが，時に尿閉となることもある．

4）膀胱容量の低下（萎縮膀胱）

膀胱内尿量が少ない時に排尿しようとすると，尿勢は低下しており，しかも尿の切れが悪い．何らかの原因で膀胱の尿貯留量が低下した萎縮膀胱では，尿勢低下と終末滴下を訴えることがある．

【菅谷　公男】

II．総論的解説　3．排尿後障害の原因と症状

排尿後障害の原因と症状

1．排尿後障害の原因・・・・・・・・・・・・・・・・・・・・・・・・・・

　排尿後の症状としては，残尿感と排尿後尿滴下がある．残尿感は男女共にみられる症状であるが，排尿後尿滴下は主に男性にみられる症状である．排尿後の症状は，尿の切れの悪さなど排尿困難に連続する一連の排尿症状の場合もあって紛らわしいが，排尿症状との違いは，便器から離れた直後の症状である（図1）．

2．排尿後障害の症状・・・・・・・・・・・・・・・・・・・・・・・・・・

1）残尿感

　残尿感を呈する代表的疾患には膀胱炎があり，細菌性の急性膀胱炎でも慢性膀胱炎でも出現する．炎症に伴ってサイトカインが分泌され，知覚神経が刺激されて残尿感が出現する．

　男性では，膀胱炎以外では前立腺肥大症の排尿障害の進行から生じる実際の残尿を残尿感と感じるのと，急性および慢性前立腺炎に伴う炎症性の残尿感がある．前立腺肥大症で前立腺部尿道を狭めるように前立腺が肥大すると，尿流出抵抗が大きく，排尿筋収縮の持続時間が生理的範囲を超えると残尿が生じる．また，過活動膀胱の結果として膀胱収縮力が破綻して残尿が生じる．知覚神経が保たれていれば残尿を残尿感として知覚される．前立腺肥大症で膀胱頸部が膀胱内に突出するタイプでは，前立腺サイズがそれほど大きくなくても残尿が生じやすく，残尿感が生じやすい．

　前立腺炎では残尿の有無に関わらず残尿感を感じることが多い．炎症が増悪すると前立腺は浮腫んで前立腺部尿道はより狭小化し，残尿が増えたり尿閉となったりする．

　尿管結石が膀胱壁に接するところまで下降した場合や，尿管口部にあると残尿感を感じる．尿管結石の経過観察中に残尿感が出現してきたら，尿管下端部まで結石が下降したことを示す．膀胱結石でも前立腺肥大症などで排石されないで残っていると残尿感を訴えることがある．

　女性にしばしばみられる軽度の非細菌性膀胱炎では，膀胱三角部と膀胱頸部に炎症があり，排尿前の下腹部不快感と排尿後の軽度の残尿感を呈することが多く，膀胱鏡所見と症状からから尿道症候群といわれる．女性では，出産や加齢で骨盤底筋が弛緩すると立位で膀胱が下垂するが，この下垂は膀胱頸部が後下方へ移動するように下垂するため，膀胱頸部の可動域が拡大し，尿道と膀胱底のT字型の位置関係が膀胱頸部で屈曲する．膀胱頸部には輪状の基底板といわれる周囲よりややトーヌスの高い平滑筋層があるが，この平滑筋層に屈曲圧が加わるためか，膀胱頸部周囲に炎症が生じて残尿感が出現し，基底板のトーヌスの維持もできなくなると考えられる．基底板のトーヌス維持作用が弱いと炎症の発生もないが，この状態は腹圧性尿失禁の状態でみられ，基底板トーヌスの低下と骨盤底筋の弛緩の進行から，後部尿道膀胱角は開大し，腹圧性尿失禁となる．

2）排尿後尿滴下

　男性では加齢に伴って球部尿道が下垂して拡張し，排尿後に膀胱内に残尿がないにも関わらず，尿道に残っている尿がタラタラと滴下して，尿の切れが悪くなる．前立腺肥大や慢性前立腺炎などで前立腺部尿道が狭くなって尿勢が弱い時には特に排尿後尿滴下となりやすい．尿が出きったと思ってトイレから出てきても，球部尿道に貯まっていた尿が気づかないうちに出てきて下着やズボンを濡らすこともあり，このような場合にはしばしば尿失禁があると訴えて受診することが多い．このようは時には，前立腺肥大症や慢性前立腺炎の有無の確認と治療を行うとともに，排尿後に肛門を締める動作を勧める．肛門を締めると骨盤底筋が上昇し，それに伴って球部尿道も上昇し，球部尿道内の尿が排泄されるので，排尿後に数回，肛門を締める動作を行うよう指導する．

　排尿後の残尿感が強いと，残尿感が持続している間トイレにいるため，その間に尿管から少しずつ尿が膀胱に送られてくるので，それを滴下する

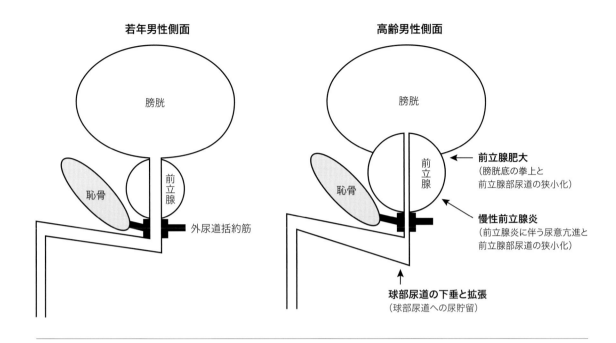

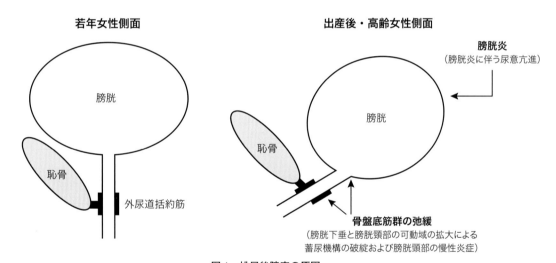

図1 排尿後障害の原因

程度に排尿し，排尿の尿の切れの悪さを訴えることもある．この現象はまれだが男女ともにみられる．便器から離れた直後や，立ち上がった直後にも尿の滴下があると排尿後尿滴下となる．

【菅谷　公男】

Ⅱ．総論的解説　4．排尿時痛・膀胱痛・下腹部痛・会陰部痛

排尿時痛・膀胱痛・下腹部痛・会陰部痛

疼痛は炎症症状の一つであることから，疼痛の存在は通常は炎症の存在を意味する．疼痛のある代表的な下部尿路疾患としては急性細菌性膀胱炎があり，排尿時痛を訴える．慢性の膀胱痛や下腹部痛としては間質性膀胱炎，骨盤うっ血症候群や慢性前立腺炎があり，慢性前立腺炎では会陰部痛，陰茎痛や腰痛を訴えることもある．炎症以外での下部尿路の疼痛としては，尿管下端の尿管結石や膀胱結石などがある（図1）．

1．排尿時痛‥‥‥‥‥‥‥‥‥‥‥‥‥‥‥

急性細菌性膀胱炎に伴う疼痛としては，排尿時痛がある．炎症は膀胱全体に及ぶため，常に尿意を感じ，排尿後も残尿感があるが，排尿時には膀胱頸部を流れる尿の刺激で排尿時痛が生じると考えられる．急性前立腺炎や慢性前立腺炎でも排尿開始時の疼痛の訴えがある．これも膀胱頸部を流れる尿の刺激による排尿時痛と考えられる．尿道炎でも排尿時痛の訴えがあるが，炎症部位によって排尿開始時痛であったり，尿道に沿った疼痛であったりする．まれに，尿道に陥頓した結石による痛みや，尿道腺の炎症による排尿時痛もある．

2．膀胱痛・下腹部痛‥‥‥‥‥‥‥‥‥‥‥

急性および慢性細菌性膀胱炎でも膀胱部または下腹部の鈍痛の訴えがある．

慢性の非細菌性の膀胱炎では下腹部の違和感・不快感や軽度の鈍痛を訴えることが多い．膀胱鏡検査では膀胱三角部と膀胱頸部に限局した炎症（膀胱三角部炎）があり，膀胱頸部には炎症性の小さな偽ポリープを認める．尿沈査では白血球数は正常か正常よりやや多い程度であるが，尿路上皮細胞数が白血球数より多いのが特徴である．主症状は下腹部不快感または軽度の鈍痛と頻尿であるが，他のことに意識が集中していると結構尿貯留できるのが特徴で，尿道症候群ともいわれ，漢

方薬のよい適応疾患である．

排尿に関連する膀胱部や下腹部の強い痛みのある代表的疾患としては間質性膀胱炎がある．間質性膀胱炎では，尿の貯留に伴って疼痛（膀胱痛）が増し，排尿で疼痛が消失することが多いため，早期に排尿する習慣となって，膀胱容量が徐々に減少するため，さらに頻尿が増悪する．疼痛が強くなると排尿時痛や排尿後痛もあり，常に痛いと訴える例もある．尿貯留時の膀胱痛は，間質性膀胱炎以外に骨盤うっ血症候群でもある．骨盤うっ血症候群は骨盤内静脈血のうっ滞からくる症状症候群であり，代表的には左卵巣静脈の起始部の左腎静脈が大静脈と上腸管膜静脈の間で挟まれるナットクラッカー現象（クルミ割り現象）のために左腎静脈の腎臓寄りに流入する左卵巣静脈がうっ血状態となり，結果的に骨盤うっ血状態となるものである．ナットクラッカー現象以外では，心臓の三尖弁閉鎖不全に伴う下大静脈の逆流と，骨盤内静脈の静脈弁の少なさから骨盤うっ血状態となっている例もある．静脈圧の上昇で血管透過性が亢進し，血漿成分が組織中に漏れ出し，炎症を惹起するものと考えられる．尿貯留時痛があって骨盤うっ血状態を診断すると骨盤うっ血症候群の診断となるが，症状や膀胱鏡所見で膀胱粘膜に点状出血や五月雨状出血などがあると間質性膀胱炎の診断となるため，問診のみでは両者の鑑別診断はできない．また，間質性膀胱炎と骨盤うっ血症候群の両方の所見のある例も珍しくない．そのため，最近では慢性骨盤痛症候群と一括することがある．

尿管下端の尿管結石も膀胱痛や下腹部痛の原因になる．尿管下端結石では残尿感を訴えることが多いため，尿検査で赤血球数や白血球数が正常かやや多い程度であれば，慢性前立腺炎との鑑別が必要となることが多い．

膀胱結石も膀胱痛の原因となる．残尿の存在が膀胱結石の原因であるため，超音波検査で簡単に診断できる．膀胱痛の変わり種としては膀胱内異物がある．尿道から自慰目的に挿入して膀胱内に入ってしまったものであるが，膿尿となることが

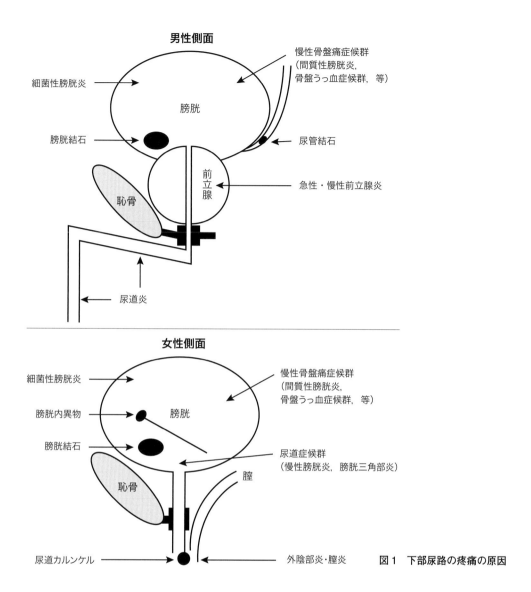

図1 下部尿路の疼痛の原因

多いので，慢性膀胱炎として治療されていることがある．

若い男性では精巣上体炎で陰嚢が赤く腫脹し，陰嚢痛があるのに，恥ずかしさから陰嚢にはふれず，下腹部痛を訴えて受診することがある．精巣上体炎は通常は慢性前立腺炎をもとに発症することが多いので，若い男性の下腹部痛では前立腺炎や精巣上体炎を念頭において診察したほうがよい．

強い膀胱痛を訴えるまれな疾患として，膀胱の帯状疱疹がある．膀胱鏡で膀胱粘膜に強い炎症所見があり，抗生物質に反応しない場合には考慮すべき疾患である．膀胱以外に帯状疱疹としての皮膚症状があることもある．

3. 会陰部痛

急性や慢性の前立腺炎では会陰部痛を訴えることがある．前立腺炎ではその他に，陰茎先端の痛みや腰痛もしばしば出現する．女性では尿道口の小さな炎症性腫瘤である尿道カルンケルの痛みを訴えることがあり，外陰部や膣の炎症も考慮する必要がある．

【菅谷　公男】

Ⅱ．総論的解説　5．夜間頻尿

夜間頻尿

1．概念・病態

　夜間頻尿は「夜間就寝中に1回以上排尿に起きなければならないという愁訴」と定義され，夜間1回の排尿でもそれが苦痛であれば夜間頻尿という[1]．夜間頻尿と睡眠障害は先進各国の高齢男女の最も困る症状の第1位と第2位であり，両症状の関連が示唆される．夜間頻尿は夜間多尿や膀胱容量低下の状態にある．その主な原因としては，泌尿器疾患，水分過剰摂取，睡眠障害，高血圧があり，これらはいずれも加齢と関連するため，夜間頻尿は加齢を代表する症状である（図1）．

2．夜間頻尿の原因

1）泌尿器疾患

　前立腺肥大症，慢性前立腺炎や過活動膀胱の治療でも夜間頻尿は改善することから，泌尿器疾患は夜間頻尿の原因になっている．しかし，これらの治療でも奏効しない泌尿器疾患として加齢に伴って膀胱容量が低下する低容量膀胱がある．

2）水分過剰摂取

　夜間頻尿患者の多くが水分過剰摂取の状態にある．加齢とともに血管の透過性が亢進し，水分が下半身の血管外に漏れ出して貯留される．夜間床につくと，下半身の水分は静脈圧の低下に伴って血管内に戻り，静脈還流量が増えて心臓に負荷がかかり，Na利尿ペプチド（HANP，BNP）が分泌されて利尿状態となるため夜間多尿となる[2]．加齢に伴って唾液分泌量が減少し，喉が渇き易くなることも水分を過剰に摂取する一因である．

3）睡眠障害

　睡眠物質であるメラトニンの血中濃度は加齢とともに低下し，夜間頻尿者では著明に低下している[2]．夜間頻尿患者に対する睡眠薬の効果は抗コリン薬の効果と同等であり，睡眠障害が夜間頻尿の大きな要因となっていることがわかる．

　夜間頻尿となる睡眠障害には二つのタイプがある．一つはメラトニン濃度の低下のため睡眠深度が浅くなったタイプで，寝返りやムズムズ脚などの刺激で目覚めてしまい，その時に少しでも尿意があると排尿しない限り眠れないような眠りの浅いタイプである．もう一つは睡眠時無呼吸症候群であり，無呼吸状態から呼吸が再開されると心臓への静脈還流量が増え，Na利尿ペプチドの分泌が亢進して利尿状態となる．このような状態が続くと心不全状態となり，夜間多尿となる．

4）高血圧

　加齢に伴って高血圧症の患者は増えるが，高血圧も夜間頻尿の大きな要因であり，夜間多尿と，膀胱拡張不全ともいうべき尿意閾値の低下の原因となる．高血圧は水分過剰摂取や睡眠障害とも関連しており，一部の泌尿器症状の原因ともなっているため，夜間頻尿と強く関連している．

　夜間多尿に繋がる高血圧は日中の高血圧である．加齢に伴って血中のカテコラミン濃度が上昇すると高血圧となり，腎動脈系が収縮して腎血流量が低下し，腎での尿産生量が低下する．夜はカテコラミン濃度が日内変動で低下し，腎血流量が回復して利尿状態となり，夜間多尿となる．日中の排尿回数よりも夜間の排尿回数が多かったり，一回排尿量も夜間に多くなったりする．

　高血圧は尿意閾値を低下させるが，これは緊張した時に尿意を覚える機序と同じである．高血圧患者の血中カテコラミン濃度は高値を示すが，カテコラミン濃度の上昇は，膀胱，脊髄や脳の各所で尿意知覚路を刺激して尿意を惹起する．そのため，夜間高血圧や早朝高血圧では，血圧の上昇する時間帯に頻尿となることがある．その時の一回排尿量は日中の一回排尿量よりも少ない．

3．治療法

1）泌尿器疾患治療

　夜間頻尿を主訴に受診した場合，まずは泌尿器疾患の有無を確認する．前立腺肥大や過活動膀胱，慢性膀胱炎や前立腺炎などがあればその治療を行う．低容量膀胱であれば，膀胱訓練，膀胱水圧拡張や膀胱パンピングなどで膀胱容量を大きくする

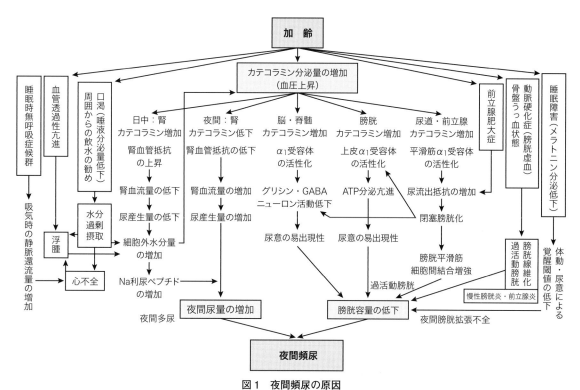

図1 夜間頻尿の原因
(菅谷公男:前立腺肥大症と関連症状:夜間頻尿. Modern Physician 32:1512, 2012 より改変)

か,膀胱筋層切開術や膀胱拡大術も考える.

2) 水分出納管理

排尿時刻と排尿量を記載する排尿記録を付け,適正1日尿量(体重kg×20〜25mL)となるよう飲水量調節を指導する.1日尿量が適正量でも夜間多尿で浮腫があれば利尿系漢方薬を追加するか,夕方に利尿薬を追加して就寝前までに体内に貯留した水分を排泄する.

3) 血圧管理

上記治療で多くの夜間頻尿が改善するが,それでも改善の不十分な場合には,一日数回の血圧測定を指示するとともに,夜間多尿であれば血中BNPを調べる.夜間高血圧や早朝高血圧が疑われた時には,降圧薬の内服を就寝前に変更し,α_1遮断薬の就寝前追加を考慮する.

4) 睡眠障害治療

睡眠薬は夜間の血圧を改善することがあるので,夜間や早朝の高血圧では睡眠薬も考慮する.睡眠障害が疑われる例には診断的治療として早期に睡眠薬を投与してみる[3].睡眠薬は超短時間作動薬よりは少し長めの作用時間のものが適している.夕方以降の1時間ほどのウォーキングも睡眠を深くして効果的である.夜間頻尿に加えて夜尿症の出現や,夜間のみの切迫性尿失禁があれば睡眠時無呼吸を疑って専門医へ紹介する.

■ 文　献

1) 日本排尿機能学会,夜間頻尿診療ガイドライン作成委員会(編):夜間頻尿診療ガイドライン.ブラックウェルパブリッシング,東京,2009.
2) Sugaya K, Nishijima S, Oda M:Biochemical and body composition analysis of nocturia in the elderly. Neurourol Urodyn 27:205-211, 2008.
3) Sugaya K, Nishijima S, Miyazato M:Effects of melatonin and rilmazafone on nocturia in the elderly. J Int Med Res 35(5):685-691, 2007.

【菅谷　公男】

血尿・蛋白尿・乳糜尿

尿の性状に関する訴えには，赤い尿や白い尿といった尿の色調の異常や，尿が泡立つといった訴えがある．それに対応する一般的な尿検査には，比重，pH，蛋白，糖，ウリビリノーゲン，ビリルビンやケトン体の定性や潜血反応がある．血尿や蛋白尿は外来でしばしばみられる異常所見であるが，時に重篤な疾患の徴候でもあり注意が必要である．乳び尿は沖縄ではしばしばみられるが，沖縄以外ではまれである．

1. 血 尿

血尿は尿に赤血球が混入した状態であり，その検出には試験紙法または尿沈渣の顕鏡で行う．試験紙法による血尿の検出法を尿潜血反応という．

1）試験紙法（尿潜血反応）：試験紙には過酸化物と無色の還元型クロモゲン（色原体）が含まれており，また溶血剤も含まれている．すでに溶血して尿中にヘモグロビンが存在したり，溶血していなくても赤血球が試験紙に触れて溶血すると，ヘモグロビンのペルオキシダーゼ様活性により過酸化物から活性酸素が遊離する．その活性酸素の作用により試験紙中の無色の還元型クロモゲンが酸化されて青色の酸化型クロモゲンとなり，この呈色変化により判定する．しかし，この試験紙法ではミオグロビンにも反応するし，アスコルビン酸の還元作用によって影響を受けて偽陽性となることがあるので，ビタミンC剤服用の有無の確認が必要である．

2）尿沈渣：約10mLの尿を遠心管にとり，1,500rpmで5分間遠心する．その後，管を逆さにして上部の液層を捨て，しずくを切り，約0.2mL程度が残るようにする．沈渣と残った尿を混和し，その1滴をスライドグラスに落とし，カバーグラスで覆って400倍（HPF）で数視野を顕鏡し，1視野あたり（少ない場合は数視野ない

し全視野）の細胞や結晶などの個数を表す．尿中赤血球の変形は糸球体性血尿とその他の血尿との鑑別に有用であり，そのためには位相差顕微鏡での観察も考慮する．

3）血尿の原因診断：顕微鏡的血尿か肉眼的血尿か，無症候性血尿か症候性血尿か，蛋白尿の有無などが血尿の原因診断に役立つ．

症候性血尿としては，膀胱炎や尿路結石症が代表的疾患であり，しばしば肉眼的血尿となる．症候性血尿では，その症状に対する検査を進めることで診断できる．無症候性血尿では，試験紙法で尿潜血反応（＋）以上で，赤血球4個/HPF以下の場合は，ヘモグロビン尿，ミオグロビン尿やビリルビン尿の有無を確認し，溶血性疾患や抗血栓薬の内服，横紋筋融解症や肝疾患の有無を確認する（図1）．赤血球5個/HPF以上なら，尿路感染症，尿路結石症，尿路腫瘍，左腎静脈のナットクラッカー現象などの血管異常の鑑別のため，尿細胞診や画像診断，膀胱鏡検査を検討する．変形赤血球や蛋白尿を認めるときには糸球体疾患を考え，血液検査（IgA，IgG，CH50，ASO，ASKなど）を行うが，IgA腎症の場合には蛋白尿のないことも多い．無症候性肉眼的血尿では，抗血栓薬や抗癌薬の内服，腎細胞癌，膀胱癌などの尿路腫瘍の存在が考えられる．

2. 蛋白尿

蛋白尿の検出には試験紙法と定量法がある．試験紙法による蛋白尿の検出はアルブミンのみを検出するが，定量法ではアルブミン以外の蛋白も含めてすべての蛋白を定量する．

1）試験紙法：通常の試験紙法はpH指示薬であるブロムフェノールブルーが蛋白複合体を作る作用を利用したもので，尿中のアルブミンのみを感知する．10mg/dL以上で（±），30mg/dL以上で（＋）となり，（＋）以上を異常と考える．試験紙法ではBence Jones蛋白は反応しない．

2）定量法：定量法は主としてスルフォサリチル酸法で行われ，すべての蛋白を認識する．正常人でも1日40〜100mg程度の微量の蛋白尿の排泄はあるが，1日150mgを超えた場合は異常と

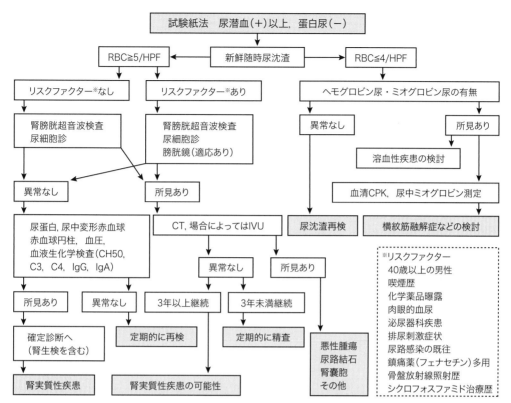

図1 顕微鏡的血尿の診断の進め方
(血尿診断ガイドライン検討委員会：血尿診断ガイドライン. https://cdn.jsn.or.jp/jsn_new/iryou/free/kousei/pdf/JJN7-50_12209.pdf, p7 より)

考える．

3）蛋白尿の原因診断：蛋白尿は腎前性，腎性（糸球体性，尿細管性）と腎後性に分けられ，腎糸球体性以外の蛋白尿は通常は軽度の蛋白尿（＜1g/日）である．腎前性としては，多発性骨髄腫（Bence Jones 蛋白），白血病，横紋筋融解症などがあり，腎後性としては，尿路感染症，尿路結石や尿路腫瘍がある．腎糸球体性としては，糸球体腎炎や糖尿病性腎症，ネフローゼ症候群などがあり，尿細管性では慢性腎盂腎炎や痛風腎などがある．注意すべきは，運動時や発熱時などの一過性蛋白尿か，持続的な蛋白尿かを判別し，1日1g以上の蛋白尿がある場合には糸球体疾患の存在を考えて専門医に紹介する．3.5g/日以上の蛋白尿ではネフローゼ症候群をきたしていることが多い．蛋白尿に血尿を伴う場合には，蛋白尿の原因は血尿と同じであることが多いが，尿中赤血球に大小不同や変形がある場合には糸球体性と考えられる．

3．乳糜尿（にゅうびにょう）

リンパ系の閉塞により，リンパ液が尿路，特に腎に逆流し尿に混入したもので，微細な脂肪滴が均一に乳汁様に混在して白色を呈するが，しばしば血液を混じてピンク色の血乳糜尿となる．多量の蛋白を含むことが多く，寒天状になり，排尿困難を呈することがある．後腹膜腔の腫瘍による乳糜槽の圧迫，閉塞やフィラリア虫感染による乳糜槽の閉塞が原因となる．フィラリア虫感染の既往をもつ沖縄ではしばしばみられ，特に油の多い食事後に乳糜尿となるので，油を控えた食事を摂るように指導する．

【菅谷　公男】

Ⅱ. 総論的解説　7. 下部尿路症状と医療経済

下部尿路症状と医療経済

下部尿路症状のなかで蓄尿症状は QOL に強く影響する. 特に, 尿意切迫感や切迫性尿失禁などの過活動膀胱や夜間頻尿はそれらの症状以外に, 活力の低下をもたらし, 社会生活上も問題となり, 経済的にも問題となる. これまで, 下部尿路症状と医療経済を題材とした報告は少ないが, 過活動膀胱と夜間頻尿に関する医療経済の報告をみると, 過活動膀胱や夜間頻尿のために, 驚くほどの経済的損失のあることがわかる.

1. 過活動膀胱の医療経済

過活動膀胱, 尿失禁の疫学, 経済負担に関する 2003〜2007 年の文献を基に, わが国の過活動膀胱関連費用を推計した[1]. 対象は 40 歳以上の男女で, 過活動膀胱治療費用, 過活動膀胱以外の直接費用, 間接費用を推計対象項目とした. 過活動膀胱治療費用としては, 過活動膀胱治療薬の通常最大用量の薬剤料の平均額 183.1 円／日を用いた. その他治療に関連する費用として, 過活動膀胱診断費用や処方関連費用を考慮した. 過活動膀胱以外の直接費用としては, 過活動膀胱併存疾患治療費（尿路感染症治療費用, 皮膚感染治療費用, 骨折治療費用）および尿失禁関連費用（パッド代, オムツ代, クリーニング代）を対象項目とした. 間接費用に関しては, 過活動膀胱による欠勤および生産性の低下による労働損失費用を検討した. また現状の受診率 22.7％が 35％, 50％に向上した場合の過活動膀胱関連費用の削減額を推計した.

40 歳以上の日本人過活動膀胱有症者数は 856 万人, そのうち医療機関受診患者は 198 万人と推計された. 過活動膀胱関連総費用は年間 9,562 億円発生しており（**表 1**）, 治療の有無にかかわらず有症者一人あたり 11.2 万円と推計された（**表 2**）. 過活動膀胱関連費用の内訳は, 過活動

膀胱治療費 1,809 億円（19％）（うち薬物治療費 1,591 億円）, 過活動膀胱併存疾患治療費 620 億円（6％）, 尿失禁関連費用 287 億円（3％）, 労働損失 6,846 億円（72％）であり, 労働損失が最も大きな割合を占めていた. 受診率が 35％, 50％に向上したと仮定した場合の費用削減額は 927 億円, 2,058 億円で, 新規受診患者一人あたり 8.8 万円の費用削減が可能と推計された.

このように, 過活動膀胱が大きな経済的損失を生じていることが明白となり, 過活動膀胱有症者に対する適切な治療によりこれらの費用を十分に削減できることが推測された.

2. 夜間頻尿の医療経済

夜間頻尿と医療経済に関しては, ドイツ, スウェーデン, イギリスの一晩 2 回以上の夜間頻尿に起因する年間平均コストの報告がある[2]. 算出方法は前述の過活動膀胱[1]と同様で, 対象は 20 歳以上の男女である.

ドイツ, スウェーデン, イギリスの夜間頻尿患者は, それぞれ平均 1,250 万人／年, 120 万人／年, 860 万人／年であった. 全患者における医療機関受診回数は, それぞれ平均 1,380 万回／年, 140 万回／年, 1,000 万回／年で, 夜間頻尿による入院はそれぞれ 91,000 件超, 9,000 件, 63,000 件であり, 夜間頻尿に起因する骨折者数はそれぞれ約 216,000 人, 19,000 人, 130,000 人であった. 夜間頻尿治療に関する医療資源利用の年間費用は, それぞれ約 23 億 2,000 万ユーロ, 約 51 億 1,000 万クローナ（5 億 4,000 万ユーロ）, 約 13 億 5,000 万ポンド（17 億 7,000 万ユーロ）と推定された. 労働損失は, ドイツで約 207 億 6,000 万ユーロ, スウェーデンで約 21 億ユーロ, イギリスで約 56 億 4,000 万ユーロと推定された. これにより, これら 3 カ国において, 夜間頻尿は多大な社会的・経済的負担をもたらすことが示された. 夜間頻尿が患者, 医療サービス, 社会全体に及ぼす影響に対して認識が高まることにより, 臨床的, 経済的利益を獲得し得ると推測された.

■文　献

1)　井上幸恵, 小林　慎, 菅谷公男：過活動膀胱の医療経

表1　過活動膀胱（OAB）関連費用の推計結果

	40歳以上男女計	40歳以上男性	40歳以上女性
疫学情報			
日本人OAB有症者(万人)	856	462	394
OABwet(万人)	77	43	34
OAB受診患者(万人)	198	166	32
直接費用(億円)			
OAB併存疾患治療費用	620	334	286
UTIs治療費	104	56	48
皮膚感染治療費	6	3	3
骨折治療費	510	275	235
尿失禁関連費用	287	160	126
パッド代	119	66	52
オムツ代	76	43	34
クリーニング代	92	51	40
直接費用合計	907	495	412
OAB治療費(億円)	1,809	1,521	288
OAB治療費用＋直接費用	2,716	2,016	700
間接費用(億円)			
OAB有症者の労働損失費用	6,846	5,066	1,780
疾病総費用(億円)	9,562	7,082	2,480

（文献1より）

表2　過活動膀胱（OAB）有病者一人あたりの過活動膀胱関連費用

	40歳以上男女計	40歳以上男性	40歳以上女性
直接費用(円)			
OAB併存疾患治療費用	7,250	7,250	7,250
UTIs治療費	1,218	1,218	1,218
皮膚感染治療費	72	72	72
骨折治療費	5,960	5,960	5,960
尿失禁関連費用	3,350	3,470	3,209
パッド代	1,388	1,438	1,330
オムツ代	891	923	853
クリーニング代	1,071	1,109	1,026
直接費用合計	10,601	10,721	10,460
OAB治療費(円)	21,134	32,914	7,314
OAB治療費用＋直接費用	31,735	43,635	17,774
間接費用(円)			
OAB有症者の労働損失費用	70,977	105,540	36,689
疾病総費用(円)	111,732	153,301	62,966

（文献1より）

済．日泌尿会誌 99：713-722, 2008.

2) Weidlich D, Andersson FL, Oelke M, et al.：Annual direct and indirect costs attributable to nocturia in Germany, Sweden, and the UK. Eur J Health Econ 18：761-771, 2017.

【菅谷　公男】

下部尿路症状と生命予後

　下部尿路疾患の腹圧性尿失禁，過活動膀胱，前立腺肥大症などは加齢に伴って増加し，夜間排尿回数も加齢に伴って増加する．また，加齢とともに生存率は低下することから，下部尿路症状が生命予後に関連することは想像がつく．実際，夜間頻尿と生存率に関する報告は幾つかあり，夜間排尿回数が多いほど，生存率は低下する．これは夜間頻尿の原因には泌尿器疾患以外に，飲水過剰による心臓への慢性的負荷や，睡眠障害，高血圧，糖尿病など，さまざまな要因が関与しているためである．夜間頻尿で死亡する訳ではないが，夜間頻尿の状態は全身状態を弱らせるか，すでに弱っている状態にあることを示しているといえる．

　しかし，夜間頻尿があると生存率が低下することを知っている一般人はまれである．夜間頻尿以外の下部尿路症状と生命予後の関係の報告はほとんどないので，ここでは夜間頻尿と生命予後との関連を中心に述べる．

1. 海外における夜間排尿回数と生命予後·······

　1999年に報告された平均年齢73歳の男女6,143例のスウェーデン人における夜間排尿回数と生存率の54ヵ月の追跡調査では，夜間3回以上排尿に起きる男性の死亡率は男性全体の死亡率の1.9倍（6ヵ月あたり3.4%対1.9%，p<0.001）の高さであったが，女性では1.3倍（6ヵ月あたり1.4%対1.1%，有意差なし）であった（**図1**）[1]．

　イスラエルからの報告では，70歳の男女456例を12年間追跡調査した結果，夜間2回以上排尿に起きる人達（160人）とそうでない人達（296人）の12年後の生存率は，それぞれ61%と72%であり，夜間2回以上排尿に起きる人達が有意に（P=0.0206）生存率が低かった[2]．冠動脈疾患を有する人達に限っても，夜間2回以上排尿に起きる人達はそうでない人達より有意に生存率は低

かった（44%対66%，p=0.0201）．

2. 本邦における夜間排尿回数と生命予後·······

　本邦（仙台）の平均年齢76歳の男女784例の約5年の調査では，夜間2回以上排尿に起きる人達（45.7%）は夜間0〜1回の人達より有意に死亡率（それぞれ9.7%対4.2%，p=0.0015）が高かった（**図2**）[3]．その間の転倒に関連した骨折も夜間2回以上排尿に起きる人達の方が夜間0〜1回の人達より有意に多かった（それぞれ5.8%対2.6%，p=0.03）．

　夜間頻尿患者のBody Mass Index（BMI）と生存率の関係が本邦から報告されている[4]．京都と倉敷の病院を受診した193人の夜間頻尿患者の全体の2年および5年生存率はそれぞれ94.6%と82.6%であった．BMI別では，低BMI（<18.50）群は，正常BMI（18.50-24.99）群や高BMI（≧25.00）群より，有意に死亡率が高かった [p<0.00005, hazard ratio（HR）=5.84, 95% CI=2.03-16.8; p<0.0005, HR=5.92, 95% CI=1.94-18.0]．これに関しては，栄養状態と免疫力の関連が示唆されている．

3. 死亡率に影響する転倒・骨折と夜間排尿回数

　夜間排尿回数が増えるほど転倒の回数も増加し，骨折も増加するとされるが[3]，夜間排尿回数と転倒の回数は関連しても，骨折の頻度とは関連せず，骨折の頻度と死亡率も関連しないとの報告もある[5]．一方で，スウェーデン人では牛乳摂取量が多いほど大腿骨頸部骨折の頻度が増加し，死亡率が増加すると報告されている[6]．この報告では夜間排尿回数の調査はされていないが，牛乳摂取量が多いほど，夜間排尿回数が多くなるはずであり，その結果として転倒し易くなり，水分過剰摂取による循環血漿量の増加で心臓への負担も増して死亡率が増加するものと考えられる．

　夜間排尿回数と死亡率（生存率）を現在の人口と年齢別夜間排尿回数[7]に当てはめると，本邦では少なくとも年間12〜13万人が夜間頻尿関連で死亡している計算になる．夜間頻尿で死亡する訳ではないが，夜間頻尿に関連する疾患や状態が死亡原因にあることを示している．夜間頻尿の8割

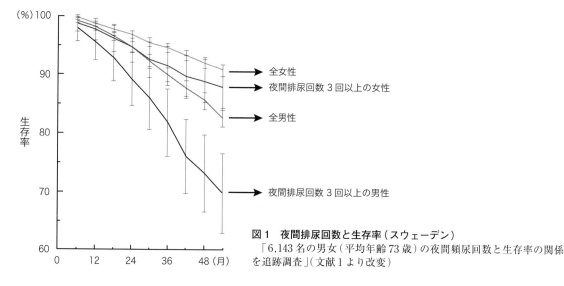

図1 夜間排尿回数と生存率（スウェーデン）
「6,143名の男女（平均年齢73歳）の夜間頻尿回数と生存率の関係を追跡調査」（文献1より改変）

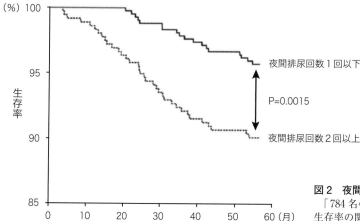

図2 夜間排尿回数と生存率（日本）
「784名の男女（平均年齢76歳）の夜間頻尿回数と生存率の関係を追跡調査」（文献3より改変）

が飲水過剰でナトリウム利尿ペプチドの増加がみられることから[8]，飲水過剰は徐々に心臓を弱めて死期を早めている恐れは否定できないであろう．

■文　献

1) Asplund R：Mortality in the elderly in relation to nocturnal micturition. BJU Int 84：297-301, 1999.
2) Bursztyn M, Jacob J, Stessman J：Usefulness of nocturia as a mortality risk factor for coronary heart disease among persons born in 1920 or 1921. Am J Cardiol 98：1311-1315, 2006.
3) Nakagawa H, Niu K, Hozawa A, et al：Impact of nocturia on bone fracture and mortality in older individuals: a Japanese longitudinal cohort study. J Urol 184：1413-1418, 2010.
4) Negoro H, Sugino Y, Nishizawa K, et al：Underweight body mass index is a risk factor of mortality in outpatients with nocturia in Japan. BMC Res Notes. 2015;8:490. doi: 10.1186/s13104-015-1456-6.
5) Stewart RB, Moore MT, May FE, et al：Nocturia: a risk factor for falls in the elderly. J Am Geriatr Soc 40：1217-1220, 1992.
6) Michaëlsson K, Wolk A, Langenskiöld S, et al：Milk intake and risk of mortality and fractures in women and men: cohort studies. BMJ. 2014;349:g6015. doi: 10.1136/bmj.g6015.
7) Homma Y, Yamaguchi O, Hayashi K, et al：Epidemiologic survey of lower urinary tract symptoms in Japan. Urology 68：560-564, 2006.
8) Sugaya K, Nishijima S, Oda M, et al：Biochemical and body composition analysis of nocturia in the elderly. Neurourol Urodyn 27：205-211, 2008.

【菅谷　公男】

Ⅲ. 疾患別解説

Chapter 3

Ⅲ．疾患別解説　1．膀胱炎

膀 胱 炎

1．概念・病態

　膀胱炎は，尿道から膀胱に細菌が逆行性感染し，膀胱粘膜に炎症を起こすことで発症する．

　発症の経過から，急性と慢性に分けられる．膀胱結石や膀胱内異物，神経因性膀胱などの基礎疾患の有無で，単純性膀胱炎と複雑性膀胱炎に分けられる．急性膀胱炎は，圧倒的に性的活動期の女性20〜30歳代と，女性ホルモン低下による膣内乳酸菌の減少による易感染性の閉経後の女性に多くみられる．

　発症の要因として，性交，疲労，長時間の排尿我慢，風邪などで抵抗力が落ちた状態がある．複雑性膀胱炎の代表的な基礎疾患は，前立腺肥大症，神経因性膀胱などの排尿障害や，尿路悪性腫瘍，膀胱異物（膀胱結石，尿道カテーテル留置例も同様），小児であれば尿路奇形など先天異常が多い．感染抵抗力低下状態の糖尿病，ステロイド・抗癌剤治療中もある（**表1**）．

2．診断のポイント

　症状と検尿で診断する．

　1）症状：急性単純性膀胱炎の三大症状として，頻尿，排尿痛（排尿終末時痛），尿混濁（膿尿）があり，加えて残尿感や下腹部不快感も特徴的な症状である．重症例では肉眼的血尿も認めることがある．膀胱炎では一般に発熱を伴うことはなく，発熱を伴う場合は腎盂腎炎の合併を疑う．脊髄損傷や脳血管障害，寝たきりや認知症で残尿が多いことや，尿道カテーテル留置の長期化が原因の慢性膀胱炎の場合，長期の感染で症状が無いことがある．

　2）検尿：尿採取法は，導尿によるカテーテル尿が検体として望まれるが，臨床の場では困難である．出始めの尿を捨てた中間尿採取で行う．女性の場合，外陰部を清拭し中間尿を採取する．テ

ストテープで行う尿定性検査では擬陽性があり，遠心機をかけた沈査尿の検鏡検査は必須である．

　単純性膀胱炎では，起炎菌は大腸菌が多く，複雑性膀胱炎の場合は，多種の起炎菌に加え，複数菌を認める（**図1，図2**）[1)2)]．薬剤に対して低感受性菌や耐性菌（methicillin resistant *Staphylococcus aureus*：MRSA，多剤耐性緑膿菌など）が増えており，効果のない無駄な抗菌剤を投与し続けないため，適切な薬剤を選択する上で，尿細菌培養同定検査・薬剤感受性検査は重要である．

3．治療の進め方

1）抗菌薬治療

　日本感染症学会／日本化学療法学会（JAID/JSC）の感染症治療ガイドラインに準ずる[3)]．急性膀胱炎は，抗菌剤3〜7日の内服でほとんどが治る．

　単純性膀胱炎の場合，起炎菌の約80％は大腸菌だが，そのうち5％に extended-spectrum β-lactamase（ESBL）があり，70％はキノロン系薬の耐性大腸菌を認めると報告されている（**表2**）．

　複雑性膀胱炎では，多種の細菌の起炎菌があり，複数菌の感染として分離される．大腸菌・腸球菌・緑膿菌が起炎菌として多く，経口抗菌剤では治療困難な症例も多々ある（**表3**）．

　難治性感染症では注射薬も考慮する．尿道カテーテル留置例では，症状がない限り抗菌剤の使用は控える．

2）水分補給

　尿量を多くすることで，膀胱内細菌を洗い流す効果がある．

3）基礎疾患の治療

　基礎疾患による尿流障害がある場合や易感染性の全身状態では，抗菌剤だけでは治療困難であり基礎疾患の治療が必要．

■文　献

1)　Hayami H. Takahashi S. Ishikawa K. et al：Nationwide surveillance of bacterial pathogens from patients with acute uncomplicated cystitis conducted by the Japanese surveillance during 2009 and 2010：antimicrobial susceptibility of *Escherichia coli* and *Staphylococcus saprophyliticus*. J Infect Chemother 19

表1 複雑性膀胱炎の要因

局所的要因	全身的要因
前立腺肥大症　神経因性膀胱　膀胱結石 尿道狭窄　尿道カテーテル留置 前立腺癌・膀胱癌	糖尿病　免疫抑制剤の使用　抗癌剤治療中 消耗性疾患　高齢者

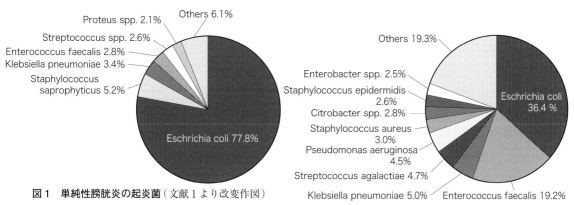

図1　単純性膀胱炎の起炎菌（文献1より改変作図）

図2　複雑性膀胱炎の起炎菌（文献2より改変作図）

表2　急性単純性膀胱炎の治療薬（文献3をもとに作表）

第一選択					
レボフロキサシン	経口	1回	500mg	1日1回	3日間
シプロフロキサシン	経口	1回	200mg	1日2〜3回	3日間
トスフロキサシン	経口	1回	150mg	1日2回	3日間
第二選択					
セファクロル	経口	1回	250mg	1日3回	7日間
セフジニル	経口	1回	100mg	1日3回	5〜7日間
セフカペンピボキシル	経口	1回	100mg	1日2回	5〜7日間
第三選択					
ホスホマイシン	経口	1回	1g	1日1回	2日間
ファロペネム	経口	1回	200mg	1日3回	7日間

表3　複雑性膀胱炎の治療薬（文献3をもとに作表）

第一選択					
レボフロキサシン	経口	1回	500mg	1日1回	7〜14日間
シプロフロキサシン	経口	1回	200mg	1日2〜3回	7〜14日間
シタフロキサシン	経口	1回	100mg	1日1回	7〜14日間
第二選択					
セフジニル	経口	1回	100mg	1日3回	7〜14日間
セフポドキシムプロキセチル	経口	1回	200mg	1日2回	7〜14日間
セフカペンピボキシル	経口	1回	100〜150mg	1日3回	7〜14日間
難治例					
メロペネム	点滴静注	1回	0.5g	1日2回	3〜14日間
ドリペネム	点滴静注	1回	0.25g	1日2回	3〜14日間
イミペネムシラスタチン	点滴静注	1回	0.5g	1日2回	3〜14日間

(3)：393-403, 2013.
2) Matsumoto T. Hamasuma R. Ishikawa K. et al：Nationwide survey of antibacterial activity against clinical isolates from urinary tract infections in Japan (2008). Int J Antimicrob Agents 37 (3)：210-218, 2011.
3) 山本新吾，石川清仁，速見浩士　ほか：JAID/JSD 感染症治療ガイドライン2015 －尿路感染症・男性性器感染症－．感染症学雑誌 90巻1号：1-30, 2016.

【佐久本　操】

Ⅲ. 疾患別解説　2. 尿道炎

尿 道 炎

1. 概念・病態

　尿道炎において臨床上問題となるのは，性感染症（sexually transmitted infection：STI）の一つである男子尿道炎である．性行為によって尿道に感染する疾患で，尿道粘膜に炎症を起こすことで発症する．淋菌性尿道炎，非淋菌性尿道炎（クラミジア性尿道炎と非淋菌性・非クラミジア性尿道炎）に大別される．

　淋菌性尿道炎は，*Neisseria gonorrhoeae* の感染で発症する．感染後2～7日の潜伏期で，尿道から黄白色の多量の分泌物を認め，排尿時に強い痛みを伴う（**表1**）．

　非淋菌性尿道炎は，クラミジア性尿道炎の *Chlamydia trachomatis*，非淋菌性・非クラミジア性尿道炎は，諸検査で淋菌やクラミジアが分離されない尿道炎で，*Mycoplasma genitalium*（*M. genitalium*），*Ureaplasma urealyticum*（*U. urealyticum*），*Corynebacterium genitalium*，*Trichomonas vaginalis* などが原因微生物であると考えられている．潜伏期は1～4週間で，症状は軽微で，尿道から漿液性か粘液性の分泌物が少量，排尿時の違和感から軽度の痛みまでさまざまで，このような症状が出ないことがある（**表1**）．男性クラミジア性尿道炎は，20歳代の無症状の若年男性におけるスクリーニング検査で，陽性率が5％との報告がある[1]．また，性行為の多様化でオーラルセックスでの淋菌やクラミジアの咽頭感染の増加が問題になっている[1]．

2. 診断のポイント（図1）

　淋菌の検出：初尿や尿道分泌物のグラム染色で，グラム陰性双球菌を認める．培養法は，特殊な培地を用い，日数がかかるが，抗菌薬剤感受性検査が可能．核酸増幅法では，transcription mediated amplification（TMA法），strand dis-

placement amplification（SDA法），polymerase chain reaction（PCR法）があり，クラミジアも同時に検出可能である．淋菌性尿道炎の20～30％にクラミジアの合併感染を認め，クラミジア検出検査も必須である[1]．

　クラミジアの検出：核酸増幅法（TMA法，SDA法，PCR法）が感度高く，迅速な検出法で一般的である

　非淋菌性・非クラミジア性尿道炎の場合：上記検査で淋菌やクラミジアが検出されない場合に診断される．トリコモナスは，尿道分泌液や初尿沈渣の検鏡で確認できることがある．*M. genitalium, U. urealyticum* の検出は，保険適応なく一般臨床ではできない．

3. 治療の進め方（図1）

　淋菌性尿道炎：淋菌の薬剤耐性化が進み，有効な注射薬として，セフトリアキソン（CTRX）とスペクチノマイシン（SPCM）の注射薬が推奨薬剤である．

　経口薬は，アジスロマイシン（AZM）が有効だが，薬剤感受性が低下しているためガイドラインでは第一選択薬としては推奨されていない（**表2**）[1]．

　クラミジア性尿道炎：マクロライド系薬，ニューキノロン系薬，テトラサイクリン系が推奨薬剤である．クラミジアは細胞増殖周期が長いため，薬剤の血中半減期の長いアジスロマイシン（AZM）は単回投与．クラリスロマイシン（CAM），レボフロキサシン（LVFX），シタフロキサシン（STFX）は7日間投与となる（**表3**）[1]．

　非淋菌性・非クラミジア性尿道炎：クラミジア性尿道炎の治療に準じて抗菌薬を投与．トリコモナスは，メトロニダゾールで治療．

　ピンポン感染を避けるために，必ずパートナーの検査・治療を行う．

　治療後，2～3週後に検査を行い，治癒判定する．

■文　献

1) 清田　浩，石池尚興，岸本寿男　ほか：性感染症診断・治療ガイドライン2016．日本性感染症学会誌 27巻1号：1-169, 2016．

表1 淋菌性尿道炎とクラミジア性尿道炎の比較

	淋菌性	クラミジア性
潜伏期間	2日〜1週間	1〜4週間
発症	急激	緩徐
症状	排尿時痛	排尿時違和感・軽い痛み
尿道分泌物	黄白色の膿・多量	漿液性，ない場合もある

（文献1より改変）

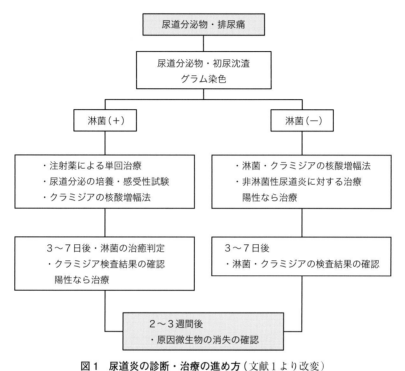

図1 尿道炎の診断・治療の進め方（文献1より改変）

表2 淋菌性尿道炎の治療薬

セフトリアキソン	静注	1回	1g	単回
スペクチノマイシン	筋注	1回	2g	単回
アジスロマイシン	経口	1回	2g	単回

（文献1をもとに作表）

表3 クラミジア性尿道炎の治療薬

アジスロマイシン	経口	1回	1g	単回	1日間
アジスロマイシン	経口	1回	2g	単回	1日間
クラリスロマイシン	経口	1回	200mg	1日2回	7日間
レボフロキサシン	経口	1回	500mg	1日1回	7日間
シタフロキサシン	経口	1回	100mg	1日2回	7日間

（文献1をもとに作表）

【佐久本　操】

Ⅲ．疾患別解説　3．包茎・亀頭包皮炎

包茎・亀頭包皮炎

1．概念・病態

　包茎は余剰包皮が陰茎亀頭部を覆った状態をいい，乳幼児においては割礼等を施行していない限り正常な状態である．包茎には亀頭が包皮輪の狭小のために露出しない真性包茎と，冠状溝まで翻転可能ではあるが亀頭が包皮に覆われたいわゆる仮性包茎とがある．包茎の合併症として感染（亀頭包皮炎・尿路感染症），排尿障害，癌化等がみとめられる．

　同病態は成人（第2次成長以降）と乳幼児にわけて考えたほうが理解しやすい．

2．診断のポイント

　理学所見で診断が可能である．視診，触診による診察とともに検尿を行う．成人の場合は基礎疾患として糖尿病等の末梢血管の循環不全をきたす疾患をルールアウトする．亀頭包皮炎から2型糖尿病が診断されることは珍しくない．検尿による尿糖の確認が簡便・低侵襲で有用である．亀頭が包皮で覆われて発赤腫脹している亀頭包皮炎と，亀頭が露出し包皮輪が陰茎を絞扼している嵌頓包茎とは鑑別が重要であり，多くの場合は問診から診断が可能ではあるが，局所であることから患者自らが説明する場合は少なく，生来包茎であったかの既往を聴取することが重要である．特に思春期の場合，包茎であることが恥ずかしくて用手的に包皮を反転し，嵌頓包茎になる場合も多いが，現病歴を羞恥心から説明をしない場合は少なくない．ちなみに嵌頓包茎をきたしている場合に陰茎の水腫もしくは水疱と判断されてしまう場合も多い．また性器ヘルペス，軟性下疳等も鑑別疾患として考えておく．

　小児の場合，理学所見と両親からの問診で診断されるが，陰部は家庭内暴力における標的臓器になる場合があるため，カルテ歴や親子関係，その他部位の皮膚のあざ等も注意しておく必要がある．包茎の分類には岩室の分類，Kayaba の分類，石川らの分類[1]，村松らの分類（**表1**）[2] などがある．

3．治療の進め方

　成人の場合，嵌頓包茎にはまずは用手的整復術を試みる．もし用手整復ができなければ，外科的に背面切開もしくは環状切除術を考慮する．通常の包茎の場合，真性包茎には保険診療で手術が可能であるが，仮性包茎に対しては保険診療の適応外で自由診療となる．

　小児の場合，嵌頓包茎に対しては成人と同様であるが，亀頭包皮炎に対しては抗生剤の内服および外用を行う．従来，尿路感染，膀胱尿管逆流，亀頭包皮炎を反復する場合，包皮輪による狭窄が高度（**図1**）で排尿困難をきたす場合（ballooning：排尿時に包皮が風船状に膨らんでしまう）などが手術適応となってきたが，包茎については前述したように割礼が一般的でない本邦において生来小児は包茎である．同包皮は感染の原因になりはするが，繊細な外尿道口の保護にもなっている．特にオムツを着けている期間はアンモニアによる粘膜障害を予防するという考え方もあり，手術適応は慎重であるべきである[3]．ちなみに非侵襲的（保存的）方法としてステロイドの外用がある[2]．

処方例：

リンデロン VG 軟膏

デルモベート軟膏

1日1回　入浴後（陰茎を洗浄後）塗布．2週間程度．

　外科的治療としては狭小した部位の包皮輪を全周性に切除し，根部の皮膚（包皮外板）と亀頭部の皮膚（包皮内板）とを吻合する環状切除術（**図2**）と，同包皮輪の背面（12時方向）に切開を加え切開した方向と同方向を吻合する背面切開術がある（**図3，4，5**）．また背面切開術は12時のみで不十分な場合，4時7時方向等適宜切開部位を追加することも可能である．包皮の縫合は特に小児においては抜糸が不要なように吸収糸の使用や，皮膚用接着剤（ダーマボンド）の使

表1 村松らの小児包茎の分類

Grade 0:	亀頭完全露出〜部分露出
Grade 1:	亀頭部分露出
Grade 2:	外尿道口のみ露出
Grade 3:	内板のみ露出
Grade 4:	ピンホール様

（文献2より）

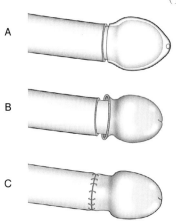

図2 環状切除術
A：包皮外板の切開　B：吻合部位を残した包皮内板の余剰包皮切除後　C：包皮外板と包皮内板の吻合後

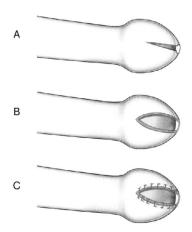

図4 背面切開術
A：狭窄した包皮輪を含む包皮の12時方向を皮膚切開　B：亀頭の露出　C：包皮外板と包皮内板の吻合

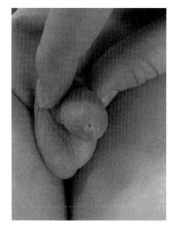

図1 亀頭包皮輪がピンホール状になった陰茎

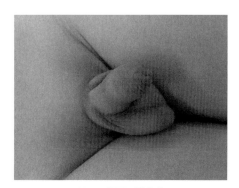

図3 背面切開術前

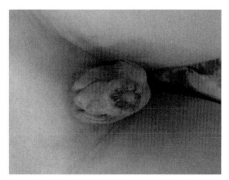

図5 背面切開術後

用が有効である[4]．

■文　献
1) 石川英二, 河喜多睦司：陰茎包皮の年齢変化. 泌尿紀要 50：305-308, 2004.
2) 村松真樹, 松井善一, 佐藤裕之 ほか：小児包茎治療の臨床的検討. 日小児泌尿雑誌 19：27-30, 2010.
3) 島田憲次：陰茎の異常　包茎とその合併症. 小児泌尿器疾患診療ガイドブック, 島田憲次（編）, pp156-159, 診断と治療社, 東京, 2015.
4) Irene M. McAleer and George W. Kaplan：Glenn's Urologic Surgery, pp778-782, Wolters Kluwer/Lippincott Williams & Wilkins, Philadelphia, 2010.

【向山　秀樹】

Ⅲ. 疾患別解説　4. 夜尿症

夜 尿 症

1. 概念・病態

夜尿症は概ね学童期以降に継続的に睡眠中に無意識に排尿してしまう行為が認められる状況をいう. 夜尿症の頻度は, 小学校低学年で約10%, 小学校高学年では約5%にあり, 自然治癒する頻度が高い（図1）[1]. 一方で, 成人以降に発症する夜尿症もある.

夜尿症の3大原因としては, 夜間多尿, 膀胱機能障害, 睡眠覚醒障害があげられるが, 重複する例も少なくない. 夜間多尿の原因としては抗利尿ホルモン分泌障害や飲水過剰がある. 膀胱機能障害の原因としては潜在性二分脊椎（約70%）に伴う膀胱頸部開大, 膀胱壁肥厚などの膀胱変形（約50%）や低膀胱容量があり, 軽度の神経因性膀胱と考えられる（図2, 図3）[2]. 睡眠覚醒障害の原因としては小児では扁桃肥大が, 成人では睡眠時無呼吸症候群がある. 扁桃肥大や睡眠時無呼吸では睡眠中に大脳が低酸素状態となり, 大脳の無意識的排尿抑制が十分機能せず, 尿貯留に伴う排尿反射が作動して夜尿症になると考えられる.

2. 診断のポイント

夜尿症の診断においてはその原因を探ることが重要である. 1日の排尿記録から昼間最大排尿量, 起床時排尿量, 夜間尿量, 就寝前尿比重, 起床時尿比重より病態分類するが, 病態が複数存在する場合もある.

夜間多尿は飲水制限下での夜間尿量が9mL/kg以上で, 抗利尿ホルモン分泌異常では起床時尿比重が1.024以下, 就寝前尿比重が1.020以上のことが多いが, 飲水過剰では就寝前尿比重が1.020以下となる.

膀胱機能障害は起床時排尿量が6mL/kg以下で, 昼間最大排尿量の低下もみられる. 超音波検査では膀胱の変形を認める.

睡眠覚醒障害では起床時排尿量が6mL/kg以下でも, 昼間最大排尿量の低下はない. 扁桃肥大やイビキを認める.

3. 治療の進め方

1）生活指導
夕方以降の飲水制限, 就寝前トイレ誘導, カレンダーに夜尿の有無を○×で明記して自覚を促す.

2）膀胱訓練
日中に尿意でトイレに入っても排尿を我慢させる. 便器の前や便器に座って, 初めは10数えるまで待たせ, 20まで, 30までと延ばしていく.

3）アラーム療法
夜尿・尿失禁をアラームで知らせる治療で, 特殊な器具が必要であるが治癒率（62～78%）は高い. アラームで覚醒できず, 親が起こしてあげる必要も多い. 機序は不明だが, 夜尿症は改善する.

4）C-PAP療法
成人の睡眠時無呼吸症候群の場合, C-PAP療法は夜尿症と夜間頻尿にも効果的である.

5）手術療法
扁桃肥大がある場合, 扁桃摘出術後の夜尿症治癒率は約40～90%であるが, 術後に抗利尿ホルモンは増加し, ナトリウム利尿ペプチド（BNP）は低下する.

6）薬物療法
夜間多尿の場合：抗利尿ホルモンを投与する.

処方例：デスモプレシン・スプレー　1～2噴霧（10～20 μg）点鼻, 就寝前

処方例：ミニリンメルト®OD錠（120または240 μg）　1錠, 分1, 就寝前

デスモプレシン内服薬での治療は長期成績が最もよい. 副作用として水中毒（意識障害, けいれん, 低ナトリウム血症）に注意が必要である.

膀胱機能障害の場合：三環系抗うつ薬, 抗コリン薬などを用い, 残尿がある場合には α_1 遮断薬の併用も考量する. 三環系抗うつ薬や抗コリン薬の副作用の悪性症候群, 口渇や便秘に注意する.

処方例：トフラニール錠®（10～50mg）最大1mg/kg　分1, 就寝前

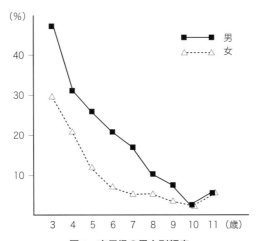

図1 夜尿児の男女別頻度
頻度は男女とも年齢とともに減少する．（文献1より）

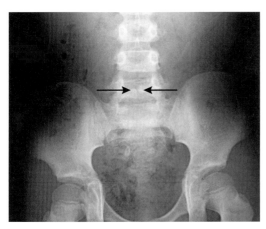

図2 夜尿症女児の腰部レントゲン写真
第5腰椎中央に融合不全像（潜在性二分脊椎，矢印）を認める．（文献2より）

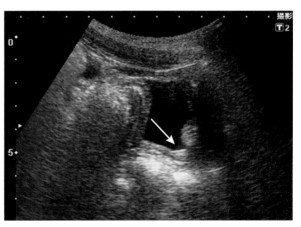

図3 夜尿症女児の膀胱超音波像（縦断面）
膀胱頸部の開大（矢印）を認める．（文献2より）

処方例：便秘ぎみで，やや過敏で疲れやすい患児に，
　小建中湯　2包，分2.
処方例：丈夫だが，熟睡して寝ぼける患児に，
　葛根湯　2包，分2.

■文　献
1) 河内明宏, 渡辺 決, 中川修一 ほか：正常児および夜尿児の膀胱容量・夜間尿量および夜間の排尿行動に関する調査研究. 日本泌尿器科学会雑誌 84：1811-1820, 1993.
2) 菅谷公男, 川嶋健吾：夜尿症. 泌尿器疾患に効く漢方, pp44-52, 洋學社, 神戸, 2016.

【菅谷　公男】

Ⅲ．疾患別解説　5．過活動膀胱

過活動膀胱

1. 概念・病態

　過活動膀胱とは，尿失禁の有無に関わらず，尿意切迫感があり，通常は頻尿や夜間頻尿を伴う症状症候群である．尿意切迫感や頻尿のある状態には原因の違いに関わらず，抗コリン薬が有効であったことから，過活動膀胱という言葉を膀胱機能評価の用語から診断名に格上げした経緯がある．頻度は40歳以上の10〜15％とされ，切迫性尿失禁を伴うものと伴わないものの割合は半々である．

　過活動膀胱には脳血管疾患や脊髄疾患などによる神経因性過活動膀胱の場合と，非神経因性過活動膀胱の場合がある．排尿抑制神経機構の機能不全による排尿反射亢進，膀胱平滑筋の収縮亢進や，膀胱知覚神経過敏などが過活動膀胱発症の機序としてあげられている．過活動膀胱状態では，膀胱上皮細胞からプロスタグランディン，アセチルコリンやアデノシン三リン酸（ATP）が分泌され，それらが膀胱知覚神経や平滑筋を刺激すると考えられている（図1）．

2. 診断のポイント

　過活動膀胱の診断には尿意切迫感のあることが必須であり，切迫性尿失禁の有無は問わない．症状症候群であるため，過活動膀胱診療ガイドラインでは過活動膀胱症状スコアで，尿意切迫感が2点（週に1回くらい）以上かつ全体で3点以上を診断基準として推奨している[1]．ただし，細菌性膀胱炎や，膀胱結石，膀胱癌などの器質的膀胱疾患のある場合は除外される．尿意切迫感の出現時には膀胱がかってに収縮する無抑制膀胱収縮の発生が考えられるが，症状と膀胱内圧測定の乖離があるため，過活動膀胱の診断に膀胱内圧測定は必須ではない．

3. 治療の進め方

1）生活指導

　過活動膀胱では過剰飲水が症状の引き金になっていることがある．適正飲水量を求めるには排尿日誌（頻度・尿量記録）で1回毎の排尿時刻と尿量を記載するが，排尿日誌を付けることで自分の排尿状況を客観的に把握することができ，水分摂取過剰からくる頻尿，夜間頻尿，腹圧性尿失禁や切迫性尿失禁の病態把握と治療に役立つ．腎機能に問題がなければ，1日尿量を体重kg×20〜25mLとなるように飲水量を調節する．例えば，体重50kgであれば，$50 \times 20 \sim 25$mL＝1,000〜1,250mLの1日尿量となるように飲水量を調節する．

2）理学療法

　膀胱訓練：尿意切迫感があってもトイレで排尿できる状態・姿勢で排尿を我慢すると，暫くして強い尿意が消失することがある．このようにして膀胱容量を大きくする．

　骨盤底筋体操：腹圧性尿失禁に対する代表的な理学療法であるが，切迫性尿失禁にもほぼ同等に効果があるとされる．

　刺激療法（電気刺激，干渉低周波刺激，磁気刺激）：刺激療法は，肛門や膣の電気刺激，下腹部や腰部の干渉低周波刺激，臀部の磁気刺激などがある．いずれも刺激による知覚神経刺激で脊髄の排尿抑制系を賦活することが示唆されている．いずれも効果はあるが，頻回の通院が必要である．

3）薬物療法

　過活動膀胱を適応疾患とする薬剤には抗コリン薬とβ_3作動薬がある（表1）．いずれも膀胱平滑筋弛緩作用と膀胱知覚神経活動抑制作用を有する．

　抗コリン薬の副作用としては，唾液分泌量の減少からくる口渇（口内乾燥，10〜50％）が最も高頻度で，次いで便秘やかすみ目などがある．未治療の閉塞隅角緑内障には禁忌である．抗コリン薬の貼り薬（ネオキシ®テープ）では，口渇，便秘などの抗コリン薬の副作用の頻度はかなり低下しているが，貼ったところのかゆみの頻度が約50％と高いのが難点である．抗コリン薬で注意す

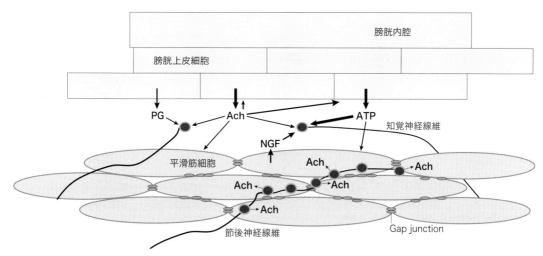

図1 過活動膀胱における膀胱上皮と平滑筋層の変化

過活動膀胱状態では，膀胱上皮細胞からプロスタグランジン（PG），アセチルコリン（Ach）やアデノシン三リン酸（ATP）が分泌され，さらにAchは上皮のムスカリン受容体に作用してATP分泌を増強する．これらは知覚神経や平滑筋に対して興奮性に作用する．平滑筋細胞からは神経成長因子（NGF）が分泌されて知覚神経を刺激するとともに，平滑筋細胞は肥大し，細胞間結合（gap junction：コネキシン43）を増やして全体として強い収縮力を発生させる．

表1 頻尿・尿失禁治療薬と過活動膀胱治療薬の一覧

発売年	一般名（薬剤名）	使用量	作用
1979	フラボキサート塩酸塩（ブラダロン®）	1回200mg, 1日3回	脳幹作用薬
1988	オキシブチニン塩酸塩（ポラキス®）	1回2〜3mg, 1日3回	抗コリン薬
1993	プロピベリン塩酸塩（バップフォー®）	1回20mg, 1日1〜2回	抗コリン薬
2006	コハク酸ソリフェナシン（ベシケア®）	1回5〜10mg, 1日1回	抗コリン薬
2006	酒石酸トルテロジン（デトルシトール®）	1回4mg, 1日1回	抗コリン薬
2007	イミダフェナシン（ウリトス®・ステーブラ®）	1回0.1〜0.2mg, 1日2回	抗コリン薬
2011	ミラベグロン（ベタニス®）	1回50mg, 1日1回	β_3作動薬
2013	フェソテロジン フマル酸塩（トビエース®）	1回4〜8mg, 1日1回	抗コリン薬
2013	オキシブチニン塩酸塩（ネオキシ®テープ）	1回1枚73.5mg, 1日1回	抗コリン薬（貼り薬）
2018	ビベグロン（ベオーバ®）	1回50mg, 1日1回	β_3作動薬

べきは残尿の増加であり，残尿感，排尿困難の出現，頻尿の悪化があった場合には残尿を測定してみる必要がある．男性症例では前立腺肥大症の合併を考慮して，α_1遮断薬か5α還元酵素阻害薬を併用した方が安全である．

β_3作動薬は抗コリン薬の副作用がほとんどない利点があり，効果も抗コリン薬とほぼ同等である[2]．ただし，抗コリン薬の方が有効な症例とβ_3作動薬の方が有効な症例がある．

抗コリン薬やβ_3作動薬で効果が不十分な場合には漢方薬を追加する方法があり，膀胱炎や排尿障害等に用いる猪苓湯，牛車腎気丸や桂枝茯苓丸などを全身状態に合わせて追加投与する[3]．

■文 献

1) 日本排尿機能学会．過活動膀胱診療ガイドライン作成委員会（編）：過活動膀胱診療ガイドライン 第2版．リッチヒルメディカル，東京，2015．
2) Maman K, Aballea S, Nazir J, et al：Comparative efficacy and safety of medical treatments for the management of overactive bladder: a systematic literature review and mixed treatment comparison. Eur Urol 65：755-765, 2014.
3) 菅谷公男，川嶋健吾：夜尿症．泌尿器疾患に効く漢方，pp44-52，洋學社，神戸，2016．

【菅谷 公男】

Ⅲ. 疾患別解説　6. 低活動膀胱

低活動膀胱

1. 概念・病態

低活動膀胱（underactive bladder：UAB）の明確な定義や診断基準はまだないが，国際失禁会議研究会 2014 コンセンサスグループの試案では，「UAB は排尿筋低活動（detrusor underactivity：DU）を示唆する症候群であり，残尿感を伴う，または伴わない排尿時間の延長として現れ，通常は排尿開始遅延，膀胱充満感の低下，尿勢低下を伴う」とされている[1]．また，国際禁制学会用語基準による DU の定義は，内圧尿流測定（pressure-flow study：PFS）に基づいて「排尿筋収縮力の低下あるいは収縮時間の短縮で，排尿時間が延長したり，正常時間内に膀胱内の尿を完全に排出できない」とされている．しかし，残尿量，膀胱収縮圧や排尿時間などの明確な診断基準は確立されていない．そのため正確な有病率は不明であるが，PFS による検討では，DU は男性の 40～48％，女性の 12～15％に存在すると報告されている[2]~[4]．

UAB の原因はさまざまであるが（**表1**），求心性または遠心性神経が障害されることにより，尿意に乏しく，排尿筋収縮が減弱する．患者は腹圧や下腹部圧迫により排尿を試みるが，排出効率が悪く，多量の残尿が発生し，尿路感染症，水腎症や腎機能障害の危険性が増す．

2. 診断のポイント

IPSS や OABSS などの症状スコアからの低活動膀胱の診断は困難であり，PFS が排尿筋収縮の持続力や収縮強度の評価に有用である（**図1**）．しかし，PFS が実施できる施設は限られており，検査時に排尿できない患者も存在するため，全例に実施することは難しい．

UAB 診断のための残尿量に明確な基準はないが，一般的に 100 mL 以上の残尿があれば UAB を疑い，検査および治療介入が始まる．

・**排尿筋収縮不全を伴う膀胱過活動（detrusor hyperactivity with impaired contractility：DHIC）**

蓄尿期には排尿筋過活動（detrusor overactivity：DO）があるために蓄尿障害を呈し，排出期には DU のため尿排出障害を呈し，切迫性尿失禁の訴えと残尿を認める．DHIC の原因は不明であるが，排尿筋過活動が長期間経過したことにより排尿筋が疲弊して収縮力が低下したとの説や，DO が DU に対する代償機構として排尿筋収縮維持に貢献しているとの説がある．

3. 治療の進め方

尿路感染予防や上部尿路機能の維持とともに，低圧蓄尿および低圧排尿を目指す．

薬物療法としては尿流出抵抗を低下させ，残尿量を減少させることを期待して α_1 遮断薬が第一選択薬となる．そのうえで，膀胱収縮力を増強することを期待してムスカリン受容体作動薬やコリンエステラーゼ阻害薬の使用を考慮することになる（**表2**）．

薬物療法に奏功しない，上部尿路障害リスクの高い症例では，清潔間欠導尿（clean intermittent catheterization：CIC）の適応となる．初診時に腎後性腎不全がある症例では，一時的に尿道カテーテルを留置し，改善を待ってから間欠導尿を開始する．長期の尿道カテーテル留置が必要な症例では膀胱瘻を検討する．

■文　献

1) Capple CR：The underactive bladder: a new clinical concept ？ Eur Urol 68：351-353, 2015.
2) Jeong SJ1, Kim HJ, Lee YJ, et al：Prevalence and clinical features of detrusor underactivity among elderly with lower urinary tract symptoms: A comparison between men and women. Korean J Urol 53：342-348, 2012.
3) Abarbanel J, Marcus EL：Impaired detrusor contractility in community-dwelling elderly presenting with lower urinary tract symptoms. Urology 69：436-440, 2007.
4) Ameda K, Sullivan MP, Bae RJ, et al：Urodynamic characterization of nonobstructive voiding dysfunction in symptomatic elderly men. J Urol 162：142-146, 1999.

表1 低活動膀胱の原因疾患

加齢，ADL低下	
薬剤性	抗コリン薬，向精神薬など
骨盤内手術	広汎子宮全摘術，直腸がん根治術など
自律神経症	糖尿病，アルコール中毒症，Guillan-Barre症候群など
脊髄疾患	二分脊椎，脊髄係留症候群，脊髄動静脈奇形，腰部脊柱管狭窄症，椎間板ヘルニア，前脊髄動脈症候群，外傷性脊髄損傷，帯状疱疹，脊髄くも膜炎など

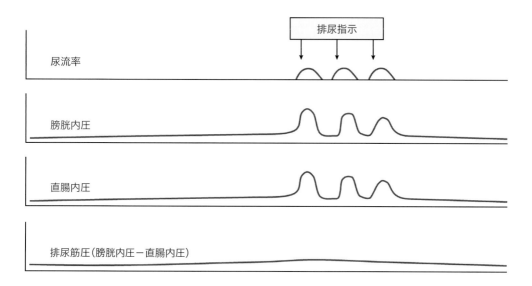

図1 低活動膀胱患者の内圧尿流測定

膀胱容量が大きく，排尿反射も起こらない．排尿を命ずると腹圧をかけて尿を排出しようとするため，間欠的な排尿となる．膀胱内圧と直腸内圧が同時に上昇しており，排尿筋圧は上昇しない．

表2 低活動膀胱の処方例

α_1受容体遮断薬	ウラピジル(15mg) 2C 分2 朝夕食後 1～2週間の間隔をおいて60mg/日に漸増可．最高投与量は90mg/日まで．
コリンエステラーゼ阻害薬	ジスチグミン臭化物(5mg) 1錠 分1 朝食後
ムスカリン受容体作動薬	ベタネコール塩化物 30～50mg 分3 毎食後

【嘉手川　豪心】

Ⅲ. 疾患別解説　7. 腹圧性尿失禁

腹圧性尿失禁

1. 概念・病態

腹圧性尿失禁（stress urinary incontinence：SUI）は「労作時または運動時，もしくはくしゃみ又は咳の際に，不随意に尿が漏れるという愁訴」であり，女性の尿失禁患者の約50％を占める[1]．

・SUI の分類

SUI は解剖学的尿失禁（anatomical incontinence：AI）と尿道括約筋不全（intrinsic sphincter deficiency：ISD）の二つに分類されている．AI は腹圧上昇時に膀胱頸部および近位尿道の過可動ために尿禁制機構が十分働かずに漏れてしまう．一方 ISD は，尿道自体の禁制機構（平滑筋，横紋筋，尿道壁内の粘膜，血管，弾性線維・膠原線維，など）が破綻することで漏れてしまう．

2. 診断のポイント

1）問診：SUI は腹圧の加わる状況（咳，くしゃみ，走る，歩く，スポーツ時など）で尿が漏れ，安静臥床時には尿は漏れない（**図1**）．一方，切迫性尿失禁（urgency urinary incontinence：UUI）は強い尿意切迫感を伴う点で SUI と鑑別するが，SUI と UUI を併せ持つ混合性尿失禁も女性尿失禁患者の30％に存在するので注意を要する[1]．また，咳やくしゃみで漏れないのに，立ち上がる時に漏れる場合や，咳から一拍おいて多量に漏れる場合は，体位変換や咳による腹圧負荷がきっかけで膀胱の不随意収縮が引き起こされる偽性 SUI（stress induced detrusor overactivity）を疑う．

2）理学的所見：台上診（砕石位）による会陰部視診で，尿失禁による皮膚炎の有無，中部尿道部の膣壁弛緩の有無を観察し，膣内診にて骨盤臓器脱や膀胱膣瘻の有無を確認する．咳，いきみに同期して尿が漏出するか（ストレステスト）を観察する．蓄尿不十分の状態で漏れるなら重症 SUI と予想できる．

3）Q-tip テスト：台上診で尿道に綿棒を挿入して咳をしてもらい，綿棒が水平方向から30度以上動けば尿道過可動が疑う．

4）60分間パッドテスト：500 mL の水分を取り，尿失禁を誘発する動作を行い，パッドの重量から尿失禁量を求める．ただし，運動時のみの SUI の症例ではパッドテストの運動負荷は弱すぎるため，他の検査と総合して判断する必要がある．

5）膀胱造影（図2）：膀胱内に造影剤を注入し，かつ，尿道に鎖もしくは造影剤に満たされたカテーテルを留置することで，尿道—膀胱角，尿道過可動，ISD，膀胱瘤の有無が観察できる．通常，ISD では，立位になると膀胱頸部が開大し，腹圧をかけると容易に尿の漏出が観察される．

6）尿流動体機能検査：最大膀胱容量時に咳を行わせ，腹圧上昇に一致して膀胱排尿筋の収縮を伴わずに尿失禁が起きれば SUI と確定診断できる．

3. 治療の進め方

SUI は個人により頻度・程度の差が大きいので，患者の困窮度や労作環境などを元に治療法を決める必要がある．軽症の者でもぜんそくや花粉症による咳やくしゃみで連日尿失禁がある場合や，アスリートで競技に支障をきたすような場合などは手術適応と考えられる．

1）薬物療法：軽症 SUI に対して抗コリン薬や β 作動薬が使用される（**表1**）．

2）理学療法：骨盤底筋訓練（別項），膀胱訓練（別項）

3）生活指導：SUI の危険因子として肥満，便秘，喫煙，飲水過多などがあり，これらの改善を指導する．

4）外科治療：尿道過可動の是正のために，現在はメッシュテープを使用した中部尿道スリング手術が標準術式になっている．（別項）

■文　献

1) Hunskaar S, Burgio K, Diokno A, et al：Epidemiology and natural history of urinary incontinence

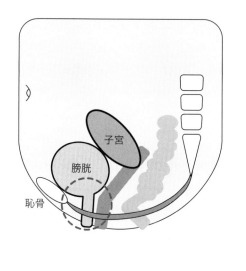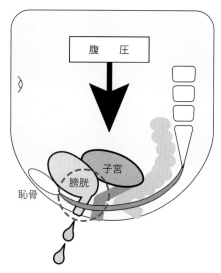

図1 尿道過可動
腹圧時に中部尿道の前方への牽引がなされず，膀胱尿道角が開大することで尿が漏れる．

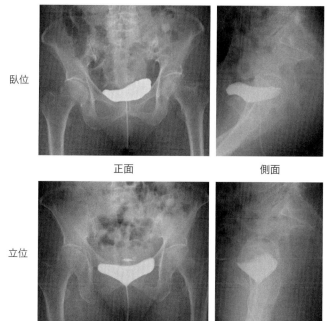

図2 膀胱造影
臥位に比べて立位で膀胱頸部が下垂および開大し，膀胱尿道角が開大している．

表1 腹圧性尿失禁の薬物療法

β作動薬	塩酸クレンブテロール(スピロペント®)　SUIで本邦承認
抗コリン薬	塩酸プロピベリン(バップフォー®)　尿失禁で本邦承認
セロトニン・ノルアドレナリン再吸収阻害薬	デュロキセチン(サインバルタ®)　本邦未承認

in women. Urology 62：16-23, 2003.

【嘉手川　豪心】

Ⅲ．疾患別解説　8．骨盤臓器脱（膀胱瘤，子宮脱，直腸瘤）

骨盤臓器脱
（膀胱瘤，子宮脱，直腸瘤）

1．概念・病態

骨盤臓器脱（pelvic organ prolapse：POP）は子宮，膀胱，および直腸といった骨盤内臓器の支持機構の破綻により発症するヘルニアである．膣から子宮が脱出していれば子宮脱，子宮摘出後に膣断端が脱出すれば膣断端脱，膀胱や直腸が膣から脱出すればそれぞれ膀胱瘤や直腸瘤，尿道から尿道粘膜が脱出すれば尿道脱，肛門から直腸が脱出すれば直腸脱と呼ぶ（**図1**）．

POP の危険因子としては，先天的な骨格，筋肉，結合組織の異常，後天的な分娩による組織障害や骨盤底筋の神経損傷，体重増加や便秘，COPDなどの慢性的な腹圧上昇，および年齢によるホルモンレベルの変化などが挙げられる．

Olsen らによれば，米国において POP は加齢に伴って増加し，女性が一生の間に POP または尿失禁のために手術を受ける率は 11.1%とされる[1]．また，子宮摘出は POP の高い危険因子であり，子宮摘出術 3 年後にはその 1%が，15 年後には 5%が POP となるとされる[2]．子宮がある女性における脱出臓器の頻度は膀胱瘤 34.3%＞直腸瘤 18.6%＞子宮脱 14.2%であり，子宮摘出後の女性では膀胱瘤 32.9%＞直腸瘤 18.3%とされている[3]．

・症　　状

お風呂で何かが触れる，何かが挟まって歩きにくい，力まないと尿が出にくい，トイレが近い，便が出にくい，下着に血が付く，腰痛などの症状を訴える．

＊尿失禁：POP は骨盤底脆弱化が原因の一つであることから，40〜66%に症候性の尿失禁があるとされている[4][5]．

2．診断のポイント

問診による上記症状と台上診（砕石位）での脱出臓器の確認で診断する．軽症では診察時に脱出していないこともあり，歩行後や立位での診察が必要となることもある．午前中より活動後の夕方に脱出が顕著になることが多く，夕方に診察すると患者の訴えを正確に把握することができる．

POP-Q（pelvic organ prolapse quantitation）：砕石位および腹圧負荷で 9 つの部位を測定する（**図2**）．

3．治療の進め方

1）保存的療法

骨盤底筋訓練：軽症であれば臓器脱の悪化を予防したり，脱の程度を改善させる可能性もあるが，腹圧をかけてしまうと，逆に臓器脱を悪化させる．

・ペッサリー：膣内に挿入して臓器の脱出を抑える．3ヵ月ごとに洗浄や交換が必要になる．患者自身でペッサリーの自己脱着（朝入れて夜抜去する）ができれば，性交渉も可能であり，びらんや潰瘍形成を減らすこともできる．重度の POP や膀胱瘤ではペッサリーが容易に滑脱したり，膣壁潰瘍をきたすことがある．

2）手術療法

（1）従来手術（native tissue repair：NTR）

膣閉鎖術，膣部分閉鎖（LeFort 法），前壁縫縮術，後壁縫縮術，仙棘靱帯固定術，McCall 法

（2）メッシュを用いた手術

経腟メッシュ手術

腹腔鏡下仙骨腟固定術

■文　　献

1) Olsen AL, Smith VJ, Bergstrom JO, et al：Epidemiology of surgically managed pelvic organ prolapse and urinary incontinence. Obstet Gynecol 89：501-506, 1997.

2) Jelovsek JE, Maher C, Barber MD：Pelvic organ prolapse. Lancet 369：1027-1038, 2007.

3) Hendrix SL, Clark A, Nygaard I, et al：Pelvic organ prolapse in the Women's Health Initiative: gravity and gravidity. Am J Obstet Gynecol 186：1160-1166, 2002.

4) Lawrence JM, Lukacz ES, Nager CW, et al：Prevalence and co-occurrence of pelvic floor disorders in community-dwelling women. Obstet Gynecol 111：678-685, 2008.

5) Fatton B：Is there any evidence to advocate SUI prevention in continent women undergoing prolapse

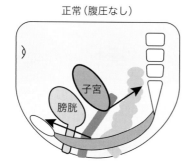
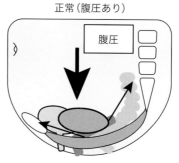
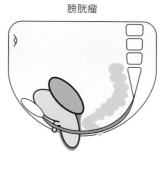
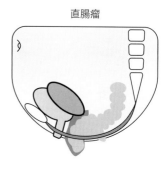

図1 骨盤臓器脱の種類

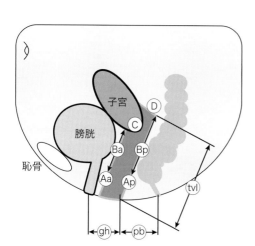

Anterior wall		Anterior wall		Cervix or cuff	
−3	Aa	−3	Ba	−5	C
Genital hiatus		Perineal body		Total vaginal length	
2	gh	3	pb	10	tvl
Posterior wall		Posterior wall		Posterior fornix	
−3	Ap	−3	Bp	−10	D

As：前腟壁の正中で外尿道口から3cmの部位
Ba：Aa点からCの間で最も突出した部分
C：子宮口
D：後腟円蓋（子宮摘除後の場合は記載しない）
Ap：処女膜痕から3cmの後腟壁正中部分
Bp：ApからCの間で最も突出した部分
gh：外尿道口から後腟壁の処女膜痕の中心までの距離
pb：ghの下端から肛門中央部までの距離
tvl：正常の位置における腟の奥行

図2 POP-Q（pelvic organ prolapse quantitation）

repair? An overview. Int Urogynecol J Pelvic Floor Dysfunct. 20：235-245, 2009.

【嘉手川　豪心】

III. 疾患別解説　9. 前立腺肥大症

前立腺肥大症

1. 概念・病態

　前立腺肥大症（benign prostatic hyperplasia：BPH）は，中高年男性に発症する疾患であり，"前立腺の良性過形成による下部尿路機能障害を呈する疾患"と定義され，"通常は，前立腺腫大と下部尿路閉塞を示唆する下部尿路症状を伴う"が付帯条項として記載されている[1]．その病態は，Haldによって提唱された3要素，①前立腺の腫大，②下部尿路閉塞，③下部尿路症状から構成されるが（図1）[2]，それ以外に膀胱機能や患者の全身状態が複雑に絡み合って，排尿異常を呈する．病因は加齢とテストステロンで，遺伝，食事・嗜好品，肥満，高血圧症，高血糖も危険因子とされる[1]．

2. 診断のポイント

　診断には，自覚症状の聴取が重要で，質問票として国際前立腺症状スコア（IPSS）と排尿満足度を示すQOLスコアを用いる．IPSS項目の合計点数で重症度を評価するが，個々の患者で満足度が異なるのでQOLスコアと合わせて総合的に評価し，治療方針を決定する．

　身体的所見として，直腸診で前立腺の腫大の程度，硬度，硬結の有無を確認，同時に肛門括約筋の緊張度を確認して，神経因性膀胱を鑑別する．

　排尿状態を評価する尿流測定は最大尿流量，平均尿流量，排尿時間，断続的尿流など，排尿状態を非侵襲的・簡便に評価できる．内圧尿流測定（pressure flow study：PFS）は排尿筋収縮力と尿路閉塞の状態を同時に評価する精度の高い検査であるが，尿道カテーテル挿入を要する侵襲的検査であるため，一般的には普及していない．

　画像検査としてはエコー（図2）が有用で，経腹・経直腸的操作でサイズ，形状・膀胱内突出の有無，さらに膀胱結石，膀胱壁の肥厚，憩室の有無そして排尿後の残尿測定も侵襲なく評価できる．

前立腺癌の鑑別のため，治療前および薬物治療経過中における血清PSA検査も必須である．

3. 治療の進め方（図3）

1）薬物療法

　（1）α_1アドレナリン受容体遮断薬：前立腺と膀胱頸部の平滑筋に存在するα_1アドレナリン受容体を阻害して，機能的閉塞を軽減させる．タムスロシン，ナフトピジルなどがある．

　（2）5α還元酵素阻害薬：前立腺細胞内の5α還元酵素を阻害し，ジヒドロテストステロン（dihydrotestosterone：DHT）の産生を抑制し，前立腺体積を縮小させる．同時に，血清PSA値も約50％程度減少させるため，投与前，経過中の前立腺癌の評価のためPSAのモニタリングが必要である．デュタステリドが保険適応となっている．

　（3）抗アンドロゲン薬：精巣からのテストステロン分泌および前立腺細胞への取り込みを抑え，DHTとアンドロゲン受容体との結合を阻害する．性機能障害とその他の多彩な副作用がある．クロルマジノン，アリルエストレノールがある．

　（4）ホスホジエステラーゼ5阻害薬：NOを介して，ED治療薬として開発されたが，尿道や前立腺の平滑筋も弛緩させる作用があり，BPHにタダラフィルが保険適応となった．

　（5）その他：エビプロスタット，セルニルトン，漢方薬は，個々の患者で自覚症状の改善を認めるが，他覚所見の改善は認めない．OAB症状を伴うときには，抗コリン薬やβ_3刺激薬を使用するが，排尿障害を増強するリスクもあり，α_1遮断薬との併用が望ましい．

2）手術療法

　薬物治療の効果が不十分，中等度から重度の症状（IPSS＞8），尿閉・尿路感染症・膀胱結石などの合併症がある場合に手術療法の適応となる．標準術式はTURPであるが，レーザーによる腺腫の核出術や蒸散術など新たな治療法が開発されている．

■文　　献

1)　日本泌尿器科学会（編）：前立腺肥大症診療ガイドラ

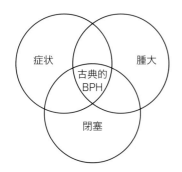

図1 前立腺肥大症の病態の構成要素（Hald's ring）
　前立腺の大きさ，尿道閉塞の程度そして下部尿路症状はそれぞれ独立した因子である．
　　BPHでは，それぞれの因子が複雑に関与して病態を形成する．
（文献1，p5より）

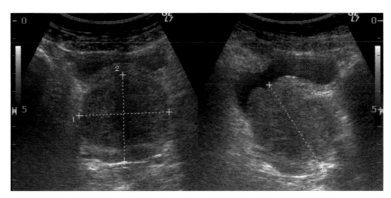

図2 前立腺肥大症のエコー所見
前立腺容積（mL）＝（縦径×横径×最大上下径）／2

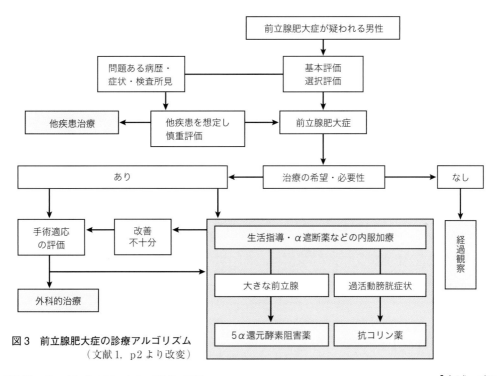

図3 前立腺肥大症の診療アルゴリズム
（文献1，p2より改変）

イン 第1版．リッチヒルメディカル，東京，2011．
2) Hald T：Urodynamics in benign prostatic hyperplasia: a survey. Prostate 15（Suppl 2）：69-77, 1989.

【大城　吉則】

Ⅲ. 疾患別解説　10. 前立腺炎

前立腺炎

---

1. 概念・病態

　前立腺炎は前立腺炎症候群とも呼ばれる．前立腺関連領域に疼痛をはじめとする症状を呈する良性疾患と定義され，周辺疾患を含んだものと考えられている．前立腺炎の原因には細菌性と非細菌性とがあり，細菌感染経路としては前立腺への上行性および下行性経路，血行性やリンパ行性経路などが挙げられている．細菌性でも非細菌性でも，前立腺炎の誘因としては，前立腺のうっ血をきたす長時間の車の運転や自転車や乗馬などによる会陰部の圧迫や刺激，飲酒，性交，三尖弁閉鎖不全に伴う骨盤うっ血状態などが挙げられる．経尿道的カテーテル留置，膀胱鏡操作，前立腺生検なども誘因となる．

2. 診断のポイント

　前立腺炎の分類として NIH（National Institutes of Health）分類が用いられている（表1）[1]．前立腺炎は通常は直腸診による前立腺の圧痛の存在で確認できる．

　NIH 分類では，前立腺炎を急性と慢性，細菌性と非細菌性，それに症状の有無で分類している．通常診ることのある前立腺炎のほとんどは慢性前立腺炎であり，頻尿，残尿感，排尿困難などの一般的な下部尿路症状を呈するが，細菌性では排尿時痛が強く，膀胱炎同様に発症時期が比較的明らかである．慢性前立腺炎は若年成人も発症し，経尿道的膀胱留置カテーテルの既往や飲酒後に症状が悪化することなどから問診でもある程度推測される．急性前立腺炎は経尿道的膀胱留置カテーテル，膀胱鏡検査，前立腺生検などの後に膿尿，高熱と排尿時痛を伴う著明な下部尿路症状を呈する．急性でも慢性でも前立腺に圧痛があることから診断されるが，急性前立腺炎の場合に前立腺を強く押すと前立腺内の細菌を血中に拡散させ菌血症を引き起こすことがあるので，前立腺の圧痛の有無の確認は慎重に行わなければならない．前立腺炎では超音波検査でしばしば前立腺結石を認め，前立腺内は低エコーと高エコーが散在していることが多い（図1）．

3. 治療の進め方

1）薬物療法

　細菌性前立腺炎の場合には抗生物質を中心とした治療となる．急性前立腺炎の場合には抗生物質の静脈内投与による治療が必要となる．慢性細菌性の場合には前立腺への移行のよいニューキノロン系を第一選択とするが，細菌培養検査から感受性に沿って治療を進めることになる．しかし，症状が重篤でなければ，通常は正常な検尿所見であっても前立腺の圧痛を確認したら，初診では細菌培養検査なしに抗生物質等の投与を開始することが多い．その理由として，泌尿器科外来受診時には尿検査ですでに排尿しているため，前立腺マッサージ後に排尿を指示しても尿沈渣用の尿を採取できないことが多いためでもある．

　非細菌性前立腺炎の場合や細菌性前立腺炎での抗生物質治療に加えて，前立腺炎に適応のある薬剤として抗炎症作用や抗酸化作用のある植物製剤のセルニルトン®（セルニチンポーレンエキス 63 mg，4～6 錠，分2～3）を投与したり，下部尿路症状に対する薬物治療を併用する．骨盤うっ血状態が誘因の一つと考えられていることから，血管透過性亢進抑制剤のアドナ®（カルバゾクロムスルホン酸 Na，90 mg，分3）も効果的である[2]．アドナ®処方の場合には保険適応の関係上から血尿等の診断が必要となる．

　漢方薬では前立腺の圧痛が著明で細菌性前立腺炎が疑われる場合には冷やす成分の多い竜胆瀉肝湯や五淋散が適している[3]．一方，前立腺部に圧痛はあるが熱感がない場合には，温める成分の多い八味地黄丸や牛車腎気丸が適している．

処方例1

細菌性慢性前立腺炎に対して，

レボフロキサシン（500 mg）　1 錠，分1

セルニルトン®　6 錠，分3（2～4 週間投与）．

表1 前立腺炎のNIH分類と解説

カテゴリー	診断	解説
カテゴリーI	急性細菌性前立腺炎	発熱や悪寒戦慄で発症し，下腹部痛，会陰部痛，排尿時痛，頻尿，排尿困難，残尿感などの強い下部尿路症状を呈する．前立腺肥大症を伴っていると尿閉となることもある．尿や前立腺液に細菌を認める．
カテゴリーII	慢性細菌性前立腺炎	長期間持続する軽度から中等度の下部尿路症状で，再発性尿路感染症の既往歴を有する場合が多い．尿や前立腺液に細菌を認める．
カテゴリーIII	慢性非細菌性前立腺炎（慢性骨盤内疼痛症候群：CPPS）	カテゴリーII（慢性細菌性前立腺炎）と同様の症状であるが，尿や前立腺液に細菌を認めない．クラミジア感染などの培養困難な微生物の感染も考えられている．難治性のことがあり，疼痛が強いとQOLは低下し，間質性膀胱炎との鑑別が困難となる．
カテゴリーIIIA	炎症性CPPS	前立腺マッサージ後の尿に白血球数の増加がある．
カテゴリーIIIB	非炎症性CPPS	前立腺マッサージ後の尿に白血球数の増加がない．
カテゴリーIV	無症候性炎症性前立腺炎	前立腺の炎症に伴う症状はないが，前立腺生検や手術で摘出した前立腺組織に病理学的な炎症所見を認めたときの分類である．

（文献1より）

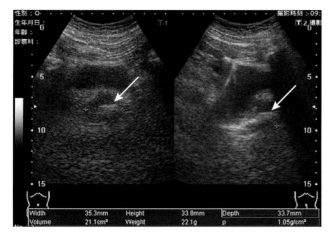

図1 慢性前立腺炎の超音波像
　左：横断面像，右：縦断面像
　前立腺の内腺と外腺を分けるように砂状結石（矢印）が沈着している．（文献3より）

処方例2

慢性非細菌性前立腺炎で通常の前立腺炎治療の効果が不十分な場合，

　アドナ®（30mg）　3錠，分3
　牛車腎気丸　3包，分3（2～8週間投与）．

2）生活指導

慢性前立腺炎はしばしば再発を繰り返すため，生活指導も重要である．炎症を悪化させるアルコール類を控え，骨盤うっ血を悪化させる長時間の坐位や過剰飲水を避け，自転車使用をやめてウォーキングなどの軽い運動を勧める．血行改善のためにシャワーよりも入浴を進める．

■文　献

1) Krieger JN, Nyberg L Jr, Nickel JC：NIH consensus definition and classification of prostatitis. JAMA 282：236-237, 1999.
2) Oh-Oka H, Yamada T, Noto H, et al：Effect of carbazochrome sodium sulfonate on refractory chronic prostatitis. Int J Urol 21：1162-1166, 2014.
3) 菅谷公男, 川嶋健吾：前立腺炎. 泌尿器疾患に効く漢方, pp97-103, 洋學社, 神戸, 2016.

【菅谷　公男】

Ⅲ. 疾患別解説　11. 前立腺癌

前立腺癌

1. 概念・病態

　前立腺癌は，高齢者男性に好発する癌で，50歳以降で加齢とともに発症頻度が高くなる．全世界の男性癌の前立腺癌罹患率は14.8％で，肺癌の16.8％に次いで2番目に多いとされ，年齢調整死亡率は10万にあたり7.8人と5番目に高い．発生頻度に人種差があり，米国黒人，米国白人の罹患率が高く，アジア人に低いとされていた[1]が，日本人の前立腺癌罹患率の上昇は著しく，2016年の予測罹患数は92,600人で1位となり，死亡数も年間12,300人で第6位となっている[2]．

　前立腺癌の家族歴は前立腺癌発症のリスクを上昇させ，赤身肉，乳製品の動物性脂肪に含まれる飽和脂肪酸そして肥満もそのリスクを高めるとされる[1]．一方，トマト等に多く含まれるリコペン，緑黄色野菜や大豆イソフラボンは発癌の予防効果を示唆する報告もある[1]．

2. 診断のポイント（図1）

　血清前立腺特異抗原（prostate specific antigen：PSA）の高値（正常値：4.0 ng/mL以下），直腸診で前立腺の硬結，そしてエコー検査で異常所見を認めた時に前立腺生検を行う．経直腸的または経会陰的エコーガイド下に，10～12ヶ所の系統的生検が行われ，エコーまたはMRIの異常部位を標的生検として追加する．前立腺癌の悪性度は組織構造異型の5段階分類（Gleason score：GS）され，1番目と2番目に多いGSの和で決定する．

　病期診断はMRIで局所病期診断を行い，全身CT検査や骨シンチで転移の評価を行う．

3. 治療の進め方（図2）

　前立腺癌は進行が比較的緩徐であり，限局癌の場合には，リスク分類（NCCN，D'Amico分類）や期待余命，併存疾患の状態そして患者自身の希望などを総合的に判断して治療方針を決定する．

1）監視療法

　低リスクの限局癌では無治療であっても病勢が進行しないため，即時的な根治治療は行わずに定期的なPSA検査と前立腺生検で経過観察する監視療法が行われている．監視療法中にPSA上昇などの病勢の進行を認めた際に積極的治療を行う．

2）手術療法

　限局癌の根治手術として恥骨後式前立腺全摘除術，低侵襲手術としての腹腔鏡下手術や小切開手術が行われきたが，1999年に米国でda Vinciによるロボット支援前立腺摘除術が開発されると，優れた操作性によりまたたく間に前立腺摘除術の主流となり，日本でも急速に普及している．

3）放射線療法

　外部照射は3次元原体放射線治療と強度変調放射線治療（IMRT）があるが，高線量の投与が可能なIMRTが主流である．内部照射で代表的な永久挿入密封小線源療法は，ヨウ素125シード線源を前立腺内に挿入する治療である．

4）内分泌療法

　前立腺癌は，精巣又は副腎由来のアンドロゲン依存性に増殖する．視床下部―下垂体―性腺系のアンドロゲンの産生に関与する黄体形成ホルモン放出ホルモン（LH-RH）に対するアゴニストまたはアンタゴニスト薬と抗アンドロゲン薬によるCAB（combined androgen blockage）療法が，一次内分泌療法の主体である．また，一次内分泌療法が不応となった去勢抵抗性前立腺癌（castration resistance prostate cancer：CRPC）に対しては，新規ホルモン薬（アビラテロン，エンザルタミド）が，2014年に保険収載されている．

5）化学療法

　CRPCに対して，ドセタキセルに続き，カバジタキセルが2014年に保険収載された．

■文　献

1) 日本泌尿器科学会（編）：前立腺癌診療ガイドライン2016年版．メディカルレビュー社，大阪，2016.
2) 国立がん研究センターがん対策情報センター．2016年の癌統計予測．http://ganjoho.jp/reg_stat/

図1 前立腺癌の診療アルゴリズム
（文献1, p6より改変）

図2 病期別治療アルゴリズム
（文献1, p7より改変）

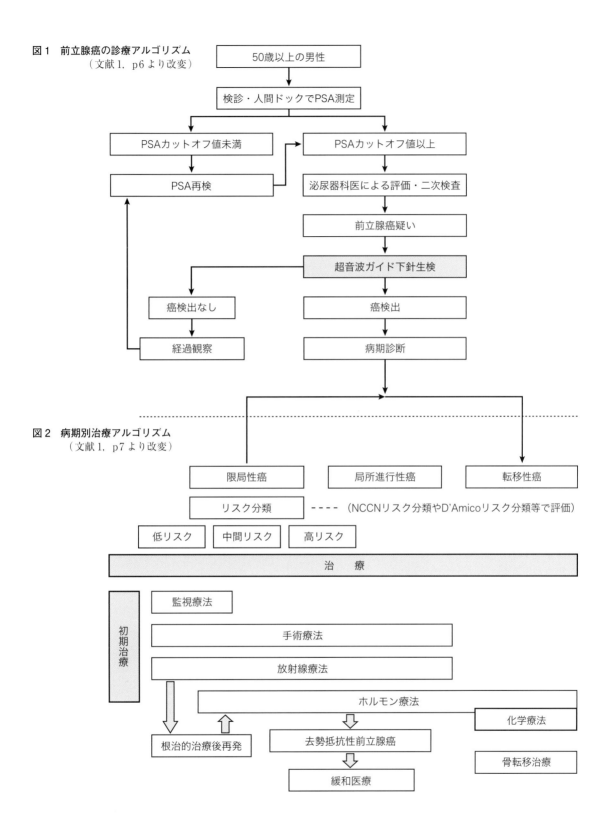

statistics/stat/short_pred.htm.　　　　　　　　　　　　　　　　　　　　　　　　　【大城　吉則】

III. 疾患別解説　12. 尿道狭窄症

尿道狭窄症

1. 概念・病態

　尿道狭窄は女性よりも尿道の長い男性に好発する（図1）. 狭窄は前部尿道の外尿道口, 舟状窩, 振子部尿道, 球部尿道, 膜様部尿道より中枢側の後部尿道の全ての部位に発症する.

　原因としては, 先天性, 外傷性, 炎症性, 医原性などがある[1]. 先天性の尿道狭窄は胎生期の尿生殖隔膜の遺残によるものでリング状の狭窄をきたす. 外傷性の尿道狭窄は騎乗位型損傷による球部尿道狭窄や骨盤骨折による後部尿道狭窄があり, 尿道損傷後の治癒過程の瘢痕狭窄である. 炎症性の尿道狭窄としては淋菌性尿道炎に続発しておこるのが代表的であったが, 抗生剤による適切な治療によりその頻度は減少している. その他には, 外尿道口が狭窄する硬化性萎縮性苔癬や閉塞性乾燥性亀頭炎がある. 医原性の原因としては, 手術や検査における経尿道的内視鏡操作および尿道カテーテル留置に伴う尿道粘膜の損傷や感染後の線維化が原因とされる. その他には, 尿道下裂に対する手術後の尿道狭窄がある.

2. 診断のポイント

　尿道狭窄の症状としては尿線細小, 尿勢低下などの排尿障害や排尿痛を伴うことがある. 排尿障害の程度が増強すると, 尿閉状態となり溢流性尿失禁を呈することもある. さらに慢性尿閉状態になると, 水腎・水尿管を呈し腎機能の低下をきたすこともある.

　尿道狭窄の診断には, 下部尿路感染症や外傷さらに経尿道的内視鏡手術の既往などの病歴聴取が重要で, 理学的所見としては外尿道口の観察そして尿道の触診を行う. 検査としては, 尿流測定や残尿測定で排尿状態を評価し, 尿道造影（図2）や尿道鏡検査で狭窄部位の状態（狭窄の程度, 長さ）を評価する. その他の画像検査としては, エコー検査, CT, MRI を行い, 残尿・水腎症の有無や尿道および周囲の評価を行う.

3. 治療の進め方（図3）

　治療は, 尿道狭窄の程度, 狭窄長などを考慮して決定する[2]. 狭窄長が1.0cm 以下の場合は尿道鏡下で尿道切開刀を用いて狭窄部位を切開し拡張する（図4）. 狭窄部位の切開・拡張後も高頻度に再狭窄が起こるため, 再狭窄を防ぐために定期的な尿道ブジーを要することがある[3]. 一方, 狭窄長が1.5cm 以上の狭窄の場合, 狭窄の程度が高度であった場合, そして治療後も再発を繰り返す場合は尿道形成術が必要になることがある[2]. 球部尿道では, 比較的尿道長が得られやすいため狭窄部位を切除後に尿道端々吻合を行える場合もあるが, 狭窄の長さが2.0cm 以上の場合や, 振子部では有茎陰茎皮弁や遊離口腔粘膜を用いた尿道形成術が必要となる[4].

■文　献

1) Anthony RM and Dniel EA：Urethral strictures. BJU Int 107：6-26, 2010.
2) Gómez R, Marchetti P, Castillo OA, et al：Rational and selective management of patients with anterior urethral stricture disease. Actas Urol Esp 35(3)：159-166, 2011.
3) 山口康宏, 広瀬崇興, 伊藤直樹　ほか：直視下内尿道切開術 80 例の臨床的考察－特に再発に関する考察－. 泌尿紀要 33(7)：1021-1029, 1987.
4) 堀口明男, 住友　誠, 榊原大樹　ほか：尿道狭窄症に対する口腔粘膜を用いた尿道形成術. 日泌尿会誌 101(3)：547-553, 2010.

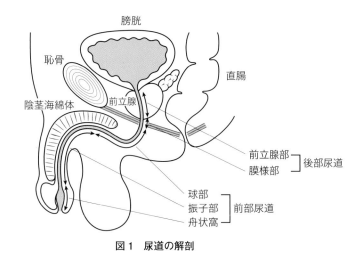

図1 尿道の解剖

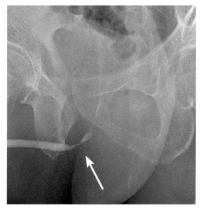

尿道カテーテル留置後の振子部
狭窄症例

図2 尿道狭窄症例

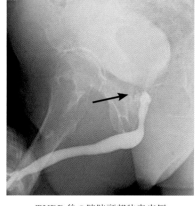

TURP後の膀胱頸部狭窄症例

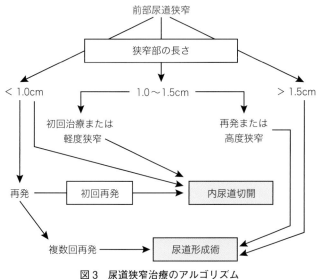

図3 尿道狭窄治療のアルゴリズム

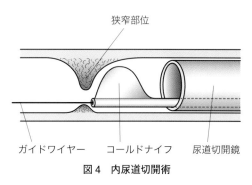

図4 内尿道切開術

【大城 吉則】

Ⅲ. 疾患別解説 13. 尿道症候群・骨盤うっ血症候群

尿道症候群・骨盤うっ血症候群

尿道症候群

1. 概念・病態

　近位部尿道から膀胱三角部を含む膀胱頸部周囲に炎症性変化があり，頻尿，残尿感，下腹部不快感などの不定愁訴を訴える30歳以降の女性の疾患である．

　膿尿がないため無菌性慢性膀胱炎と診断されていることが多く，尿意切迫感や切迫性尿失禁は通常みられないため過活動膀胱の診断には合わない．内視鏡検査では膀胱頸部に粘膜が細く飛び出した偽ポリープがあり，膀胱三角部を含む膀胱頸部周囲に発赤した炎症像をみるが，膀胱頸部周囲以外は正常である．女性の外尿道口部にできることのある尿道カルンケルと本疾患の関連は明らかではない．超音波検査では膀胱頸部周囲の粘膜下浮腫で粘膜面は筋層から浮いた像を呈し（図1），尿道と膀胱後壁（膀胱三角部）の角度が開いていて，膀胱頸部での膀胱前壁と後壁（三角部）のなす角度が狭くなる[1]．この所見は腹圧性尿失禁の所見と同様であるが，腹圧性尿失禁ほどこれらの角度の変化は大きくないことから，本疾患にも骨盤底筋の下垂や骨盤うっ血の関与が示唆される．

2. 診断のポイント

　頻尿，残尿感，下腹部不快感などの不定愁訴を訴える30歳以降の女性で，尿沈渣で膿尿がないか，ごく軽度の膿尿があり，白血球数より上皮細胞数が多いか同程度で，内視鏡検査や超音波検査で膀胱頸部周囲に限局した炎症性変化を認めることから診断される．

3. 治療の進め方

　過活動膀胱ではないので抗コリン薬はあまり効果的ではない．猪苓湯，猪苓湯合四物湯，桂枝茯苓丸などの漢方薬が効果的である[2]．

骨盤うっ血症候群

1. 概念・病態

　骨盤内静脈系のうっ滞（うっ血）に伴う下腹部痛，腰痛，尿貯留時の膀胱痛や頻尿などの不定愁訴があり，夕方以降に症状が重くなる傾向のある疾患である．

　骨盤うっ血をきたす状態としては，左性腺静脈（精巣静脈，卵巣静脈）の逆流があり，その原因としては左腎静脈が腹部大動脈と上腸管膜動脈の間で挟まれるクルミ割り（nutcracker）現象があげられている．また，三尖弁閉鎖不全でも骨盤うっ血状態となることがある．しかし，左性腺静脈の逆流や三尖弁閉鎖があっても，その他の静脈弁が正常に機能していれば骨盤うっ血にはならない．骨盤うっ血症候群の静脈造影では骨盤内静脈に静脈弁がないことから，静脈弁形成不全が存在すると考えられる（図2）[3]．骨盤内うっ血像は超音波検査，CT，MRIなどで骨盤内の静脈拡張像から推測される（図3）．本疾患の尿貯留時の膀胱痛は間質性膀胱炎の主症状でもあるので，鑑別は重要であり，これら2疾患が合併している症例もいる．本疾患は漢方でいう「瘀血」の状態と考えられる．

2. 診断のポイント

　尿貯留時の膀胱痛や頻尿があり，画像診断で膀胱頸部周囲の静脈の拡張像を認めることから診断される．間質性膀胱炎との鑑別のため膀胱内視鏡検査が必要となることがある．

3. 治療の進め方

　骨盤内うっ血の回避のため，過剰飲水や長時間の立位を控える．桂枝茯苓丸などの利尿作用のある漢方薬が効果的である．

■文　献

1) Sugaya K, Nishijima S, Oda M, et al：Transabdominal vesical sonography of urethral syndrome and stress incontinence. Int J Urol 10：36-42, 2003.

2) 菅谷公男，西澤　理，能登宏光　ほか：尿道症候群に対するツムラ猪苓湯とツムラ猪苓湯合四物湯の効果. 泌尿紀要 38：731-735, 1992.

3) Sugaya K, Miyazato T, Koyama Y, et al：Pelvic congestion syndrome caused by inferior vena cava reflux. Int J Urol 7：157-159, 2000.

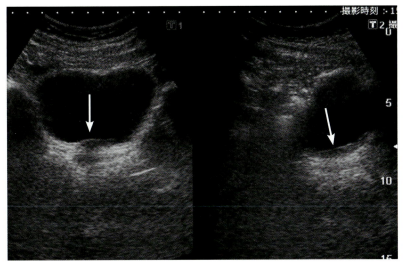

図1　尿道症候群の膀胱超音波像
左：横断面像，右：縦断面像
膀胱頸部周囲と三角部に限局した粘膜浮腫像（矢印）を認める．
（菅谷公男，川嶋健吾：泌尿器疾患に効く漢方．p56，洋學社，神戸，2016より）

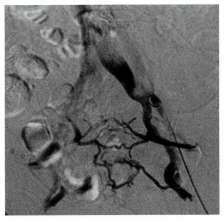

図2　三尖弁閉鎖位不全を伴う骨盤うっ血症候群の左外腸骨静脈造影
左外腸骨静脈へ注入された造影剤は内腸骨静脈に逆流して骨盤内の左右の静脈を映し出し，静脈弁のないことを示している．（文献3より）

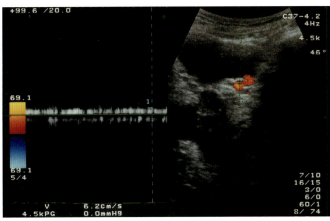

図3　骨盤うっ血症候群の女性の膀胱超音波カラードプラ像
横断面像で膀胱頸部近傍に低エコー域が複数みられ，カラードプラで拍動のない血流（拡張した静脈）であることがわかる．
（菅谷公男，川嶋健吾：泌尿器疾患に効く漢方．p55，洋學社，神戸，2016より）

【菅谷　公男】

Ⅲ．疾患別解説　14．間質性膀胱炎

間質性膀胱炎

1．概念・病態

　間質性膀胱炎は膀胱の慢性炎症性疾患の一つで，尿貯留時の膀胱部痛や，頻尿，尿意切迫感を呈する非細菌性で難治性の疾患である[1]．原因は特定されていないが，アレルギー疾患や自己免疫疾患を合併する頻度が高く，本疾患も免疫疾患である可能性がある．膀胱鏡検査では膀胱粘膜の発赤や点状出血があり（図1），これら所見が本疾患の現在の診断基準の重要な要素となっている．本疾患はストレスで症状が悪化する一方で，本疾患患者の半数は数ヵ月の自然緩解を認める．しかし，原因，診断基準，治療法とも確立したものはない．

2．診断のポイント

　本疾患の臨床研究用として1988年に作成された米国のNIDDK（National Institute of Diabetes and Digestive and Kidney Diseases）の診断基準（表1）[2]は除外基準が厳しすぎることもあり，国際的に同意の得られた診断基準はまだない．

　日本間質性膀胱炎研究会の診断基準では，症状，膀胱鏡での膀胱水圧拡張後の点状出血もしくはハンナー病変（正常の毛細血管構造を欠く特有の発赤粘膜），と，他の類似疾患の否定の3要件を診断基準としている（表2）[1]．また，本疾患はハンナ病変の有無により，ハンナ型間質性膀胱炎と非ハンナ型間質性膀胱炎に分けられ，ハンナ型で膀胱痛（無0点から最大の痛み10点）の程度が7点から10点，かつ排尿記録による最大1回排尿量が100mL以下の重症例の場合は指定難病となる．

　間質性膀胱炎の症状やQOLを把握するためにいくつかの質問票が考案されている．代表的なものとして，O'leary and Sant[3]の間質性膀胱炎の症状と問題に関する質問がある．【付録図】

3．治療の進め方

1）膀胱水圧拡張療法

　膀胱水圧拡張に伴う膀胱鏡所見は本疾患の診断基準にもあるため，必須の項目となる．水圧拡張の方法は幾つかあるが，腰椎麻酔または全身麻酔下に生理食塩水を80cmの高さから緩徐に自然落下させて膀胱に注入し，数分間維持した後に排液することを繰り返す方法などがある．約50％の患者で症状の改善をみるが，有効期間は3〜6ヵ月程度である．水圧拡張とその後の排液に伴って点状出血，五月雨状出血や粘膜断裂像が出現し，本疾患の診断基準の所見が確認される．

2）内服薬

　本疾患に効果があるとされた内服薬としては，非ステロイド性消炎鎮痛薬，ステロイド，オピオイド鎮痛薬，抗うつ薬，抗アレルギー薬，免疫抑制剤などがある．

3）膀胱内注入療法

　本疾患に効果があるとされた膀胱内注入薬としては，ジメチルスルホキシド（Dimethylsulfoxide：DMSO），ヘパリン，ヒアルロン酸，BCG，レジニフェラトキシンなどがある．また，神経筋接合部の遮断作用のボツリヌス毒素の膀胱壁内注入療法もある．

4）その他の療法

　本疾患に対するその他の療法としては，食事療法，膀胱訓練，高圧酸素療法，経皮的または体内埋め込み式電気刺激療法，鍼，ハンナー病変の経尿道的切除術，膀胱拡大術，膀胱摘出術などがある．

　本疾患患者では症状を悪化させる食物のあることが知られている．主なものとして，酢，柑橘類，クランベリー，イチゴ，トマト，豆類，アーモンド，コーヒー，紅茶，チョコレート，炭酸飲料，香辛料，アルコール，タバコなどがある．

■文　献

1）　間質性膀胱炎研究会．間質性膀胱炎について．http://sicj.umin.jp/about/index.html#b.

2）　Gillenwater JY, Wein AJ：Summary of National Institute of Arthritis, Diabetes, Digestive and Kidney Diseases Workshop on Interstitial Cystitis, National

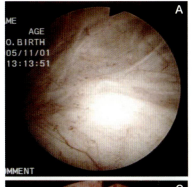
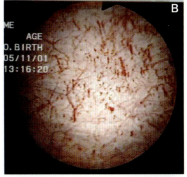
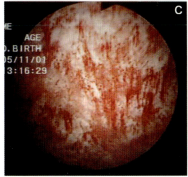
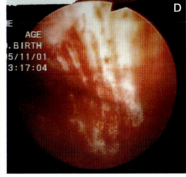

図1 間質性膀胱炎の膀胱鏡所見

A:膀胱容量200mLで軽度の肉柱形成を求めるが粘膜面に異常はない.B:膀胱内に400mL注入して排液を開始した時点で点状出血を確認.C:さらに排液を続けると点状出血部位から五月雨状出血あり.D:出血は排液を続けるにしたがって高度となる.

(菅谷公男,西島さおり,宮里 実:間質性膀胱炎に対する新たな取り組み.泌尿器疾患治療の新しいストラテジー,村井 勝,奥山明彦,内藤誠二(編),p295,メジカルビュー社,東京,2007より)

表1 NIDDKによる間質性膀胱炎の臨床研究上の規準

選択基準(1と2の両方を満たす)	
1. 膀胱鏡でハンナー潰瘍または点状出血	
2. 膀胱部の痛みまたは尿意切迫感	

除外基準	
1. 無麻酔下の膀胱内圧測定で膀胱容量が350mL以上	8. 3ヵ月以内の細菌性膀胱炎,前立腺炎
2. 膀胱内圧測定で150mL注入時での尿意切迫感の欠如	9. 膀胱や下部尿管の結石
3. 膀胱内圧測定での無抑制膀胱収縮	10. 性器ヘルペス
4. 発症から9ヵ月未満	11. 子宮,膣,尿道の癌
5. 夜間排尿の欠如	12. 尿道憩室
6. 抗菌薬,抗コリン薬などによる症状の改善	13. サイクロフォスファミドまたは薬剤性膀胱炎
7. 昼間排尿が8回未満	14. 結核性膀胱炎
	15. 放射線性膀胱炎
	16. 膀胱腫瘍
	17. 膣炎
	18. 18歳未満

(文献2より)

表2 日本間質性膀胱炎研究会の間質性膀胱炎の診断基準

1. 頻尿,尿意亢進,尿意切迫感,膀胱不快感,膀胱痛などの症状がある
2. 膀胱内にハンナ病変または膀胱拡張術後の点状出血を認める
3. 上記の症状や所見を説明できる他の疾患や状態がない

(文献1より)

Institute of Health, Bethesda, Maryland, August 28-29, 1987. J Urol 140:203-206, 1988.

3) O'Leary MP, Sant GR, Fowler FJ Jr, et al:The interstitial cystitis symptom index and problem index. Urology 49(5A Suppl):58-63, 1997.

【菅谷 公男】

Ⅲ. 疾患別解説 15. 神経因性膀胱・神経性頻尿

神経因性膀胱・神経性頻尿

神経因性膀胱

1. 概念・病態

神経因性膀胱とは下部尿路機能を司る中枢および末梢神経系の異常による下部尿路機能障害の総称である.

脳の障害としては脳血管疾患や神経内科的疾患があり,橋より上位の障害では蓄尿障害を呈することが多い.脳幹の橋の障害では橋背側部の橋排尿中枢が障害に巻き込まれると排尿障害が,橋腹側の網様体が障害されると蓄尿障害を呈することが多い.仙髄より上位の脊髄障害で急性期の弛緩性麻痺状態では膀胱は無または低活動となる.その時,仙髄では抑制性グリシンニューロン活動が異常に亢進している.慢性期にはグリシンニューロン活動は低下し,今度は逆に痙性麻痺の状態となり,膀胱も過活動膀胱となる.しかし,外尿道括約筋活動は弛緩性麻痺期も痙性麻痺期も活動性が亢進しており,排尿時にも外尿道括約筋が収縮する膀胱尿道協調不全(排尿筋括約筋協調不全)の状態となり,膀胱内圧が高まって膀胱尿管逆流から腎機能障害を呈することもある.仙髄の障害では下部尿路機能は廃絶する.末梢神経の障害としては,出産や子宮摘出術による神経障害,糖尿病による末梢神経障害などがある.

2. 診断のポイント

神経学的異常所見があり,下部尿路機能障害があれば神経因性膀胱と診断する.

3. 治療の進め方

原疾患治療と対症療法である(表1).薬物療法の効果が不十分であれば自己導尿やカテーテル留置も選択される.

神経性頻尿

1. 概念・病態

神経性頻尿(心因性頻尿)とは精神的な要因で頻尿を呈する状態をいう.多くは若い女性で,職場や学校では頻尿となるが,休日に自宅にいると頻尿ではなく,夜間頻尿もない.そのため,本人が精神的なものと自覚していることが多い.

蓄尿障害治療薬は無効で,抗不安薬が多少効果のある場合がある.緊張状態は交感神経興奮状態であり,血中のノルアドレナリンが上昇している.ノルアドレナリンの上昇は膀胱粘膜の α_1 受容体に作用して ATP 分泌を促し,ATP が知覚神経を刺激して尿意を惹起させる(図1).また,ノルアドレナリンは脊髄や大脳のレベルで尿意知覚を亢進させる[1].緊張した時に尿意を感じることがあるのはこの機序による.一方で,緊張状態では尿の排出障害も生じる.増加したノルアドレナリンは尿道の α_1 受容体に作用して尿道閉鎖圧を上昇させ,膀胱平滑筋の β_3 受容体に作用して膀胱収縮力を弱めるためと考えられる.

2. 診断のポイント

特定の場所や時刻に頻尿となるが,休日の自宅や夜間就寝中は頻尿でないことから診断される.膀胱炎や下部尿路の器質的疾患を除外する.

3. 治療の進め方

十分に話を聞いてあげることが大切である.薬物としては抗不安薬のジアゼパムを用いる.血圧に注意しながら α_1 遮断薬(ウラピジルなど)を試してみるのも一つである.漢方薬としては清心蓮子飲や牛車腎気丸が用いられる.大きめの尿パッドを使用して安心感を得るのも一つである.これらの治療でも改善がみられない場合には,心療内科か精神科を紹介する.

■文　献

1) Sugaya K, Nishijima S, Kadekawa K, et al：Action of naftopidil on spinal serotonergic neurotransmission for inhibition of the micturition reflex in rats. Neurourol Urodyn 36：604-609, 2017.

表1　下部尿路機能障害治療薬

- 蓄尿障害治療
  - 膀胱弛緩作用
    - 中枢作動薬
      - フラボキサート
    - 抗コリン薬
      - オキシブチニン
      - プロピベリン
      - ソリフェナシン
      - トルテロジン
      - イミダフェナシン
      - フェソテロジン
    - β_3作動薬
      - ミラベグロン
      - ビベグロン
    - 三環系抗うつ薬
      - アミトリプチリン
      - イミプラミン
  - 尿道収縮作用
    - 三環系抗うつ薬
      - アミトリプチリン
      - イミプラミン
    - 交感神経興奮薬
      - エフェドリン
    - β_2作動薬
      - クレンブテロール
- 排尿障害治療
  - 膀胱収縮作用
    - コリン作動薬
      - ベタネコール
    - コリンエステラーゼ阻害薬
      - ジスチグミン
  - 尿道弛緩作用
    - α_1遮断薬
      - ウラジピル
      - テラゾシン
      - プラゾシン
      - タムスロシン
      - ナフトピジル
      - シロドシン
    - 中枢性筋弛緩薬
      - エペリゾン
      - バクロフェン
    - 末梢性筋弛緩薬
      - ダントロレン

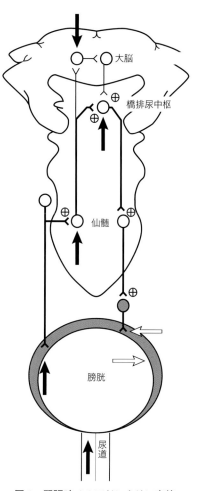

図1　緊張時ノルアドレナリン高値の下部尿路機能への影響部位

ノルアドレナリンは大脳，橋排尿中枢，仙髄の知覚路をα_1受容体を介して刺激する(矢印)．膀胱上皮のα_1受容体の刺激では上皮細胞からのATP分泌を促し，ATPが知覚神経を刺激する．また，尿道平滑筋のα_1受容体を刺激して尿道閉鎖圧を高める．一方，ノルアドレナリンは膀胱上皮のβ_3受容体を刺激(白抜き矢印)することで一酸化窒素(NO)分泌を促し，NOが膀胱平滑筋収縮を抑制する．また，膀胱平滑筋のβ_3受容体を刺激して膀胱収縮を抑制する．結果として，緊張時には尿意知覚は亢進するが，膀胱収縮力が減弱し，尿排出抵抗が増強する．(矢印：α_1受容体へ作用，白抜き矢印：β_3受容体へ作用)

【菅谷　公男】

Ⅲ．疾患別解説　16．排尿筋括約筋協調不全

排尿筋括約筋協調不全

1．概念・病態

　排尿筋括約筋協調不全（detrusor-sphincter dyssynergia：DSD）は「尿道または尿道周囲の横紋筋（括約筋）の不随意収縮と排尿筋収縮が同時に生じている状態であり，尿流が途絶することもある」状態と定義されている[1]．

　排尿は尿道の弛緩と膀胱の収縮という排尿筋括約筋協調運動（detrusor-sphincter synergia：DSS）でなされるが，脊髄障害により橋排尿中枢と仙髄の脊髄排尿中枢との間が遮断されると，この協調運動が障害され，膀胱の求心路と尿道および膀胱の遠心路の新たな脊髄反射が形成されDSD が起こると考えられている（図1）．DSD では，排尿時の膀胱内圧が高くなり，尿路感染症，膀胱尿管逆流，水腎症などを起こしやすく，腎機能障害をきたす．

2．診断のポイント

　DSD の診断には内圧尿流測定（pressure-flow study：PFS）＋括約筋筋電図が必要である．排尿筋収縮が生じると同時に括約筋筋電図で括約筋活動が不随意に増強した場合を DSD と診断する（図2）．透視下で行うビデオウロダイナミクス検査では DSD の診断率がさらに高くなる．

　PFS が困難な場合，排尿時膀胱尿道造影で，「排尿中に膀胱頸部〜近位尿道の拡張と括約筋部尿道の狭小化あるいは閉塞がある」という典型的な所見があれば，DSD が存在する可能性が高い．しかし，高度の DSD（排尿筋-内尿道括約筋協調不全）が存在すると，膀胱頸部〜近位尿道の拡張は認められない．

1）DSD をきたす疾患

　脊髄疾患，多発性硬化症，HAM（HTLV1 関連脊髄症），多系統萎縮症など

2）Hinman 症候群[2]

　器質的神経異常がみられないにもかかわらず，臨床的に排尿筋過活動，残尿，膀胱尿管逆流症やDSD などが観察される．原因としては，排尿に際して何らかの原因で，尿を我慢しようと尿道括約筋を収縮させる一種の DSD の状態が長く続いたためと考えられている．

3．治療の進め方

　DSD の根本的治療は新たに形成された脊髄反射の修正および橋排尿中枢を介した脊髄反射の構築ということになり，いまだ基礎研究段階である．したがって，治療の原則は低圧蓄尿と低圧排尿を目指すことになる．

　1）薬物療法：膀胱の不随意収縮を抑え低圧蓄尿を期待して抗コリン剤が使用され，尿道抵抗を低下させることを期待して α_1 遮断薬が使用されているが，有効性の明確なエビデンスは得られていない．

　2）清潔間欠導尿（clean intermittent catheterization：CIC）：残尿および高圧排尿による尿路感染症や上部尿路障害を予防する目的で行う．

　3）膀胱瘻造設：高位脊髄損傷で CIC 困難な症例が適応となる．

　4）経尿道的括約筋切開術：間欠導尿が困難でかつカテーテルを自己抜去する症例，もしくは，DSD に伴う自律神経過反射を有する症例が適応となる．術後は不可逆的に尿失禁をきたすため，患者の ADL や集尿器の適応を考慮して症例を選ぶ必要がある．

　5）膀胱拡大術：間欠導尿を施行していても膀胱内圧が高く，膀胱の形態学的悪化，上部尿路障害をきたす症例に適応となる．手術により低圧蓄尿が可能となれば間欠導尿を行う．

■文　献

1) Abrams P, Cardozo L, Fall M, et al：The standardisation of terminology of lower urinary tract function: report from the Standardisation Subcommittee of the International Continence Society. Neurourol Urodyn 21：167-178, 2002.

2) Hinman F. Nonneurogenic neurogenic bladder（the Hinman syndrome）-15 years later. J Urol 136：769-777, 1986.

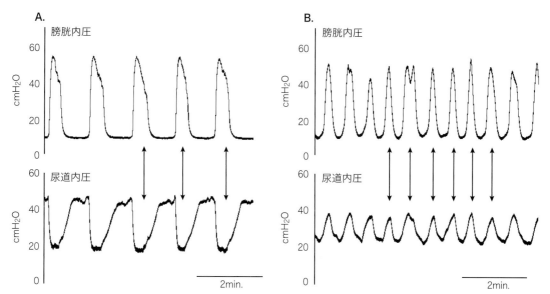

図1 正常ラット（A）と脊髄損傷ラット（B）の膀胱および尿道内圧同時測定
正常ラットは膀胱収縮時（膀胱内圧上昇時）に尿道が弛緩（尿道内圧が低下）する排尿筋括約筋協調運動（detrusor-sphincter synergia：DSS）パターンを示すが，脊髄損傷ラットでは膀胱収縮時に尿道が収縮（尿道内圧が上昇）する排尿筋括約筋協調不全（detrusor-sphincter dyssynergia：DSD）パターンを示す．

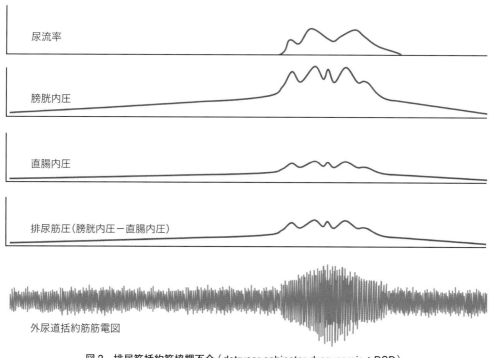

図2 排尿筋括約筋協調不全（detrusor-sphincter dyssynergia：DSD）
排尿筋が収縮し膀胱内圧は上昇するが，外尿道括約筋筋電図は消失せず，むしろ増加する．

【嘉手川　豪心】

Ⅲ. 疾患別解説　17. 薬剤性排尿障害

薬剤性排尿障害

1. 概念・病態

　薬剤性排尿障害は薬剤の投与が契機となり起こる排尿障害である.

　症状としては尿閉や頻尿・失禁を起こす.

　糖尿病・脳血管障害による神経因性膀胱や前立腺肥大症による下部尿路閉塞などの基礎疾患を有する患者への薬剤投与により尿閉などの排尿障害を引き起こす.

　膀胱排尿筋や膀胱頸部から尿道・前立腺に作用する薬剤を投与するため起こる.

　薬剤性排尿障害を起こす薬剤は多岐にわたるが日常臨床で原因となる薬剤は鎮咳・感冒薬, 抗コリン薬, トランキライザー, 抗うつ薬が代表的である[1].

2. 診断のポイント

　薬剤投与を契機に排尿障害が起こった場合は投与された薬剤を疑うことが診断のポイントとなる.

　感冒薬や抗コリン薬の多くは1週間以内に起こる[1]. トランキライザーは発症まで1週間以上かかるため診断に苦慮する場合もある[1].

　薬剤投与が契機としていない又は不明の場合は専門医などの紹介が必要である.

3. 治療の進め方

1）休　　薬

　排尿障害の原因と疑われる薬剤の休薬が第一選択となる.

　感冒薬による尿閉では1週間以内で回復する場合が多い[1].

2）減　　量

　原因と考えられる薬剤が疾患のコントロールに必要で休薬できない場合は減量も手段の一つとなる. 減量を検討する場合は主治医への確認が必要である.

3）薬物療法

　薬物の休薬・減量で排尿障害が改善しない場合, 排尿障害治療薬の投与を検討する. すでに排尿障害治療薬が投与されている場合は薬剤の変更・追加を検討する.

　処方例：基礎疾患に応じ,

　前立腺肥大症に,

　ユリーフ®4mg　2錠分2, 食後.

　効果不十分例に追加処方として,

　アボルブ®　1カプセル分1, 食後.

　神経因性膀胱に,

　エブランチル®15mg　2カプセル分2, 食後.

　効果不十分例に追加処方として,

　ウブレチド®　1錠分1, 食後.

4）手術療法

　休薬・減量で改善なく排尿障害治療薬による薬物療法でも症状が改善しない場合, 排尿障害の原因となっている疾患に対し手術を検討する場合がある.

　前立腺肥大症に対し経尿道的前立腺切除術を検討する場合がある.

5）カテーテル留置

　薬剤性排尿障害, 特に尿閉や溢流性尿失禁などが起こった場合, 一時的または長期的にカテーテルによる尿路管理が必要となる場合がある. 感冒薬による尿閉は7日以内に回復する場合が多いため[1], 1週間程度カテーテル留置をすることがある.

　寝たきりや認知症などの手術に適さない場合はカテーテル長期留置の適応となる.

　一度は排尿障害専門医の紹介が必要である.

　治療の進め方の一連の流れを, 前立腺肥大症を例に示す（図1）.

■文　　献

1) 小谷俊一：薬剤性排尿障害. ファルマシア 19：366-69. 1983.

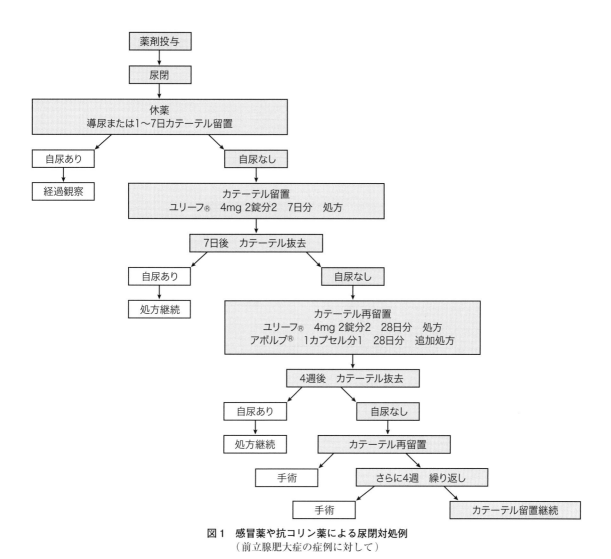

図1 感冒薬や抗コリン薬による尿閉対処例
（前立腺肥大症の症例に対して）

【安次富　勝博】

Ⅲ．疾患別解説　18．尿路結石による排尿障害

尿路結石による排尿障害

1. 概念・病態

膀胱結石や尿道結石，尿管下端の結石など尿路結石が下部尿路にある場合はさまざまな排尿障害を起こすことがある．

膀胱結石は膀胱内で形成される場合と上部尿路結石が膀胱内に下降して発生する場合が考えられる．一般的に尿管から膀胱に移動した結石は通常なら問題なく体外に排出されるが，膀胱にある結石が臨床的に問題となる場合は下部尿路に通過障害をきたす疾患（前立腺肥大症や神経因性膀胱など）がある場合である．通過障害のために結石が膀胱外に排泄されず，停滞している間に次第に大きくなり物理的に尿道を通過できなくなる．膀胱結石は無症状のこともあるが，排尿時痛や肉眼的血尿，頻尿や尿意切迫感などの症状や，内尿道口を閉塞した場合は尿閉を起こす[1]．尿道内に移動し嵌頓した場合は尿道痛および急性尿閉となり尿道結石と呼ばれる．また上部尿管の結石が下部尿管に移動し停滞した場合，痛み以外に血尿や残尿感，頻尿，排尿終末時痛などの膀胱刺激様症状を起こすことがある[1]．

2. 診断のポイント

1）膀胱結石・尿道結石

疫学的に尿路結石は男女比がほぼ 2.4：1 で男性に多く[2]，下部尿路通過障害のある 60 歳以上の男性に上記の症状が出現した場合は結石に関連する排尿障害も考慮する必要がある．血尿や頻尿，残尿感など何らかの排尿症状がある場合は積極的に尿路のエコーを行うべきで，非侵襲的な検査であり患者に負担が少ないうえに，結石以外の異常が見つかることも多い．またエコーによる結石の診断がついても，結石の正確な形状や大きさおよび位置は腹部レントゲン（図1）やCTを施行する必要がある．また，さまざまな理由で留置され

る尿道カテーテルには膀胱結石を形成させる危険性があり，留置自体による影響で排尿症状が被覆され発見が遅れることもある．また留置カテーテルの場合に比べ頻度は低いが間欠的な自己導尿を行っている場合でも結石が形成されることがあるので定期的な検査を必要とする．時におむつで尿路管理をしている長期臥床の患者に大きな膀胱結石を経験することがあり注意が必要である．

2）下部尿管結石

上部尿管より移動してきた結石が下部尿管に移動してきた場合，腰痛以外にさまざまな症状を起こす．一般的には下腹部痛や血尿，および頻尿，残尿感などの膀胱刺激症状である．下部尿管結石が疑われた場合，レントゲン検査では結石が確認しにくい場合でも，尿路エコー（図2）もしくは単純CT検査（図3）で容易に診断できることが多い．

3. 治療の進め方

結石が原因であるので結石を除去することが必要である．

1）膀胱結石

（1）経尿道的砕石術

内視鏡的に砕石鉗子やレーザー・リソクラストなどを使用する．

（2）膀胱切石術

麻酔管理が難しい場合や大きな結石で破砕に時間がかかることが予想される場合，短時間で終了する膀胱切石術を選択することもある．

2）尿道結石

嵌頓時は尿道カテーテルや金属ブジーで膀胱内に結石をもどし，膀胱結石として治療を行う．ただちに治療しない場合は一時的に尿道カテーテルを留置することもある．

（1）下部尿管結石（図4）

a）長径が 10 mm 未満の結石の場合

対症療法をしながら自然排石を期待することができる．痛みに関しては NSAIDs やペンタジンなどの薬剤が有効なことが多いが，排石までの頻尿や残尿感などの膀胱刺激症状に有効な薬剤はほとんど無い．また，結石の自然排石を期待する

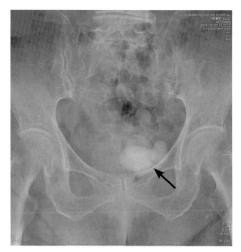

図1 神経因性膀胱患者に発生した結石
矢印部に複数の結石あり

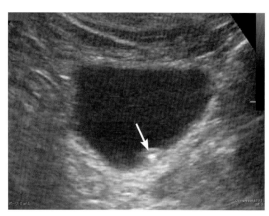

図2 エコー評価（右尿管口部の結石）

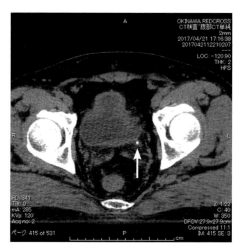

図3 単純CT評価（右尿管下端）

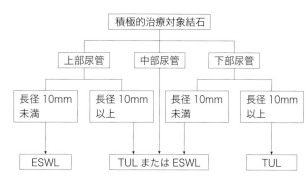

図4 尿管結石の治療方針のアルゴリズム
（文献2，p30より転載）

薬剤としてα_1遮断薬あるいはカルシウム拮抗薬があるが尿管結石排泄促進としての保険適応はない[2]．

b）長径が10 mm以上の結石の場合

経尿道的結石破砕術（TUL）が第一選択となる．

c）長径が10 mm未満であるが1ヵ月以内に自然排石が無い場合

経尿道的結石破砕術（TUL）または体外衝撃波結石破砕術（ESWL）が第一選択となる．

4．再発予防

尿路結石は再発率が高いといわれており、再発予防が必要である．尿量を可能な範囲で増やすことが結石の再発予防の基本であり、またその他に下部尿路の通過障害など基礎疾患の治療や尿路感染症の予防も必要となってくる．尿道カテーテルを定期交換している場合や寝たきりでおむつでの排尿管理の場合もエコーなどによる定期的な尿路評価が必要となる．

■文　献

1) 日本泌尿器科学会（編）：男性下部尿路症状・前立腺肥大症診療ガイドライン，リッチヒルメディカル，東京，2017．
2) 日本泌尿器科学会，日本泌尿器内視鏡学会，日本尿路結石症学会（編）：尿路結石症診療ガイドライン　第2版，金原出版，東京，2013．

【外間　実裕】

Ⅲ. 疾患別解説　19. 生活習慣病と下部尿路症状

生活習慣病と下部尿路症状

1. 概念・病態

中年以降に死亡率の高くなる慢性病のうち，食生活や喫煙，飲酒，運動など生活習慣との関係が大きい病気を生活習慣病という．生活習慣病は下部尿路症状にも影響を及ぼしていることが明らかになってきている．

1）過剰飲水

生活習慣病ではないが，生活習慣として，最も泌尿器科医を悩ますのが過剰飲水である．マスコミや内科医が熱中症や脳梗塞予防にこまめに水分を摂取することを勧めているため，過剰飲水で頻尿や尿失禁を呈する．この状態には抗コリン薬やβ_3作動薬は無効である．また，便秘解消にと水分を多く摂るが，高齢者の便秘は単に水分摂取しただけでは解消せず，頻尿を悪化させるだけである．水分の摂取過剰は心臓に負荷をかけ，ナトリウム利尿ペプチド（ANP，BNP）の上昇をもたらし[1]，長期的には生存率の低下に関連するため危険でもある．

2）便　　秘

便秘も生活習慣病ではないが，慢性に経過し下部尿路症状の原因になる．便秘は直腸壁を進展し，直腸膀胱抑制反射を惹起して膀胱収縮力を弱めるため，残尿が生じて頻尿の原因となる．

3）高血圧症

高血圧症は頻尿，夜間頻尿や前立腺肥大症に伴う蓄尿障害や排尿障害に悪影響を及ぼす．前立腺肥大症患者を未治療の高血圧症患者と正常血圧患者に分けると，高血圧症患者の方が蓄尿症状も排尿症状も症状は強いが，特に尿意切迫感，頻尿，夜間頻尿といった蓄尿症状が強い．高血圧症では高カテコラミン血症を呈しているが，このカテコラミンの上昇が膀胱から大脳の間の各所で尿意知覚路を刺激するため，蓄尿症状が出現しやすい．

夜間高血圧や早朝高血圧では血圧上昇時に頻尿となる．緊張したときに尿意を感じる機序と同じである．

一方で，高血圧は尿量にも影響する．日中のカテコラミン高値は腎血管抵抗を上昇させて尿産生量を低下させるが，夜間にカテコラミンレベルが低下すると腎血管抵抗が低下し，臥位による心臓への静脈還流量の増加でナトリウム利尿ペプチドが分泌されて夜間に利尿状態となり夜間多尿となる[2]．

4）糖尿病

糖尿病患者の約半数は過活動膀胱を呈する（表1）[3]．糖尿病の初期には過活動膀胱を呈し，末梢神経障害が進行すると低活動膀胱を呈するようになる．しかも，知覚神経障害から残尿があっても残尿感がない．したがって，糖尿病患者の排尿障害治療では経過とともに病態が変化することを念頭に置いて，定期的に残尿量をチェックする必要がある．

5）メタボリック症候群

メタボリック症候群は，内臓脂肪型肥満に，高血圧，高血糖，脂質代謝異常のうち，2つ以上を合併した状態とされる．男性ではメタボリック症候群と下部尿路症状は関連する報告と関連しない報告があるが，脂質異常症に対するスタチン製剤投与で前立腺が縮小し下部尿路症状が改善するとの報告がある[4]．一方，女性では体重減量が過活動膀胱の症状改善に寄与するとされている（表2）[5]．

6）脳血管疾患

脳血管疾患での下部尿路症状としては頻尿，尿意切迫感，切迫性尿失禁などの過活動膀胱が主である．これは脳幹の橋排尿中枢より上位の脳が全体として排尿を抑制しているためである．ラクナ梗塞が前頭葉の内側面の帯状回や直回などに起こると，麻痺がないのに過活動膀胱を呈する．脳血管疾患で排尿障害が主である場合には脳幹障害の可能性がある．

2. 診断のポイント

問診，既往歴，排尿日誌（頻度尿量記録）の記

表1 尿流動態検査による糖尿病性膀胱機能障害の報告

報告者 出典（症例数）	排尿筋過活動 （%）	膀胱収縮力低下 （%）	排尿筋反射消失 （%）	正常 （%）
Starer P, Libow L. Arch Intern Med. 1990; 150: 810-813. (23例)	61	17	9	13
Kaplan SA, Te AE, Blaivas JG. J Urol. 1995; 153: 342-344. (182例)	55	23	10	11
Lee WC, Wu HP, Tai TY, et al. J Urol. 2009; 181: 198-203. (86例)	14	34.9	12.8	38.4

（文献3より改変）

表2 女性下部尿路症状診療ガイドライン（F-LUTS-GL），過活動膀胱診療ガイドライン（OAB-GL）第2版における生活指導と推奨グレード（文献5より）

指導方法	推奨グレード	
	F-LUTS-GL	OAB-GL
減量，体重減少	A	A
運動療法	-	C1
激しい運動，重労働の軽減	C1	-
禁煙	C1	C1
食事（アルコール・飲水指導）	B	C1
便秘の治療	C1	C1

A ：強い根拠があり，行うよう強く勧められる.
B ：（根拠があり）行うよう勧められる.
C1：根拠はないが，行うよう勧められる（行ってもよい）.

載，身体検査所見等から生活習慣や他疾患と下部尿路症状の関連を見い出すことになる．夜間や早朝高血圧を疑った場合には，就寝前，夜間排尿時，早朝起床時を含めて1日数回の血圧測定を指示する．

3. 治療の進め方

生活習慣病は，健康増進と発病予防に重点を置いた対策を推進するための疾患概念であるから，外来診療等での患者啓発など予防が重要である．生活様式の改善や原疾患治療などと下部尿路機能障害治療を並行して進める．

飲水量に関しては，1日尿量が体重×20〜25mLにおさまるように飲水量を調節するよう指導するが，頻度尿量記録を記載できない場合には，夜間就寝中の排尿が2回以上とならないように水分摂取制限するよう指導する．

■文　献

1) Sugaya K, Nishijima S, Oda M, et al：Biochemical and body composition analysis of nocturia in the elderly. Neurourol Urodyn 27：205-211, 2008.
2) 菅谷公男，西島さおり：夜間頻尿の成因と治療．臨泌 58：103-111, 2004.
3) 山本新九郎，清水翔吾，井上啓史 ほか：糖尿病と下部尿路症状．排尿障害プラクティス 24：45-51, 2016.
4) Zhang X, Zeng X, Dong L, et al：The effects of statins on benign prostatic hyperplasia in elderly patients with metabolic syndrome. World J Urol 33：2071-2077, 2015.
5) 山西友典，加賀勘家，布施美樹：生活習慣の改善は下部尿路症状の軽減につながるか．排尿障害プラクティス 24：60-64, 2016.

【菅谷　公男】

Ⅲ．疾患別解説　20．ED（Erectile Disfunction）と排尿障害

ED（Erectile Disfunction）と排尿障害

1. 概念・病態

ED（勃起不全）とは，勃起の発現または維持ができないために満足な性交ができない状態と定義され，「性欲」「勃起」「性交」「射精」「オーガズム」のいずれかが一つ以上欠けるか不十分な状態をいう．勃起は性的興奮が伝わることにより海綿体内皮細胞や非アドレナリン非コリン作動性神経でNO（一酸化窒素）が合成され，NOが海綿体平滑筋細胞などに浸透して guanilate cyclase を活性化し，GTP → cGMP の合成が促進，cGMP は細胞内のカルシウム濃度を低下させ，その結果，血管や海綿体が弛緩して動脈血が海綿体静脈洞に流入・充満し勃起する．EDの分類には機能性ED，器質性ED，混合型ED，その他のEDに分類される（**表1**）．EDの関連疾患として最近，加齢男性性腺機能低下（LOH）症候群（**表2**）と男性更年期障害が注目されている．

ED内服治療薬として最初に登場したバイアグラは cGMP を分解するホスホジエステラーゼ Type5（PDE5）の活性化を抑制する PDE5 阻害薬として，冠血管の平滑筋を弛緩させることより開発当初は狭心症の治療薬とされてきたが，陰茎海綿体の平滑筋も弛緩させ勃起不全にも有効であることが示され[1]，1999年，本邦でも処方可能となった．

現在本邦においては勃起不全に対してバイアグラ®（シルデナフィル），レビトラ®（バルデナフィル），シアリス®（タダラフィル），以上3種の内服治療薬が使用可能となっているが，全て処方は自由診療となっており，保険適応にはなっていない．そのうち，タダラフィルが商品名ザルティア®として前立腺肥大症に対して唯一保険適応の承認を得て使用可能となった．タダラフィルもシルデナフィル同様に陰茎海綿体の平滑筋も弛緩させるが，同時に前立腺，尿道，膀胱頸部の平滑筋を弛緩させ，下部尿路の血流を改善し膀胱出口部閉塞を改善させる．

タダラフィルは2016年のEAUガイドラインにおいて神経因性膀胱を伴わない男性下部尿路症状に対してエビデンスレベル1a，推奨グレードAであり，特に畜尿障害がなく，前立腺体積が40mL以下の症例に対して有効とされている[2]．

2. 診断のポイント

勃起不全に関しては国際勃起機能スコア（International Index of Erectile Function：IIEF-5）を用いた問診にて評価する．IIEF-5は性交渉において，その自身，陰茎の硬さ，回数，難易度，満足度の5つの項目について評価したもので，その合計点数で勃起機能を評価し満点が25点となる（**図1**）．また排尿障害に関してはタダラフィルが前立腺肥大症に対する治療薬であることより前立腺肥大症に準じて評価することが望ましく，主要下部尿路症状スコア（CLSS）にQOL評価等を加えた男性下部尿路症状ガイドラインで推奨する質問票もしくは，国際前立腺症状スコア（IPSS）とQOLスコア，適宜過活動膀胱の指標等を使用しながら，残尿測定，尿流量測定，理学所見を組み合わせて診断される．

3. 治療の進め方

勃起不全には一般的には心理療法および薬物療法が行われる．外科的には陰茎にプロステーシスを挿入する方法や，陰圧式勃起補助療法（閉鎖式の円筒にペニスを入れ，ポンプで陰圧にすることにより陰茎内の血液を充満させる）もある．

・薬物療法

補中益気湯，八味地黄丸，桂枝加竜骨牡蠣湯，柴胡加竜骨牡蠣湯

上記漢方薬3包　分3，食前空腹時を推奨．

バイアグラ®（シルデナフィル）25mg，50mg，頓服（100mg服用で半減期3.3時間）

レビトラ®（バルデナフィル）5mg，10mg，20mg，頓服（10mg空腹時服用で半減期3.2時間）

シアリス®（タダラフィル）5mg，10mg，20mg．作用時間が長いため（36時間）性行為直

1. 機能性ED	3. 混合型ED
①心因性ED	①糖尿病
②精神病ED	②腎不全
③その他	③泌尿器科疾患
2. 器質性ED	④外傷および手術
①陰茎性ED	⑤加齢
②神経性ED	⑥その他
a. 中枢神経　b. 脊髄神経　c. 抹消神経	4. その他のED
③血管性ED	薬物・脳幹機能障害など
④内分泌性ED	
⑤その他	

表1　日本性機能学会のED分類

1. リビドー（性欲）と勃起不全の質と頻度，とりわけ夜間睡眠時勃起の減退
2. 知的活動，認知力，見当識の低下および疲労感，抑うつ，短気などに伴う気分変調
3. 睡眠障害
4. 筋容量と筋力低下による除脂肪体重の減少
5. 内臓脂肪の増加
6. 体毛と皮膚の変化
7. 骨減少症と骨粗しょう症に伴う骨塩量の低下と骨折リスク増加

表2　LOH症候群に特徴的な症状および徴候
（日本泌尿器科学会，日本Men's Health医学会（編）：I LOH症候群の定義．加齢男性性腺機能低下症候群（LOH症候群）診療の手引き．日本泌尿器科学会雑誌 Vol. 98 No.1：3, 2007 より）

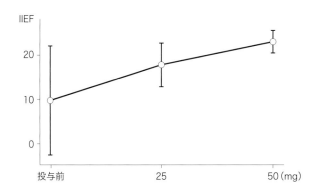

図1　IIEFを用いたSildenafil citrate使用時の勃起不全の評価
（向山秀樹 ほか：Sildenafil citrateを用いた勃起不全の治療経験．沖縄医学雑誌 39：1-2, 2001 より）

前の服用不要．

上記のうちタダラフィルが前立腺肥大症に適応を有する．

ザルティア®（タダラフィル）5mg，1日1回経口投与．

注意：ニトログリセリン等，硝酸剤または一酸化窒素供与剤との併用禁忌．

ザルティア®はあくまで前立腺肥大症に対する治療薬で，勃起不全に対して使用することは保険診療ではできない．

■文　献

1) Lue TF：Erectile dysfunction. N Engl. J Med 342：1802-1813, 2000.
2) Kadekawa K, Mori K, Okada H. et al：Effects of an alpha1A/D adrenoceptor antagonist, naftopidil, and phosphodiesterase type 5 inhibitor, tadalafil, on urinary bladder remodeling in rats with spinal cord injury. Neurourol Urodyn. 4. doi: 10.1002/nau.23158. 2016.

【向山　秀樹】

Ⅲ．疾患別解説　21．下部尿路の外傷

下部尿路の外傷

1．概念・病態

　下部尿路の外傷には膀胱損傷，尿道損傷がある．外傷の機転により損傷の程度や部位もさまざまであるが，下部尿路損傷のみでなく，骨盤内出血や骨盤骨折，他臓器損傷，脊椎損傷などを伴っていることも多い．したがって尿路の問題だけでなく，排尿に関わる神経や他臓器の損傷などからも排尿障害，畜尿障害はさまざまなパターンとなる．特に脊椎損傷を合併した場合，急性期や回復期，慢性期によっても膀胱機能障害の病態が変化するため，その都度の排尿管理が必要となる．

2．診断のポイント

　受傷直後は全身管理が最優先となるため，全身状態の把握，合併している他臓器の損傷，下部尿路の受傷部位，損傷の程度の確認を行い，より安全で可能な尿路の確保を行う．他臓器の重傷度が低く，尿道損傷，膀胱損傷がメインであればそれまでに撮影されたCTに加え尿道造影や膀胱造影（＋CT）を行い，損傷の部位，程度を確認する（図1，2）．

3．治療の進め方

1）急性期の対応

　全身状態が悪い場合や他臓器の損傷の治療，対応が優先される場合，留置カテーテルでの排尿管理となる．尿道損傷が疑われれば尿道造影を行い，尿道カテーテルの留置を試みる．困難な場合は無理をせず，膀胱瘻造設となる．その際，エコーなどで穿刺経路に消化管の迷入がないか，経過中に骨盤出血の増悪などないかなどの確認が大切である．膀胱損傷があった場合，腹膜外であれば留置カテーテルで経過をみる．腹膜内損傷（腹腔へ交通している状態）の場合，損傷の部位，程度により尿道留置カテーテルで慎重に経過をみる方法もあるが，原則，開腹手術での修復が必要となる．

医原性尿道損傷（尿道カテーテル挿入時などの損傷）は尿道造影を行い狭窄がある場合は膀胱瘻造設，偽尿道形成の場合，チーマンカテーテルの使用や，内視鏡下でガイドワイヤーを使用した，カテーテルの留置となる（図3）．

2）回復期以降の対応

　尿道断裂や尿道損傷後の尿道狭窄は受傷8〜12週間後に手術での修復が行われる．内視鏡下の尿道切開やブジーなどの適応は慎重であるべきで，繰り返して行うべきではない．尿道形成術による修復となる．

3）外傷後，尿道損傷術後の排尿管理

　損傷の程度，部位により，蓄尿障害，排出障害，両方の場合がある．尿道カテーテルや膀胱瘻カテーテルでの管理が多い．留置カテーテルでの管理以外では，それぞれの障害のパターンにより，抗ムスカリン薬，α_1ブロッカー，自己導尿が組み合わされ排尿管理が可能なこともある．いずれの場合も有熱性の尿路感染症や腎後性腎不全を起こさぬように管理されるべきである．

■文　献

1)　堀口明男：膀胱外傷・尿道損傷．卒後教育テキスト第20巻1号：176-184, 2015.

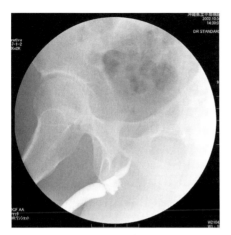

図1 前部尿道損傷

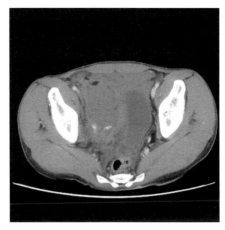

図2 造影CT画像
右骨盤内の出血と血腫，左側に偏移した膀胱

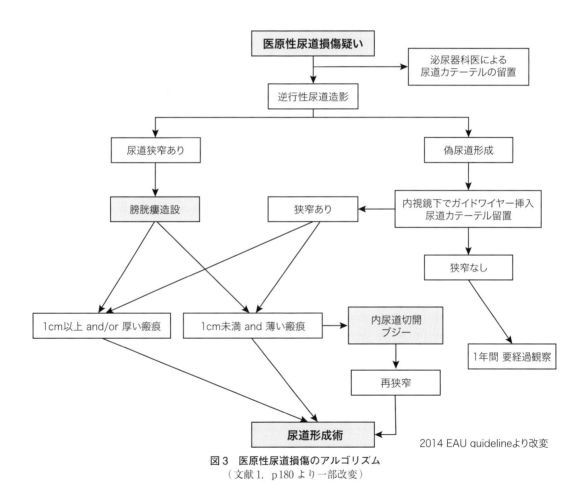

図3 医原性尿道損傷のアルゴリズム
（文献1, p180より一部改変）

【島袋 修一】

Ⅳ. 排尿管理・理学療法

Chapter 4

IV. 排尿管理・理学療法　1. 尿道カテーテルの抜去法

尿道カテーテルの抜去法

1. 概　要

　尿道カテーテル留置は尿路感染症の最大のリスクファクターである．細菌尿の危険率は1日当たり3～10％であり[1]，30日後にはほぼ全例の患者が細菌尿を呈する[2]．尿中の細菌はカテーテルの表面に付着・定着してバイオフィルムを形成する[3][4]（図1）．この細菌バイオフィルムが耐性菌の出現ならびに交叉感染の元凶となり，細菌を根絶するのが不可能となる．また，尿道カテーテルの刺激により膀胱内の粘膜は浮腫状になり，粘膜間に細菌バイオフィルムが形成されている．膀胱収縮力が十分にない場合や尿道の閉塞がある場合は尿道カテーテル抜去により尿閉となり，尿中の細菌が有熱性尿路感染症をきたす．よって，長期間留置されている尿道カテーテルの抜去に際しては慎重になる必要がある．膀胱収縮力が十分にあるのか，尿道の閉塞があるのかは内圧尿流測定（pressure flow study：PFS）で確認できるが，一般臨床医がPFSを全例にするのは難しい．そのため，尿道カテーテルを抜去する際には，膀胱収縮力の低下，残尿，尿路感染症の危険性を考慮した対処が必要になる．

2. カテーテル抜去の実際

　1）尿道の閉塞が予測される患者では，カテーテル抜去予定の数日前から尿道抵抗の低下を期待してα_1遮断薬を内服を開始する．

　2）生理食塩水200～300mLほどを尿道カテーテルから膀胱内に注入する．200mL以下で尿意切迫感が強ければそれ以上注入しない．

　3）尿道カテーテルを抜去し，トイレもしくは尿瓶で排尿してもらい，残尿測定を行う．

　4）尿道カテーテル抜去の直後は自排尿可能で残尿がなかったとしても，翌日尿閉となることもある．可能であれば定期的に残尿測定を実施す

る．家族へ尿閉や発熱の可能性と，その際の尿道カテーテル再留置の必要性を説明しておく．

　5）カテーテル抜去時に残尿が多ければ間欠導尿を開始するか尿道カテーテルを再留置し，1週間後もしくはADL改善後（座位保持自立）に再度カテーテル抜去をトライする．

　6）ADL改善までに時間がかかるようなら，膀胱瘻を造設する．ADLが改善した頃に膀胱瘻カテーテルをクランプして自排尿の有無を確認する．膀胱瘻カテーテルを開放すれば残尿測定ができる．

3. 尿道カテーテル抜去時の予防的抗菌薬

　感染症治療ガイドライン2015によると，尿道カテーテル抜去時に予防的抗菌薬を投与することによって，尿路感染症の発症を10.5％から4.7％に減らせることが報告されている．しかし，副作用，耐性菌の誘導，コストなどのデメリットもあるためルーチンでの使用は推奨されていない[5]．尿路感染症の予防には予防的抗菌薬よりもカテーテル抜去後の適切な残尿チェックおよび導尿が重要である．

4. シンプル膀胱内圧測定（eyeball cystometry）の応用

　生食注入時にガラスシリンジを用いて，シリンジの圧力で膀胱内に注入していき，意識的排尿時にも腹圧ではなく膀胱収縮によりシリンジが持ち上がるようなら，カテーテルを抜去できる可能性があると予想できる[6]（図2）．

■文　献

1) Garibaldi RA, Mooney BR, Epstein BJ, et al：An evaluation of daily bacteriologic monitoring to identify preventable episodes of catheter-associated urinary tract infection. Infect Control 3：466-470, 1982.

2) Warren JW, Tenney JH, Hoopes JM, et al：A prospective microbiologic study of bacteriuria in patients with chronic indwelling urethral catheters. J Infect Dis 146：719-723, 1982.

3) Saint S, Chenoweth CE：Biofilms and catheter-associated urinary tract infections. Infect Dis Clin North Am 17：411-432, 2003.

4) Monroe D：Looking for Chinks in the Armor of Bacterial Biofilms. PLoS Biol. 5：307, 2007.

5) Marschall J, Carpenter CR, Fowler S, et al：

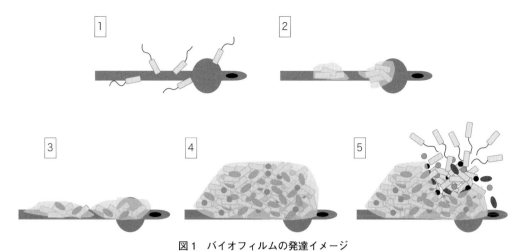

図1 バイオフィルムの発達イメージ
Stage 1：付着　Stage 2：定着　Stage 3：成熟　Stage 4：成熟　Stage 5：散布　（文献4より改変）

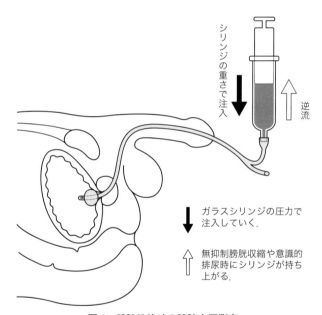

図2 膀胱洗浄時の膀胱内圧測定
　膀胱洗浄時にガラスの浣腸器を用いて，シリンジの圧力で滅菌水を膀胱内に注入していく．初期尿意と最大尿意時の膀胱容量を測る．途中で無抑制収縮が起こると，シリンジが膀胱内圧で持ち上がってくる．意識的排尿時にも腹圧ではなく膀胱収縮によりシリンジが持ち上がるようなら，カテーテルを抜去できる．（文献6より改変）

Antibiotic prophylaxis for urinary tract infections after removal of urinary catheter: meta-analysis. BMJ 2013; 346: f3147.
6) 能登宏光：在宅医療における排尿障害．排尿障害のすべて，西澤　理（編），pp160-176，永井書店，大阪，2007.

【嘉手川　豪心】

IV. 排尿管理・理学療法　2. 排尿障害の在宅医療

排尿障害の在宅医療

---

1. 概　念

　排尿障害は，本人や家族にとって身体的・精神的・社会的・衛生的・経済的にも問題である．入院在院日数の短縮化に伴い，患者は排尿機能評価を受けず尿道留置カテーテルを挿入されての退院，在宅では老老介護による介護力の低下，寝たきりでおむつ着用中の排尿で医療を受ける場合もある．

　在宅医療とは，定期的に医療機関を受診しなければならないのに，通院が困難である患者に対して，医師，歯科医師，薬剤師，看護師，歯科衛生士，理学療法士，作業療法士，言語聴覚士，栄養士，介護士，介護支援専門員などが定期的・計画的に居宅を訪問して医療・処置・ケア・リハビリ・服薬支援・栄養指導を行い在宅患者の病状管理を行うことをいう．報告では，在宅高齢者の10〜20％，入所・入院高齢者の50％以上に尿失禁症状がある[1]，訪問看護を受けている在宅医療患者の男性47％，女性58％に尿失禁があり[2]，56％におむつが使用されていた[3]．患者は蓄尿障害と尿排出障害の両方を同時に持つことも多く，泌尿器科専門医による訪問診療の機会が少ない．したがって，在宅生活の質（quality of life：QOL）と日常生活動作（activity of daily living：ADL）の向上を重視した医療が求められている．

1）在宅医療における排尿障害

　要介護の原因となる疾患（表1）は排尿障害を引き起こす．風邪薬などの内服薬でも排尿障害をきたす場合もある．問題は，夜間頻尿による不眠，認知機能障害によりトイレが不明で床に排尿，トイレへ行く時の転倒転落による骨折，尿失禁を恐れた水分摂取の減量，オムツ代出費，尿臭を気にして社会参加しないうつ状態になることである．また，尿意を失った排尿困難，残尿による慢性膀胱炎や膀胱尿管逆流による腎盂腎炎の症状には発熱，疼痛などがあるが，水分摂取量不足の脱水症による発熱と間違えられやすい．在宅でも簡易式超音波装置（図1，写真1，2）を用いて残尿測定をすると，排尿障害の診断，治療法の選択，治療効果の判定が可能であり有効である．膀胱が尿で充満していれば，排尿障害の有無を検討し，自己・介助による導尿を行う．在宅で尿の状態を確認する簡便法として，尿をコップに採取して尿混濁ならば文字紙面上では文字が読めないので膀胱炎を疑う．尿検査で白血球数が4/hpf以上，菌数10^5CFU/mL以上ならば尿路感染症と診断する．

2）治療のポイント

　在宅医療で排尿障害の有効な治療を行うためにも既往歴・最も困っている症状・日常生活行動・全身状態・排尿状態，排尿日誌を確認する．患者の生活環境，社会的背景，家族環境も含め，最も困っているのは家族か，本人か，誰の問題かも把握する．排尿障害があっても言えないので，積極的に聞き出す．排尿前・排尿中・排尿後の動作，特に両手指の巧緻動作を含む身体の動きを観察し，排尿障害を正しく把握・評価して診断する．

　在宅医療での治療は，排尿誘導，膀胱訓練，骨盤底筋体操，理学療法などの行動療法と切迫性・反射性・腹圧性の尿失禁，尿排出障害，夜間多尿による夜間頻尿などに対する薬物療法が中心となる．介護者が排尿日誌から1回排尿量，1日尿量，排尿パターンを読み取り，適切な時間あるいは一定時間ごとにトイレに誘導して排尿させる．その時にバリアフリーなど環境整備も必要であり，患者の尊厳を大事にして自尊心を傷つけないよう排尿習慣を身につけることを目標にする．

■文　献

1) 老年泌尿器科学会（編）：高齢者排尿マニュアル．メディカルビュー社．東京，2015.
2) 福井準之助：特別な患者（長期臥床臥床，CAV後遺症など）の尿閉・尿失禁への対応．JIM 11：424-426, 2001.
3) 大島伸一：高齢者排尿管理マニュアル：尿失禁・排尿困難．愛知県健康福祉部高齢福祉課．名古屋，2001.

表1 排尿に影響する身体的特徴

1. 加齢による下部尿路の機能的変化
    過活動膀胱（尿意切迫感があり，昼間8回以上の頻尿や夜間1回以上の頻尿を伴う状態で切迫性尿失禁の有無は問わない）にも低活動膀胱にもなる
2. 下部尿路の器質的異常
    男性：前立腺肥大症，前立腺癌，膀胱頸部硬化症
    女性：骨盤底支持組織の脆弱化に伴う膀胱底部・頸部の下垂
3. 神経因性膀胱の原因となる神経疾患
    ①中枢神経系疾患：脳血管障害，パーキンソン病，多発性硬化症
    ②脊髄神経疾患：椎間板ヘルニア，脊柱管狭窄症
    ③末梢神経疾患：糖尿病，骨盤内臓器の手術（子宮癌や直腸癌など）
4. 夜間多尿
    多飲，利尿薬，糖尿病，心不全や腎不全
5. 認知機能障害
6. 日常生活動作（ADL）の低下
7. 排尿に影響する薬剤の服用
    降圧薬，精神安定薬，抗精神病薬，パーキンソン病治療薬，抗ヒスタミン薬，抗不整脈薬，気管支拡張薬，睡眠薬，鎮静薬
8. 便秘

（能登宏光：在宅医療における排尿障害．よくわかって役に立つ排尿障害のすべて，西澤　理（編），pp160-176，永井書店，大阪，2007より）

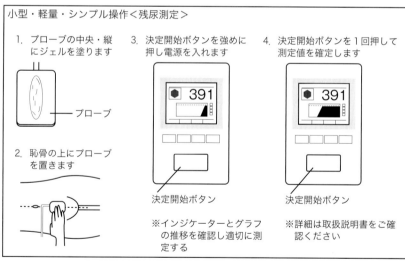

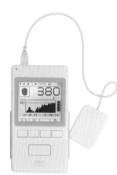

写真1　リリアムα-200
（株式会社リリアム大塚　提供）

図1　ポータブル超音波装置（残尿測定装置用）による残尿測定
（株式会社リリアム大塚　使用説明書一部改変）

【目的】排尿困難で膀胱に尿が充満か排尿後に残尿があるか，その程度および原因を調べる．
【方法】導尿により尿道からカテーテルを挿入して膀胱から残尿を採り出し，尿量を測定できるが，残尿測定機器超音波装置でも体外から膀胱内の尿量を容易に計測できる．

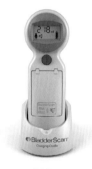

写真2
ブラッダースキャン BVI 6100
（シスメックス株式会社　提供）

重要事項：在宅で残尿測定が不可能ならば，一度は泌尿器科を受診して，尿流測定と超音波検査を行い，尿路の形態と機能を評価した方が良い．

【大湾　知子】

Ⅳ. 排尿管理・理学療法　3. 自己導尿・カテーテル管理・排尿用具

自己導尿・カテーテル管理・排尿用具

1. 概　　念

　脊髄障害や末梢神経障害による膀胱収縮力の低下，下部尿路通過障害による尿閉や多量の残尿，排尿困難などのために腹圧排尿や用手排尿を習慣づけると膀胱壁の肥厚や残尿が腎臓へ逆流して慢性膀胱炎や腎盂腎炎などの尿路感染症を起こしやすい．対策として清潔間欠自己導尿（clean intermittent self catheterization：CISC）がある．

　在宅医療として在宅自己導尿指導管理料が認められ，カテーテルは指導管理料に含まれる．認知障害が無く両手が使えるなら CISC は可能であり，家族が行う場合は介助導尿になる．

　在宅医療において高度の尿失禁や尿閉，薬物療法が無効，重篤な全身状態，終末期，CISC ができないなどの場合に尿道留置カテーテルを使用する．持続導尿ではカテーテルに菌体膜が形成される尿路感染症，膀胱結石，尿道損傷などの合併症，カテーテルの閉塞や自己抜去，尿道出血などの問題がある．CISC は持続導尿より感染リスクは低いがカテーテルの管理に注意する[1]．CISC 開始後に発熱，悪寒，不快感，尿道痛，膀胱充満感などの膀胱炎症状があり，尿検査で血尿，尿混濁（図1）を伴う尿路感染症の診断時は薬物療法を検討する．

2. 自己導尿

1）排尿日誌から読みとる

　CISC の実施時間帯と回数の判断には，排尿の時刻・回数・量，飲水量などの排尿日誌をつける．排尿回数は昼間では朝起床時の排尿と就寝直前の排尿を含み，夜間では就眠中に起きた排尿である．夜間排尿量は，就寝中に起きた排尿量と朝起床時の排尿量を含む．排尿量測定により1回排尿の最大と最小の尿量や1日の総排尿量，平均排尿量を概算して膀胱容量と尿の出方（1日尿量が体重の

20〜25％），1日の水分摂取量などが適正であるかを評価する．

2）CISC 手技のポイント

　（1）手洗い後に清潔な素手で濡れ綿を持ち尿道口の分泌物を拭き取る．

　（2）疼痛増強時は潤滑剤を用いる．

　（3）ケース内に消毒薬を含む保存液を入れ感染防止のためにカテーテル管理に注意する．

　（4）男性は亀頭部を90度に持ち上げてカテーテルを挿入し，続けて亀頭部を60度に下げて挿入する．女性ではカテーテルを尿道に沿い真直ぐに挿入する．

　（5）残尿量 50 mL 以下では CISC は必要ない．

　尿閉の場合は1日7回〜9回を目安に行う．CISC の時間と回数は残尿量でも決めるが，膀胱が高圧，過伸展しないよう起床時，午前，午後，就寝前も目安に3〜4時間ごとに検討する．また，1日尿量が体重に見合う水分出納を調整する．

　（6）尿が全て排出され膀胱を完全に空にする．

3）カテーテル管理（表1）

　再利用タイプカテーテルは，1ヵ月間使用できるのでカテーテルの管理に注意する．使い捨てタイプではカテーテル洗浄が困難な場合，人目を気にせず使用直後にゴミ箱へ廃棄でき便利である．

4）排尿用具（図2）

　オムツは体位と体圧による褥瘡を，持続導尿はカテーテルの閉塞と圧迫による疼痛や潰瘍，亀頭部の亀裂などを生じやすいので注意する．

　尿道留置カテーテルによる下腿の圧迫・疼痛を防止するためにタオルを敷いて工夫すると良い．

　自己導尿カテーテルやナイトバルーンカテーテルでは，夜間頻尿やトイレ歩行などで睡眠障害を防止でき，有効であるが，使用時間を決めて安全に行う．

■文　　献

1) 能登宏光：在宅医療における排尿障害．よくわかって役に立つ排尿障害のすべて．西澤　理（編），pp160-176，永井書店，大阪，2007.

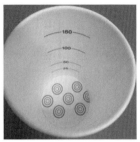 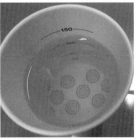 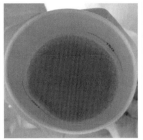 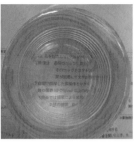

コップ底 ◎が見える　　健康人尿 ◎が見える　　膀胱炎尿 ◎が見えない　　文字が見える

図1　検尿コップに尿を採取して尿量，尿の色・臭い，尿混濁の有無を確認する

表1　シリコンゴム製再利用カテーテルの管理

1. 使用後のカテーテルは水道水で十分に洗浄し，水を切りキャップしてケース内に入れる．
2. カテーテルとケースのセットを1ヵ月ごとに交換，1日1回ケース内を洗浄し，カテーテルを十分に保存液に浸す．
3. 保存液を長期間ケース内に入れておくと，細菌の増殖，保存液の蒸発，カテーテルの乾燥，水気で保存液の濃度が薄くなるので注意する．処方された保存液以外は絶対に使用しない．保存液が混濁した時，カテーテルが尿道内に入りづらい場合，カテーテルの1ヵ月以上長期使用による変色・内腔に尿蛋白付着，カテーテルの損傷の場合は絶対に使用せず交換してもらう．
4. カテーテル内の付着物を除去するためにカテーテルを煮沸用容器に入れて10〜15分間，煮沸消毒を推奨する．
5. ポピドンヨード等，ヨウ素を使用すると管の先端部が脱落しやすいので処方した保存液を使用する．

（大湾知子監修：知っておきたい自己導尿，自己導尿をすすめられたけど，どうしたらいいのかわからない方へ．1-17，吉田製薬株式会社，2009を参考に作成）

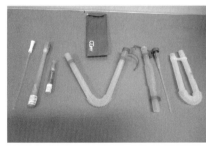 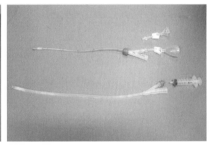

間欠的自己導尿カテーテルセット　　上：ナイトバルーン　下：尿道留置カテーテル

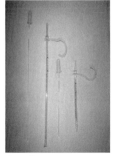 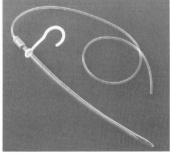 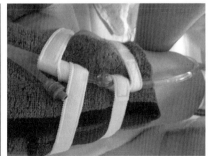

自己導尿カテーテル
左：男性用　右：女性用

延長チューブ先端を便器に入れ，車いす上での自己導尿が可能（男性用のみ）

下肢麻痺患者の排尿用具固定の工夫
下腿への圧迫除去にタオルを巻く

図2　カテーテルの種類と使用方法

【大湾　知子】

Ⅳ. 排尿管理・理学療法　4. 膀胱訓練と骨盤底筋体操（訓練）

膀胱訓練と骨盤底筋体操（訓練）

---

1. 概　　要 ·······································

　膀胱が不随意に排尿筋を収縮する過活動膀胱が原因で尿意切迫感や頻尿が起こる．その対策として膀胱訓練がある．また，切迫性や腹圧性の尿失禁と頻尿への対策には骨盤底筋体操がある．対象の条件は尿路感染症や前立腺肥大症などの排尿困難が無いことである．膀胱炎症状の頻尿に膀胱訓練を行うと，尿が膀胱内に長時間溜まり尿路感染症を助長させるので抗生物質による薬物療法を検討する．残尿がある時には骨盤底筋体操は禁止である．検査して病態を正しく診断し膀胱訓練や骨盤底筋体操を行う．

2. 膀胱訓練[1] ·······························

　膀胱訓練は，1回排尿量が少ないための頻尿，切迫性尿失禁や腹圧性尿失禁に対して行う．排尿日誌から，1回の排尿量が150〜200mL以上になるように時間を決めてトイレに行く訓練を行う．尿意切迫感があっても慌てず，すぐに排尿せず我慢する訓練を行うと膀胱容量も次第に大きくなる．

　トイレでの排尿を我慢できた場合，尿意切迫感や尿失禁を気にしない雰囲気をつくる．例えば，趣味の手芸・園芸・盆栽などに没頭，好きな買い物，膀胱をポジティブに捉える，すぐに排尿せず数をかぞえて少しずつ排尿間隔を延ばしていく．尿意を我慢できた時にはカレンダーに丸印をつけて記録をつくったり賞賛したりする．

3. 骨盤底筋体操[2]（図1，表1）···········

　下部尿路機能に対する治療には，膀胱訓練，骨盤底筋体操，理学療法などの行動療法，電気治療，導尿，留置カテーテルなどの療法があるが，骨盤底筋体操について説明する．

　日常生活動作で起き上がり，腹部にかなり力を入れた時に腹圧性尿失禁がある．原因は，尿道括約筋を含む骨盤底が弱るために尿失禁が起こる．これは尿道・膣・肛門の周囲に8の字型にある骨盤底筋群の収縮と弛緩を意識的に反復する骨盤底筋体操により骨盤底筋群を鍛える効果的な運動である．骨盤底筋群を正しく強く収縮させると，膀胱収縮を抑えることができ切迫性尿失禁にも有効である．体操は，座位，立位，臥位，四つん這いの状態で，いつでも，どんな場所でもでき便利であるが継続するのが困難である．収縮と弛緩を繰り返し継続できるように支援することが重要である．訓練誘導機器を使用して，骨盤底筋体操の継続を支援するのも効果が上がる．排尿の途中で尿を止めたり，便通を支えたりするように肛門括約筋を閉めて，尿道，肛門，女性なら膣の収縮を確認することができる．骨盤底筋体操は，腹圧をかけないように胸式呼吸で次のように行う．

　1）骨盤底筋（女性は尿道・膣・肛門，男性は尿道・肛門）を1秒間引き締めさせ，1秒間弛緩させる．そのくり返しを5〜10回行う．

　2）骨盤底筋を約5〜10秒間引き締めさせ，5〜10秒間弛緩させるのをくり返し5〜10回行う．お腹に力を入れ腹筋を引き締めると膀胱に圧力がかかり無効となるので腹筋を弛緩させる．骨盤底筋を引き締めている間は，胸式呼吸で息を吸いながら肛門括約筋を胃の方へ引き込むような感じで収縮させる．骨盤底筋を収縮する時は，

　a．歩行する前，体位を変える前，身体の筋肉を動かす前，急に切迫して排尿したくなった時

　b．椅子から立ち上がる前

　c．ベッドから起き上がる前

　d．重い荷物を持つ前と持っている間である．

　腹圧性尿失禁なしで笑い，咳，くしゃみができるまでに2ヵ月から6ヵ月間かかるので焦らないのがポイントである．

■文　献

1）　能登宏光：在宅医療における排尿障害．よくわかって役に立つ排尿障害のすべて．西澤　理（編），pp160-176，永井書店，大阪，2007．

2）　大湾知子：慢性の排泄機能障害をもつ患者の看護．成人看護学慢性期看護論 第3版，鈴木志津枝，藤田佐和（編），pp399-414，ヌーヴェルヒロカワ，東京，2017．

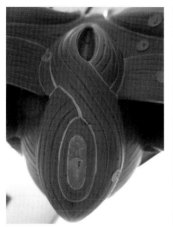
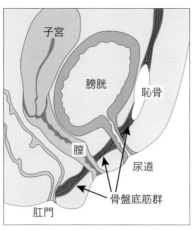
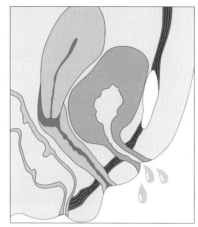

肛門（後：尾骨側）　　　　　正常な骨盤底筋群　　　　　骨盤底筋群が緩んだ時

図1　女性の骨盤底筋群

表1　骨盤底筋体操

骨盤底筋体操の基本	1. 尿を我慢する骨盤底の筋肉を鍛える体操である 2. 骨盤底筋肉だけを上手に使い，腹圧をかけないようにリラックスすることがコツである
体　位	体　操
臥　位	足を肩幅に開き，両手を腹部にあてる．軽く目を閉じて，口を細く開き鼻から息を吸い込む．肩や肘やお腹の力がス〜っと抜ける感じ，鼻でゆっくり空気が入るので手足がポカポカ温まる．お腹に力を入れないで，肛門や膣を閉める．強く締めようと力むと，体に力が入るので，肛門や膣を締める感じにする．
立　位	足を肩幅に広げ，両手を机の上におき，体重をすべて乗せるように，ハーっとため息をつくような感じでリラックスする．お尻から脊髄に向かって，肛門をしめたり開いたりする．女性では膣も閉めたり開いたりする．
座　位	足を肩幅くらいに広げ，ヒザを握りこぶしくらいに広げる．お尻を椅子の前に軽く引いて坐り姿勢を正す．肛門から胃に向かって吸い上げるように締める．
四這い	新聞や雑誌を読むような姿勢で，クッションに両手をついて全身を前に乗せる感じでリラックスし，肛門や膣を締める．

（参考文献：監修　西村かおる：さあ！始めてみましょう　今日からできる骨盤底筋体操．ファーマインターナショナル，2017）

【大湾　知子】

V.手術療法

Chapter 5

V. 手術療法　1. 膀胱瘻造設術・膀胱穿刺法

| 膀胱瘻造設術・膀胱穿刺法 |

---

1. 膀胱瘻造設術

1）膀胱瘻造設の適応に合致し，その他の導尿手技に比べて膀胱瘻造設のメリットがあることを確認する（**表1**）．患者の状態によっては，手術室で麻酔下に十分な皮膚切開を行い，膀胱高位切開による膀胱瘻造設を検討する（**表2**）．

2）穿刺前に超音波検査で膀胱内に尿が充満していること，穿刺予定部位（下腹部正中，恥骨上2横指の位置）で腹壁と膀胱の間に腸管がないこと，膀胱内の腫瘍や突出した前立腺の有無を確認する．膀胱充満不十分な状態で無理に膀胱瘻を挿入しようとすると，穿刺針で膀胱前壁が圧排されて膀胱後壁や直腸損傷の危険が高まる．

3）穿刺予定部位をマーキングする．ドレナージ後の迷走神経反射（血圧低下や徐脈）に対応するために血管確保を行う．経尿道的にカテーテルが留置できる症例では，経尿道的に生理食塩水を300〜400 mL 注入してクランプする．

4）患者は仰臥位とし，消毒およびドレーピング後に，カテラン針を用いて皮下・腹直筋層に局所麻酔を行う．その後，ゆっくりと針を垂直に進め（試験穿刺），尿が吸引されることで針先が膀胱内に到達したことを確認する．その際に腹壁皮膚と膀胱との距離を把握しておく．

5）膀胱瘻穿刺キットは穿刺針（内筒もしくは外筒）とカテーテルが一体型となっている．穿刺部位の皮膚に小切開を加える．筋膜や膀胱壁を穿刺針が貫通する際に勢いで深く穿刺しすぎないように，穿刺針の途中（試験穿刺で確認した腹壁皮膚から膀胱までの距離）に指を添え，皮膚に垂直に穿刺する．尿の逆流があり針先が膀胱内に到達したことを確認できたら，さらに1〜2cm 程針先を進めた後にカテーテルのみを膀胱内に進めて針を抜去する（**図1**）．

6）生理食塩水による膀胱洗浄が可能であることを確認し，バルーンを膨らましてカテーテルを固定する，もしくはカテーテルを皮膚に針糸で固定する．

2. 膀胱穿刺法

膀胱瘻造設の 2〜5 と同様であるが，尿を吸引した際に膀胱を損傷しないように長めのエラスター針（静脈留置針）を使用する．エラスター針を皮膚に垂直に穿刺し，持続的に注射器を吸引しながら，尿が吸引されるまでゆっくりと進める．針先が膀胱内に到達したら外筒のみ進めて尿を吸引する．エラスター針留置では膀胱が収縮した際に針先が膀胱外にずれてしまい，持続的なドレナージは難しい．膀胱瘻キットがないが翌日まで尿ドレナージが必要な場合は，中心静脈カテーテル（シングルルーメンの柔らかい材質）を恥骨上から穿刺し，膀胱内に 10cm ほど留置し，翌日以降に対処法を検討する．

3. 膀胱穿刺・膀胱瘻造設後の合併症

腸管損傷を恐れるあまり恥骨直上で穿刺したり，骨盤底方向へ穿刺すると，膀胱頸部や前立腺を損傷する．下腹部正中から側方にずれた部位で穿刺すると下腹壁動静脈損傷による骨盤内出血の危険性がある．

膀胱瘻造設後に肉眼的血尿が持続して，穿刺部の膀胱内側粘膜からの出血が疑われる際には，バルーン型のカテーテルであれば軽く牽引することで圧迫止血できる．ピッグテール型のカテーテルであれば透視下にガイドワイヤーを挿入し，膀胱瘻を拡張してバルーン型のカテーテルに入れ替えて牽引および圧迫止血する．膀胱頸部や前立腺からの出血の場合は経尿道的にカテーテルを留置するか，経尿道的もしくは開腹下に止血術を考慮する．

膀胱瘻造設後に激しい腹痛を訴えたら，出血と腸管損傷を疑い，CT で骨盤内の出血や free air の有無を確認する．腸管損傷を否定できなければ，積極的に全身麻酔下に腹腔内観察（開腹，もしくは腹腔鏡）を行う．カテーテルを抜いてしまうと損傷部位がわからなくなる恐れがあるので，術前

表1 膀胱瘻造設および膀胱穿刺の適応

①尿閉で尿道カテーテル留置ができない症例	尿道狭窄，尿道損傷，偽尿道，尿道結石，尿道異物，前立腺癌など
②尿閉だが尿道カテーテル留置は避けた方が良い症例	急性前立腺炎・前立腺膿瘍など
③長期のカテーテル挿入が必要な症例	神経因性膀胱による排尿障害など
④尿道カテーテルによる管理が困難な症例	フルニエ壊疽，陰部腫瘍や，尿道留置カテーテルによる尿道炎，尿道潰瘍，尿道皮膚瘻や膀胱刺激症状など
※膀胱瘻造設を避けるべき症例	膀胱癌：播種や皮膚浸潤の可能性

表2 開放手術による膀胱瘻造設術を考慮すべき症例

①萎縮膀胱	間質性膀胱炎，神経因性膀胱，尿道カテーテル長期留置後など
②骨盤内腸管癒着	骨盤内手術既往，放射線治療，骨盤骨折など
③膀胱内蓄尿困難	骨盤骨折に伴うショックや血圧低下で利尿が得られない症例，尿道損傷に膀胱損傷を合併した症例など

　無理に膀胱瘻造設をしようとすると，合併症の危険が高まる．患者の全身状態が許せば，手術室で麻酔下に十分な皮膚切開を行い，万全の態勢で膀胱高位切開による膀胱瘻を造設する．

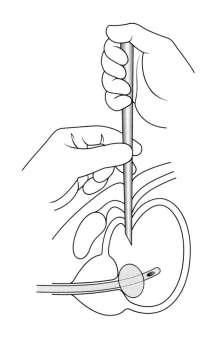

図1 膀胱穿刺のイメージ
　筋膜や膀胱壁を穿刺針が貫通する際に勢いで深く穿刺しすぎないように，穿刺針の途中（試験穿刺で確認した腹壁皮膚から膀胱までの距離）に指を添え，皮膚に垂直に穿刺する．尿の逆流があり針先が膀胱内に到達したことを確認できたら，さらに1～2cm程針先を進めた後にカテーテルのみを膀胱内に進めて針を抜去する．

のカテーテル抜去は行わない．腹腔内から膀胱を観察し，カテーテルの走行を確認し，腸管を貫いているようならカテーテルを抜去し，損傷部位を吸収糸で2層縫合する．

【嘉手川　豪心】

V. 手術療法　2. 前立腺肥大症の手術療法

前立腺肥大症の手術療法

1. 適　応

　前立腺肥大症（BPH）に対する手術療法は，2011 年の前立腺肥大症診療ガイドラインによると，①薬物治療の効果が不十分，②中等度から重度の症状，③尿閉・尿路感染症・血尿・膀胱結石などの合併がある（または危惧される）場合に考慮される[1]．

　BPH に対する手術療法は多数の術式があり，A. 組織の切除・蒸散を主体とする術式，B. 組織の熱凝固・変性を主体とする術式，C. その他の術式の様に大別できるが，推奨グレードの高いのは 組織の切除・蒸散の術式となっている[1]．その中でも手術治療のゴールドスタンダードは依然，経尿道的前立腺切除術（TURP）である．本邦で最も行われている手術について概説する．

2. 術　式

1）経尿道的前立腺切除術（transurethral resection of prostate：TURP）（図 1）

　経尿道的に挿入した内視鏡の先端に装着された切除ループの高周波電流（電気メス）で腺腫を切除し，切除した組織片を回収する術式である．1970 年代に本術式が確立され，現在に至るまで最も多く行われている．その治療効果は高く，自覚症状および他覚所見を著しく改善する．手術視野を確保するために電解質を含まない等張液を灌流しながら手術を行うため，合併症としては，灌流液の吸収による低 Na 血症（TUR 症候群），心不全，肺水腫，そして出血がある．いずれも手術時間の延長に伴うことが多く，TURP の適応は術者の技量にもよるが，一般的には前立腺サイズが非常に大きくない（50〜80 mL 以下）ものとされている．最近では，TUR 症候群を回避するため，生理食塩水を灌流液として使用するバイポーラ電極を用いた bipolar-TURP が開発され普及しつつ

ある．

2）ホルミウムレーザー前立腺核出術（holmium laser enucleation of prostate：HoLEP）（図 2）

　1998 年に Gilling らによって提唱された手術で，経尿道的内視鏡下にホルミウムレーザーで前立腺腺腫と外科的被膜の間を剥離・核出し，剥離した腺腫はモルサレータを用いて，細切・吸引して摘除する．腺腫を剥離する際に穿通血管をレーザーで凝固切断しながら手術を進めるため TURP に比べて出血量が少なく，生理食塩水を灌流液とするため，TUR 症候群を回避でき大きな前立腺肥大症に対しても有用である．ただ，本術式のレーザー装置は高額であるため，TURP 程普及はしていない．

3）経尿道的バイポーラ電極前立腺核出術（transurethral enucleation with bipolar system：TUEB）

　本術式はバイポーラシステムを用いた経尿道的前立腺核出術である．オリンパス社製 TURis システム用ループ電極に剥離用スパチュラを装着した TUEB 電極を使用する．ループ電極による粘膜の切開と凝固止血を行い，スパチュラで腺腫と外科的被膜の間を鈍的に剥離・核出し，HoLEP と同様に膀胱内に剥離した腺腫はモルサレータを用いて摘除する．穿通血管を凝固・切断しながら手術を進めことができ出血量が少なく，生理食塩水を灌流液とするため TUR 症候群を回避でき，大きな前立腺肥大症に対しても有用であるとされている．

4）光選択的前立腺蒸散術（photoselective vaporization of the prostate：PVP）

　前立腺腺腫を蒸散除去して閉塞を解除する方法である．1990 年代から BPH に対してレーザーによる蒸散療法（VLAP，HoLAP）が開発されたが，術後の前立腺部尿道の浮腫や蒸散効率が不十分なため，期待された効果が得られなかった．KTP レーザーは 532 nm の波長で水を通して効率的に組織に到達できるため，前立腺腺腫の蒸散効率が各段に向上した．さらに，ヘモグロビンに選択的に吸収されるため止血効果も強く，抗凝固

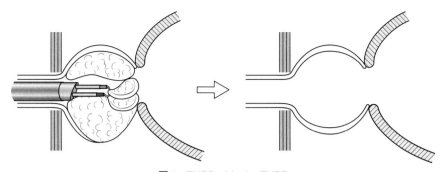

図1　TURP, bipolar TURP
単極の高周波ループメスまたはバイポーラメスで前立腺を切除する．

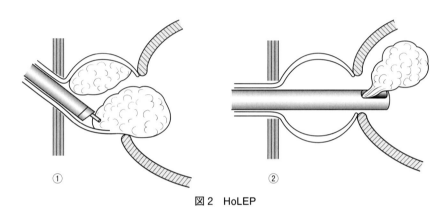

図2　HoLEP
①ホルミウムレーザーを照射して腺腫と外科被膜の間を剝離・核出する．
②剝離・核出した腺腫はモルサレータで細切，吸引する．

薬内服中のハイリスク症例に対しても手術が可能であるとされている．中等度の前立腺肥大症ではTURPと同等な効率が得られる．

【大城　吉則】

■文　献
1) 日本泌尿器科学会（編）：前立腺肥大症診療ガイドライン 第1版．リッチヒルメディカル，東京，2011．

V. 手術療法　3. 前立腺癌の手術療法

前立腺癌の手術療法

---

1. 適　応

限局性前立腺癌に対する根治的前立腺全摘除術（radical prostatectomy：RP）の基本術式は，前立腺と精嚢腺を摘除し膀胱と尿道断端の吻合である（**図1**）．前立腺は骨盤の最も奥深いところに位置し，骨盤腔の狭い症例，恥骨結節が突出している症例では手術操作が非常に困難な症例もある．

前立腺癌は高齢者に発症する癌で，手術期の合併症のリスクと術後の尿失禁，ED等の機能障害も起こり得る．一方，低リスクの前立腺癌は病勢の進行が緩徐で監視療法を行える症例もあり，RPの適応は期待余命が10年以上の患者で，低～中間リスクの限局性前立腺癌に推奨されている[1]．RPの手術の3大目標（Trifecta）は①制癌性，②術後の尿禁制の確保，③性機能の温存である．

RPの術式としては恥骨後式前立腺全摘除術，低侵襲手術としての腹腔鏡下手術や小切開手術が行われきたが，近年ではda Vinciによるロボット支援手術が主流になりつつある．

2. 術　式

1）恥骨後式前立腺全摘除術（retropubic radical prostatectomy：RRP）

開腹によるRPで臍から恥骨上縁まで皮膚切開を行い（**図2**），膀胱前腔に到達．はじめに骨盤内リンパ節郭清から行い，前立腺尖部の深部静脈叢（深部陰茎背静脈）をバンチングテクニックで集束結紮を行い，同部位からの出血をコントロールする．同部位が適切に処理されていないと，大量出血に至ることもある．前立腺の剥離は前立腺尖部から膀胱頸部に向かう逆行性（**図1**）と反対に膀胱頸部から前立腺尖部に向かう順行性がある．前立腺を剥離した後に膀胱頸部と尿道の吻合を行う．

2）腹腔鏡下小切開（ミニマム創内視鏡下）前立腺全摘除術

下腹部に6.0cm程度の小切開で手術を行う．視野を展開するため特殊な器具や術野を小切開創から内視鏡で観察しながら手術を行う．

3）腹腔鏡下前立腺全摘除術（laparoscopic radical prostatectomy：LRP）

下腹部に5～6本のポートを設置して，経腹的または後腹膜的アプローチで行う．気腹圧下で手術を行うため，開腹手術に比べ術中の静脈性の出血量は少ない．一方，前立腺摘出後の膀胱―尿道吻合は難易度が高く，習熟を要する．

4）ロボット支援前立腺全摘除術（robot assisted radical prostatectomy：RARP）（**図2**）

3次元画像下にコンピュータ制御で手ぶれ補正を行い，人間の関節以上の可動域のある鉗子で手術操作を行えるため，繊細な操作が可能である（**図3**）．1999年に米国でda Vinciによるロボット支援手術（RARP）が前立腺摘除術に応用されると，その優れた操作性と低侵襲性そして良好な手術成績（断端陽性率，手術関連の合併症[2]，術後の尿禁制の確保・性機能の温存）により，RARPがまたたく間に前立腺摘除術の主流になった．日本においても2012年にRARPが保険適用となり急速に普及し，RPの主流になりつつある（**表1**）．

■文　献

1) 日本泌尿器科学会（編）：前立腺癌診療ガイドライン2016年版．メディカルレビュー社．大阪．2016.
2) Tewari A, Sooriakumaran P, Bloch DA, et al：Positive surgical margin and perioperative complication rates of primary surgical treatment for prostate cancer: a systematic review and meta-analysis comparing retropubic, laparoscopic, and robotic prostatectomy. Eur Urol 62：1-15, 2012.

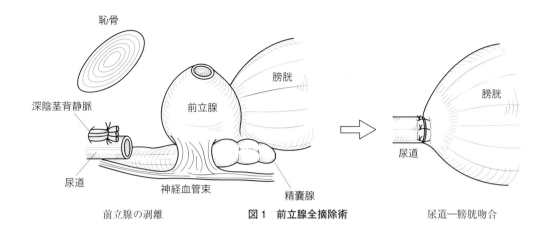

図1 前立腺全摘除術

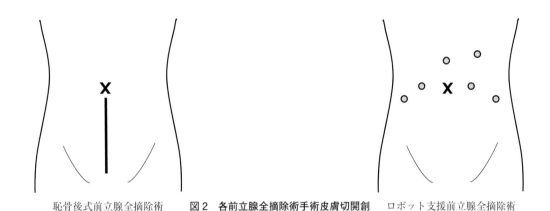

図2 各前立腺全摘除術手術皮膚切開創

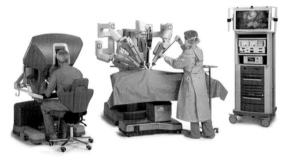

図3 da Vinchi サージカルシステム
（Intuitive Surgical 社より提供）

表1 日本におけるロボット支援手術の推移

	～2013年	2014年	2015年	累計
泌尿器※	6,305	8,780	12,404	27,489
消化器	1,004	626	544	2,174
婦人科	447	202	170	819
胸部外科	129	129	110	494
	8,011	9,737	13,228	30,976

※泌尿器科領域のほとんどがロボット支援前立腺全摘除術．(J-robo 日本ロボット外科学会ホームページをもとに作表)

【大城　吉則】

V. 手術療法 4. 女性腹圧性尿失禁と骨盤臓器脱の手術療法

女性腹圧性尿失禁と骨盤臓器脱の手術療法

1. 骨盤内臓器の支持機構と手術 ⋯⋯⋯⋯⋯⋯

1990年台初頭，De Lancey は骨盤内臓器の支持機構を検討し，腟管をレベルⅠ－Ⅲの3部位に分け，各部位の支持欠損と病態の相関について報告した[1]．また，Petros と Ulmsten は女性の骨盤内支持メカニズムの新しい理論であるインテグラル理論を提唱した[2]．インテグラル理論では腹圧が上昇すると恥骨尿道靱帯（pubourethral ligament：PUL）と恥骨尾骨筋（pubococcygeus muscle：PCM）が尿道（レベルⅢ）を前方へ引っ張り，子宮仙骨靱帯（uterosacral ligament：USL）と挙筋板（levator plate：LP）が腟管（レベルⅡ）を後方に引っ張り，尿道および腟管を閉鎖させ，骨盤内臓器がハンモック状に支持される．この理論を元にした中部尿道スリング手術（TVT，TOT）が女性腹圧性尿失禁の標準術式として普及している．これはポリプロピレンメッシュテープが腟下端前方（レベルⅢ）の支持強化として働き，尿道過可動を抑え，腹圧性尿失禁を治療する．

骨盤臓器脱手術として，2000年代にインテグラル理論を元にした腟式メッシュ手術（transvaginal mesh：TVM手術）が開発され，低侵襲手術であったことから急速に普及した．この手術により腟壁下にメッシュシートを留置し，仙棘靱帯に固定することにより腟上部～腟中部（レベルⅠ－Ⅱ）の補強が可能となった．その後，TVM手術の穿刺手技やメッシュによる特有の合併症が明らかになっていき，TVM手術を選択するには慎重な検討が求められるようになった．以上のような背景から，本邦では2014年から経腹的にメッシュシートを留置する腹腔鏡下仙骨腟固定術（laparoscopic sacrocolpopexy：LSC）の保険診療が認可され，手術数が増加している．LSC

手術では腟上部～腟中部（レベルⅠ－Ⅱ）を補強でき，TVM手術に比べてレベルⅠの支持が強い．

1）TVT（tension-free vaginal tape）（図1）

局所麻酔もしくは腰椎麻酔下に，腟前壁に外尿道口より1cm離して正中に1.5cmの切開を置き，その創より左右の恥骨上の下腹壁へTVTデバイス付属の2本の穿刺針で穿刺する．膀胱鏡で膀胱誤穿刺がないことを確認した後に，穿刺針についているポリプロピレンメッシュテープを尿道下にU字型にかける．テープの余剰を恥骨上皮膚で切断し，皮膚，腟壁を閉鎖して終了する．

2）TOT（transobturator tape）（図2）

局所麻酔もしくは腰椎麻酔下に腟前壁に約2cmの縦切開を置き，示指が挿入できるように，左右の閉鎖口の裏側付近までメッツェンバウムにて十分に剥離する．陰核の高さで穿刺針で閉鎖口内側を穿刺し，示指で穿刺針を腟切開創から外へ誘導する．針先にポリプロピレンメッシュテープを装着し，穿刺時と逆方向に引き抜き，テープを閉鎖口を経由して創外に引き出す．対側も同様に行い，テープを尿道下に浅いU字型にかける．テープの余剰を皮膚で切断し，皮膚，腟壁を閉鎖して終了する．

3）腹腔鏡下仙骨腟固定術 LSC（laparoscopic sacrocolpopexy）（図3）

全身麻酔下，低位砕石位，頭低位（15～20度）で腹腔鏡下に子宮腟上部切断を行う．腟後壁－直腸間を剥離し，腟後壁メッシュを直腸両側の恥骨直腸筋と子宮頚部に非吸収糸で固定する．続いて，膀胱－腟前壁間を剥離し，腟前壁メッシュを膀胱頚部付近の腟壁，子宮頚部および岬角（前縦靱帯）に非吸収糸で固定する．メッシュおよび子宮頚部を腹膜で被覆することで後腹膜化し，ポート孔から子宮体部を摘出して終了する．

■文　献

1) DeLancey JO：Anatomic aspects of vaginal eversion after hysterectomy. Am J Obstet Gynecol 166：1717-1728, 1992.
2) Petros PE, Ulmsten UI：An integral theory of female urinary incontinence. Experimental and clinical considerations. Acta Obstet Gynecol Scand Suppl 153：7-31, 1990.

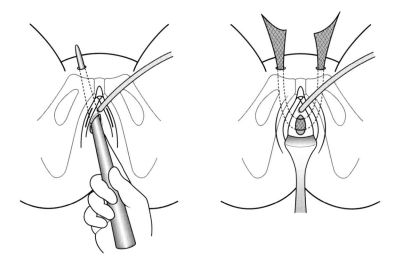

図1 TVT (tension-free vaginal tape)
　膣前壁の切開創から左右の恥骨上の下腹壁へ向けて穿刺針で穿刺する．穿刺針についているポリプロピレンメッシュテープを尿道下にU字型にかける．

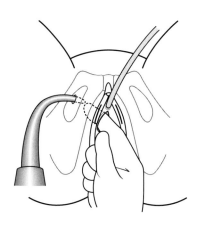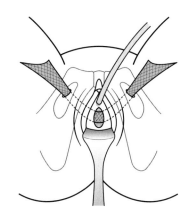

図2 TOT (transobturator tape)
　陰核の高さで穿刺針で閉鎖孔内側を穿刺し，膣切開創内に挿入した示指で穿刺針を外へ誘導する．穿刺針を用いてポリプロピレンメッシュテープを尿道下に浅いU字型にかける．

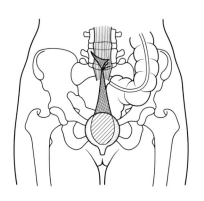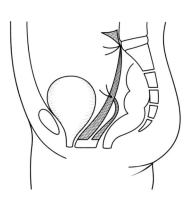

図3 LSC (laparoscopic sacrocolpopexy)
　膣後壁—直腸間のメッシュと，膀胱—膣前壁間のメッシュを子宮頚部および岬角（前縦靱帯）に非吸収糸で固定する．

【嘉手川　豪心】

V. 手術療法　5. 膀胱拡大術（腸管利用, 膀胱筋層切開）, ボツリヌストキシン膀胱壁内注入療法

膀胱拡大術
（腸管利用, 膀胱筋層切開），
ボツリヌストキシン膀胱壁内注入療法

1. 手術適応

　保存的治療（自己導尿や行動療法, 薬物治療）に抵抗性の排尿筋過活動（detrusor overactivity：DO）やコンプライアンスの低下した萎縮膀胱では, 膀胱容量の減少のために高度の尿失禁を生じるばかりでなく, 膀胱尿管逆流, 尿路感染症や上部尿路機能の荒廃をきたす. 膀胱拡大術は①上部尿路機能の保持, ②尿路感染の防止, ③尿禁制の保持を目標に選択される.

1）腸管利用膀胱拡大術（augmentation enterocystoplasty）

　萎縮した膀胱の一部を切開もしくは部分切除して開放し, 回腸などの腸管を用いてパッチ状に吻合・被覆することで, 膀胱を拡大する手術法である. 膀胱容量の増加と無抑制排尿筋収縮の抑制が期待される. 腸管は腸間膜付着部の対側で切開して脱管腔化して使用する. 膀胱壁は部分切除する方法と, 広く切開するだけで切除しない clam（二枚貝）法があるが, 拡大した膀胱が吻合部でくびれないよう, 膀胱の開口部を十分に確保し, 腸管との吻合部を広く取ることが重要である（図1）. 術後1ヵ月ほどは吻合腸管からの粘液分泌が多量にみられ, 膀胱洗浄を必要とする.

　腸管利用膀胱拡大術は安定した臨床効果（治療成功率58～90%）が得られるが[1)～3)], 間欠導尿は約40%の症例で必要となり, 腸管を利用するための合併症である①代謝性アシドーシス, ②膀胱結石, ③膀胱破裂, ④悪性腫瘍, などが問題となる.

2）排尿筋筋層切除術（detrusor myectomy）

　人工的に膀胱憩室を作成して膀胱を拡大する手術式である. 膀胱粘膜を温存しつつ外側の膀胱筋層を切開・剥離することで, 筋層を持たない膀胱壁を作成する. 膀胱容量の増加と無抑制収縮の抑制が期待できる. 手術自体は複雑でなく, 腸管を利用しないため手術侵襲が少なく, 腸管利用膀胱拡大術に特有の合併症は回避できる.

　手術は後腹膜腔アプローチで, 膀胱を生理食塩水で拡張させた状態で, 膀胱前壁から膀胱頂部にかけて膀胱粘膜を損傷しないように膀胱筋層を鈍鋭的に剥離・切除する（図2）. 術後は1日1回, 尿道カテーテルから生理食塩水200～300mLを膀胱内に注入し1時間クランプする. 術後3～7日目に膀胱造影を施行して尿道カテーテルを抜去する.

　成人例での長期成績（平均観察期間148週）では, 自覚症状および尿流動態検査上の改善率は特発性 DO グループの56%で, 神経因性 DO グループの改善率は40%とされている. 治療成功例では膀胱容量が術前292mLが術後458mLに増大し, DO は69%で完全に消失し, 自己導尿は75%に必要となったとされている[4)]. 術前に膀胱容量が100mL以下の症例では排尿筋筋層切除術では治療成績が悪いことから, 腸管利用膀胱拡大術を第一選択にすることが推奨されるが, 膀胱容量が100mL以上であれば, 特発性 DO に対する排尿筋筋層切除術の効果は腸管利用膀胱拡大術とほぼ同等であるとされる[5)].

3）ボツリヌストキシン膀胱壁内注入療法

　ボツリヌストキシンを膀胱壁内に投与することによって, 神経筋接合部でのアセチルコリンの放出を抑制し, 筋収縮を低下させる. 治療効果は数ヵ月間にわたり継続し, 最大膀胱容量の増加と膀胱コンプライアンスの増加を認める. 有害事象として尿路感染症と間欠導尿を必要とする尿閉が挙げられる. わが国ではまだ保険収載されていない.

■文　献

1) Mundy AR, Stephenson TP："Clam" ileocystoplasty for the treatment of refractory urge incontinence. Br J Urol 57：641-646, 1985.

2) Hasan ST, Marshall C, Robson WA, et al：Clinical outcome and quality of life following enterocystoplasty for idiopathic detrusor instability and neurogenic bladder dysfunction. Br J Urol 76：551-557, 1995.

3) Holm J, Struckmann JR, Frimodt-Møller C：

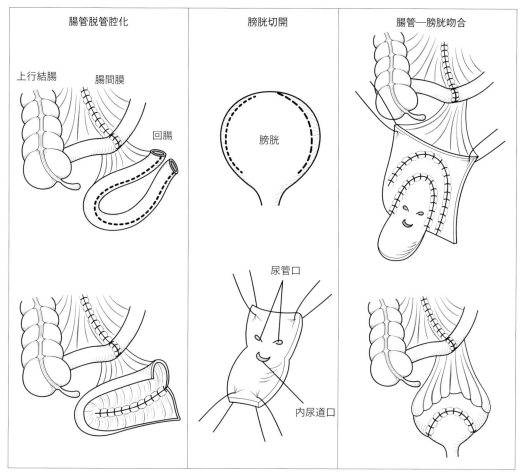

図1 腸管利用膀胱拡大術
脱管腔化した腸管と広く切開した膀胱を吻合して膀胱を拡大する．

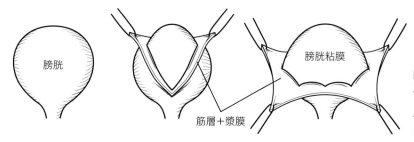

図2 自家膀胱拡大術（排尿筋筋層切開術）
拡張させた膀胱で，膀胱粘膜を損傷しないように膀胱筋層を切開・剥離し，膀胱憩室を作成する．

Augmentation ileo-cystoplasty in women with disabling urge incontinence. Ugeskr Laeger 157：1528-1530, 1995.
4) Aslam MZ, Agarwal M：Detrusor myectomy: long-term functional outcomes. Int J Urol 19：1099-1102, 2012.
5) Leng WW, Blalock HJ, Fredriksson WH, et al：Enterocystoplasty or detrusor myectomy? Comparison of indications and outcomes for bladder augmentation. J Urol 161：758-763, 1999.

【嘉手川　豪心】

VI. 下部尿路症状治療薬

Chapter 6

VI. 下部尿路症状治療薬　1.　α_1遮断薬

ハルナール®
（タムスロシン塩酸塩：Tamsulosin）

---

1. 適応疾患と製品例

前立腺肥大症に伴う排尿障害

ハルナールD錠0.1mg，0.2mg

2. 区　　分

前立腺肥大症の排尿障害改善剤

3. 作用機序と特徴

タムスロシン（以下，本剤）は，前立腺・尿道平滑筋のα_1受容体に結合して拮抗作用を示し，前立腺および尿道平滑筋の機能的過緊張を弛緩させることで，前立腺肥大症の症状を改善する．

また，尿道の過緊張が低下することで，膀胱への異常な排尿反射も抑制されて，蓄尿症状の改善を示すという機序が基礎実験から示唆されている[1]．

また，本剤はその有効性と安全性の高さにより前立腺診療ガイドラインの中で，推奨グレードA（行うよう強く勧められる）を取得し，前立腺肥大症の初期治療薬の一つとして位置づけられている[2]．

4. 臨床効果

1万例を対象とした大規模な使用成績調査において，本剤は，IPSSおよびQOLのすべての項目で，投与4週より12週までスコアの有意な改善が認められた（図1）．また投与前のIPSS重症度別にスコアの改善度を検討した結果，軽症・中等症・重症のすべての群で投与前に比べ有意な改善が認められ，重症度によらない効果が確認された（図2）[3]．

また，過活動膀胱を合併する前立腺肥大症患者に本剤を投与したところ，66.7%で過活動膀胱が消失したという報告があり，前立腺肥大症により二次的に過活動膀胱症状が発現しているケースでは本剤が有効であることが示されている（図3）[4]．

5. 用　　法

通常，成人にはタムスロシン塩酸塩として0.2mgを1日1回食後に経口投与する．

6. 副作用

臨床試験および市販後の調査における主な副作用は，めまい，胃部不快感であった．その他の副作用として，頭痛，起立性低血圧，発疹，下痢，全身倦怠感などが報告されている．

7. 処方例

・年齢65歳男性，排尿困難を主訴として来院

・前立腺体積40mL，残尿量50mL

本症例に対して前立腺肥大症と診断し，

本剤0.2mg　分1投与．

■文　　献

1) Yokoyama O, Yusup A, Oyama N, et al：Improvement in bladder storage function by tamsulosin depends on suppression of C-fiber urethral afferent activity in rats. J Urol 177(2)：771-775, 2007.

2) 日本泌尿器科学会（編）：タムスロシン．前立腺肥大症診療ガイドライン, pp50-51, リッチヒルメディカル, 東京, 2011.

3) アステラス製薬育薬研究所市販後研究センター：前立腺肥大症に伴う排尿障害に対するハルナール®の有効性・安全性に関する大規模調査．新薬と臨牀55(3)：403-426, 2006.

4) 小川良雄, 冨士幸蔵, 島田　誠　ほか：過活動膀胱を有する前立腺肥大症患者のタムスロシン塩酸塩による症状改善効果．泌尿器外科22(3)：445-452, 2009.

1）ハルナール®（タムスロシン塩酸塩：Tamsulosin）

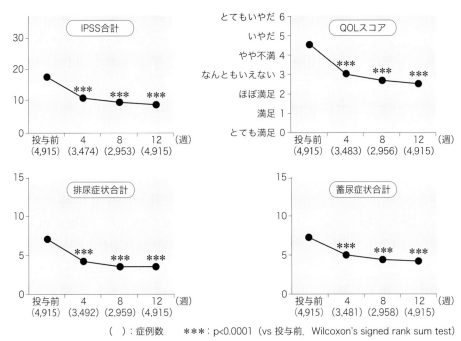

図1　大規模市販後調査における IPSS・QOL のスコア推移（文献3より）

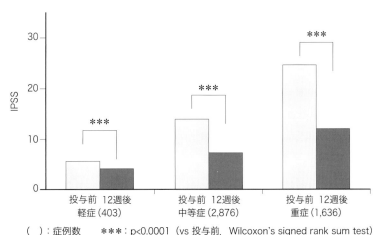

図2　大規模市販後調査の重症度別の IPSS 投与前後推移（文献3より）

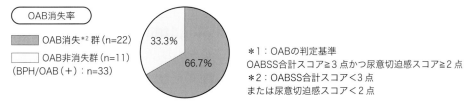

図3　過活動膀胱を有する前立腺肥大症患者におけるタムスロシン投与後の OAB 消失率
（文献4をもとに作図）

【菅谷　公男】
協力：アステラス製薬（株）

VI. 下部尿路症状治療薬　1. α_1遮断薬

フリバス®
（ナフトピジル：Naftopidil）

---

1. 適応疾患と製品例

前立腺肥大症

フリバス錠 25mg, 50mg, 75mg

フリバス OD 錠 25mg, 50mg, 75mg

2. 区　　分

アドレナリン α_1 遮断剤

前立腺肥大症に伴う排尿障害改善剤

3. 作用機序と特徴

ナフトピジル（以下，本剤）は，ノルアドレナリン α_1 受容体遮断薬として前立腺部尿道の過緊張を低下することにより前立腺肥大症に伴うさまざまな下部尿路症状を改善する．α_{1A} 受容体サブタイプに加え，α_{1D} 受容体にも強く結合することが，本剤の特徴と考えられている．

本剤はラット膀胱からの ATP 産生を減少して排尿反射を抑制し，膀胱収縮間隔を延長する．排尿反射抑制作用には，脊髄セロトニン神経系が関わる．さらに，ラット膀胱における血流低下改善作用や，膀胱線維化抑制作用を有する．最近，本剤の排尿反射抑制メカニズムとして，脊髄抑制性 GABA/グリシン神経の賦活も明らかとなった[1][2]．本剤のユニークな作用を図1にまとめた．

前立腺肥大症に伴う下部尿路症状（排尿症状：尿勢低下，腹圧排尿，尿線途絶．蓄尿症状：頻尿，尿意切迫感，夜間頻尿．排尿後症状：残尿感）の治療は，2000年頃までは主に排尿症状が中心であったが，蓄尿症状が注目されるようになると，本剤が夜間頻尿や尿意切迫感などの症状にも有用であると報告され，その特長として定着した．

4. 臨床効果

本剤は，男性下部尿路症状・前立腺肥大症診療ガイドラインの中で，前立腺肥大症に伴う下部尿路症状に対する薬物治療として推奨グレード A（行うよう強く勧められる）である．本剤 25mg～75mg を前立腺肥大症に伴う排尿障害を主訴とする患者に投与すると，最大尿流率は用量依存的に改善する（図2）[3]．蓄尿期の膀胱内圧を測定するプレッシャーフロースタディーでは，本剤は初発尿意量（最初に排尿したいと感じる膀胱容量）や最大尿意量（最も強く排尿したいと感じる膀胱容量）を増加する（図3A，B）[4]．また，最大尿流時排尿筋圧を減少し（図3C），膀胱コンプライアンス（膀胱の広がりやすさ）を改善する．

フリバス®の製造販売後調査では[5]，投与8週の有効性解析で，国際前立腺症状スコア（IPSS）の合計を 16.7 から 10.2 に改善し（n＝3,548，P<0.001），IPSS-QOL スコアを 4.5 から 2.8 に改善した（n＝3,469，P<0.001）．排尿時刻記録では夜間排尿回数を 2.7 回から 1.8 回に改善し（n＝3,103，P<0.001），尿意切迫感を 1.5 回から 0.6 回に改善した（n＝2,831，P<0.001）．

5. 用　　法

通常，ナフトピジルとして1日1回 25mg より投与を始め，効果不十分な場合は1～2週間の間隔をおいて 50～75mg に漸増し，1日1回食後経口投与する．1日最高投与量は 75mg までとする．

6. 副作用

めまい・ふらつき，立ちくらみ，低血圧，胃部不快感，下痢，頭痛，倦怠感，肝機能障害など

7. 処方例

年齢 60 歳男性，初診，尿検査正常，PSA 値正常，前立腺体積 50mL，最大尿流率 10mL/sec，残尿量 50mL で排尿困難と夜間頻尿が主訴の例に対して，

本剤 25mg　分1食後投与．

1～2週間で排尿困難はやや改善したが，まだ不十分な例に対して，

本剤 50mg から 75mg に漸増　分1食後投与．

■文　献

1) Sugaya K, Nishijima S, Kadekawa K, et al：Spinal mechanism of micturition reflex inhibition by naftopidil in rats. Life Sci 116：106-111, 2014.

2）フリバス®（ナフトピジル：Naftopidil）

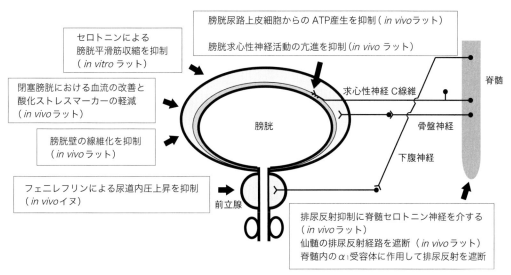

図1　本剤の作用まとめ

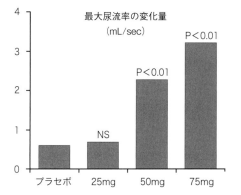

図2　本剤を二重盲検下で4週間投与した前後の最大尿流率の変化量　N=59-68, William's 検定.（文献3をもとに作図）

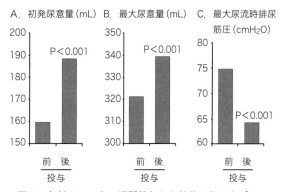

図3　本剤50mgを4週間投与した前後に行ったプレッシャーフロースタディーにおける初発尿意量（A），最大尿意量（B），および最大尿流時排尿筋圧（C）
N=34, paired t test.（文献4をもとに作図）

2) Uta D, Xie DJ, Hattori T, et al：Effects of naftopidil on inhibitory transmission in substantia gelatinosa neurons of the rat spinal dorsal horn in vitro. J Neurol Sci 380：205-211, 2017.
3) 山口 脩，深谷保男，白岩康夫 ほか：前立腺肥大症に伴う排尿障害に対するナフトピジルの用量反応性および臨床的有用性の検討－プラセボ対照二重盲検比較試験－．基礎と臨床 31：1315-1360, 1997.
4) Nishino Y, Masue T, Miwa K, et al：Comparison of two alpha1-adrenoceptor antagonists, naftopidil and tamsulosin hydrochloride, in the treatment of lower urinary tract symptoms with benign prostatic hyperplasia: a randomized crossover study. BJU Int 97：747-751, 2006.
5) 服部 剛，平林直樹，門田雅之 ほか：前立腺肥大症に伴う下部尿路症状に対するナフトピジル（フリバス®錠 OD錠）の製造販売後調査における安全性と有効性の検討．新薬と臨牀 59：266-286, 2010.

【服部　剛】

VI. 下部尿路症状治療薬　1. α_1 遮断薬

ユリーフ®
（シロドシン：Silodosin）

---

1. 適応疾患と製品名

前立腺肥大症に伴う排尿障害

ユリーフ®錠 2mg，ユリーフ®錠 4mg

ユリーフ®OD 錠 2mg，ユリーフ®OD 錠 4mg

2. 区　分

選択的 α_{1A} 遮断薬

前立腺肥大症に伴う排尿障害改善薬

3. 作用機序と特徴

シロドシン（以下，本剤）は，下部尿路組織の前立腺，尿道および膀胱頸部の α_{1A} 受容体サブタイプに選択的に結合して交感神経系の伝達を遮断し，下部尿路組織平滑筋の緊張緩和，尿道内圧の上昇抑制を介して前立腺肥大症に伴う排尿障害を改善させる．また，ヒト α_1 受容体サブタイプを発現させたマウス由来の膜分画を用いた親和性の検討により，本剤の α_{1B} 受容体に対する α_{1A} 受容体への選択性は 162 倍と，α_{1A} 受容体に対して極めて高い選択性を示す[1]（図 1）．

4. 臨床効果

本剤は，男性下部尿路症状・前立腺肥大症診療ガイドラインの中で，前立腺肥大症に対して推奨グレード A（行うよう強く勧められる）に指定されている[2]．高齢化が進展する中，高齢者の安全な薬物療法ガイドライン中でも，前立腺肥大症に対して開始を考慮すべき薬物の一つとして指定されている[3]．

前立腺肥大症に伴う排尿障害患者を対象に，本剤 1 回 4mg 又はプラセボを 1 日 2 回 12 週間経口投与した結果，主要評価項目である投与前後の国際前立腺症状スコア（以下，IPSS）トータルスコア変化量（平均値 ± 標準偏差）は，本剤で 8.3 ± 6.4，プラセボで 5.3 ± 6.7 低下し，本剤のプラセボに対する優越性が確認された．また，その効果は投与開始 1 週後から認められ，本剤の優れた早期改善効果が確認された（図 2）．また，IPSS サブスコアにおいても，排尿症状スコアおよび蓄尿症状スコア共にプラセボに対して有意な改善効果を示した[4]．さらに，本剤 1 回 4mg 1 日 2 回を 52 週間経口投与した長期投与試験の結果，長期に渡り排尿に関する QOL スコアを改善することが確認された[5]（図 3）．

5. 用法・用量

通常，成人にはシロドシンとして 1 回 4mg を 1 日 2 回朝夕食後に経口投与する．なお，症状に応じて適宜減量する．

6. 副作用

射精障害，口渇，下痢，軟便，立ちくらみ等

・重大な副作用

1）失神・意識喪失（0.1% 未満[注]）：血圧低下に伴う一過性の意識喪失等があらわれることがあるので，観察を十分に行い，異常が認められた場合には，投与を中止し適切な処置を行うこと．

2）肝機能障害，黄疸（いずれも 0.1% 未満[注]）：AST（GOT）上昇，ALT（GPT）上昇等を伴う肝機能障害，黄疸があらわれることがあるので，観察を十分に行い，異常が認められた場合には，投与を中止するなど，適切な処置を行うこと．

注）承認後の製造販売後調査の結果に基づく．

7. 禁忌（次の患者には投与しないこと）

本剤の成分に対し過敏症の既往歴のある患者

（効能・効果，用法・用量，禁忌を含む使用上の注意等については添付文書をご参照ください）

■文　献

1) 立道　聡，小林久美，前澤綾香　ほか：シロドシン（KMD-3213）の α_1-アドレナリン受容体サブタイプ選択性及び臓器特異性．薬学雑誌 126：209-216，2006.

2) 日本泌尿器科学会（編）：男性下部尿路症状・前立腺肥大症診療ガイドライン　第 1 版．pp93-134，リッチヒルメディカル，東京，2017.

3) 日本老年医学会，日本医療研究開発機構研究費・高齢者の薬物療法の安全性に関する研究班（編）：高齢者の安全な薬物療法ガイドライン　第 1 版．pp124-129，メジカルレビュー社，東京，2015.

4) ユリーフ 承認時評価資料（第Ⅲ相検証試験）．

5) ユリーフ 承認時評価資料（長期投与試験）．

3）ユリーフ®（シロドシン：Silodosin）

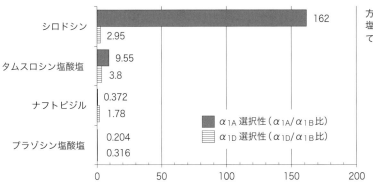

図1　α₁受容体サブタイプに対する選択性（文献1をもとに作図）

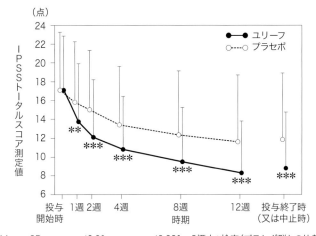

Mean±SD　＊＊：p＜0.01　＊＊＊：p＜0.001　2標本t検定（プラセボ群との比較）

図2　IPSSトータルスコアの推移（文献4より）

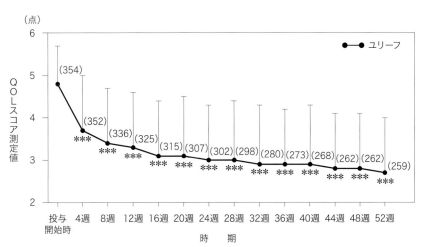

Mean±SD　（　）内は症例数　＊＊＊：p＜0.001　1標本t検定（投与開始時との比較）

図3　長期投与時のQOLスコアの推移（文献5より）

【窪野　慎一】

VI. 下部尿路症状治療薬　1. α₁遮断薬

エブランチル®
（ウラピジル：Urapidil）

---

1. 適応疾患と製品例
　「本態性高血圧症，腎性高血圧症，褐色細胞腫による高血圧症」，「前立腺肥大症に伴う排尿障害」，「神経因性膀胱に伴う排尿困難」
　エブランチルカプセル15mg，30mg

2. 区　　分
　α₁受容体遮断剤
　排尿障害改善剤・降圧剤

3. 作用機序と特徴（排尿障害関連）
　ウラピジル（以下，本剤）は，摘出前立腺被膜，膀胱三角部および近位尿道平滑筋に存在するα₁受容体を遮断し，*in vivo* ではノルエピネフリン刺激による尿道内圧上昇を抑制する[1)2)]．また，ヒト前立腺腫に分布するα₁受容体に対する親和性が高い[3)]．
　さらに，本剤は尿道平滑筋を弛緩させることによって尿道全域の内圧を低下させ[4)]，骨盤神経刺激時の排尿において膀胱内圧に影響することなく排尿量を増加させる[4)]．

4. 臨床効果
　1995年に「前立腺肥大症に伴う排尿障害」の効能を取得し，さらにα₁遮断薬としては世界で初めて1999年に「神経因性膀胱に伴う排尿困難」の効能を取得した．

1）前立腺肥大症に伴う排尿障害
　前立腺肥大症に伴う排尿障害患者50例に対して，本剤を30〜60mg/日・分2，4週間投与し，「排尿障害臨床試験ガイドライン（前立腺肥大症）」に基づいて臨床評価を行ったところ，国際前立腺症状スコア（IPSS），QOLスコアの有意な改善が認められた（表1）．また，ガイドラインに基づく治療効果判定においても改善がみられた[5)]．
　副作用は，50例中4例（8.0％）に認められ，

その内訳はめまい2件，起立性低血圧（めまい・ふらつき）1件，倦怠感1件であった．

2）神経因性膀胱に伴う排尿困難
　神経因性膀胱に伴う排尿困難患者74例に対して，本剤を60mg/日・分2，4週間（最初の2週間は30mg/日・分2）投与し，プレッシャーフロースタディ※実施例48例について全般改善度を検討した．その結果，性別および障害部位に関わらず本剤投与により有意な改善が認められた（図1）．副作用は74例中2例（2.7％）に認められ，1例は下痢，1例は頭痛・嘔吐で2例とも投与中止により消失した[6)]．

　※プレッシャーフロースタディ：膀胱内圧測定と尿流測定を同時に行う検査法．下部尿路閉塞や膀胱の収縮力障害の原因や程度の判定に用いる．

5. 用　　法
1）本態性高血圧症，腎性高血圧症，褐色細胞腫による高血圧症
　通常成人には，ウラピジルとして1日30mg（1回15mg1日2回）より投与を開始し，効果が不十分な場合は1〜2週間の間隔をおいて1日120mgまで漸増し，1日2回に分割し朝夕食後経口投与する．なお，年齢，症状により適宜増減する．

2）前立腺肥大症に伴う排尿障害
　通常成人には，ウラピジルとして1日30mg（1回15mg1日2回）より投与を開始し，効果が不十分な場合は1〜2週間の間隔をおいて1日60〜90mgまで漸増し，1日2回に分割し朝夕食後経口投与する．なお，症状により適宜増減するが，1日最高投与量は90mgまでとする．

3）神経因性膀胱に伴う排尿困難
　通常成人には，ウラピジルとして1日30mg（1回15mg1日2回）より投与を開始し，1〜2週間の間隔をおいて1日60mgに漸増し，1日2回に分割し朝夕食後経口投与する．
　なお，症状により適宜増減するが，1日最高投与量は90mgまでとする．

6. 副作用
1）本態性高血圧症，腎性高血圧症，褐色細胞

4）エブランチル®（ウラピジル：Urapidil）

表1 前立腺肥大症患者における国際前立腺症状スコア（IPSS）およびQOLスコアの変化

項目		n	投与前	2週後	4週後
国際前立腺症状スコア（IPSS）					
排尿症状	尿線途絶	31	2.3±1.7	1.6±1.4*	1.5±1.2**
	尿勢低下	31	3.4±1.4	2.8±1.4*	2.4±1.5**
	腹圧排尿	31	2.2±1.5	1.3±1.0**	1.1±0.9***
排尿後症状	残尿感	31	2.2±1.7	1.3±1.2**	1.2±0.9***
蓄尿症状	頻尿	31	2.7±1.5	2.2±1.4*	1.9±1.3**
	尿意切迫感	31	2.1±1.3	1.9±1.2	1.5±1.1*
	夜間頻尿	31	2.5±1.3	1.8±1.1***	1.7±1.0***
症状スコアの合計		31	17.5±5.7	12.8±5.6***	11.2±5.4***
QOLスコア		28	4.4±0.7	3.8±1.0**	3.3±1.2***

Wilcoxon 順位和検定（症状スコアの合計は対応のあるt検定）
＊：p<0.05，＊＊：p<0.01，
＊＊＊：p<0.001（投与前との比較）

mean±S.D.
（文献5をもとに作表）

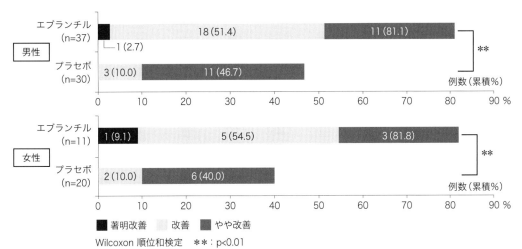

Wilcoxon 順位和検定　＊＊：p<0.01
判定基準：担当医師により，著明改善，改善，やや改善，不変，悪化，判定不能の6段階で評価

図1 神経因性膀胱患者における性別全般改善度（文献6をもとに作図）

腫による高血圧症

頭痛・頭重，めまい，嘔気・嘔吐，立ちくらみなど（再審査結果時）

2）前立腺肥大症に伴う排尿障害

立ちくらみ，めまい，ふらつき，頭痛・頭重など（再審査結果時）

3）神経因性膀胱に伴う排尿困難

立ちくらみ，めまいなど（承認時）

■文　献

1) 藤井政博，永尾仁美，倉崎　茂　ほか：交感神経α₁遮断剤 Urpidil の尿道，前立腺および膀胱に対する作用．薬理と治療 20：2443, 1992.
2) 村井　健，讃井和子，宮尾佳伸　ほか：Urapidil の薬理作用（第2報）Adrenaline 受容体および血管に対する作用．応用薬理 33：365, 1987.
3) 森田　隆，近藤　俊：ヒト前立腺肥大線種のα受容体に対する各種のα₁-blcker の効果の比較検討．日泌尿会誌 83：334, 1992.
4) 藤井政博，堀　敏光，深水裕二　ほか：交感神経α遮断剤 Urapidil の尿道および膀胱に対する作用．薬理と治療 24：2159, 1996.
5) 山口秋人，赤坂総一郎，岩本秀安　ほか：α₁遮断薬ウラピジル（エブランチル®）の前立腺肥大症に伴う排尿障害に対する排尿障害臨床試験ガイドラインに基づいた評価．西日泌尿 61（7）：569, 1999.
6) Yamanishi T, Yasuda K, Homma Y et al：A Multicenter Placebo-Controlled, Double-Blind Trial of Urapidil, an α-Blocker, on Neurogenic Bladder Dysfunction. Eur Urol 35：45, 1999.

【科研製薬（株）　学術部】

Ⅵ. 下部尿路症状治療薬　1. α₁遮断薬

ミニプレス®
（プラゾシン塩酸塩：Prazosin）

---

1. 適応疾患と製品例

本態性高血圧症，腎性高血圧症
前立腺肥大症に伴う排尿障害
ミニプレス錠0.5mg，1mg

2. 区　分

高血圧・排尿障害治療剤（α₁遮断剤）

3. 作用機序と特徴

プラゾシン（以下，本剤）は，α₁遮断剤として，血管平滑筋を弛緩させ，前立腺や尿道の平滑筋を弛緩させる．また，排尿反射による膀胱収縮を抑制し，膀胱容量増加に寄与する．

4. 臨床効果

1）高血圧症

単独投与時，利尿降圧剤併用投与時ともに大部分の症例が投与開始後1～2週間は初期投与量を固定して投与され，以降は症例ごとに血圧の変動に応じ1～2週間の間隔をおいて，多くは漸増しながら投与量の調節が行われた．血圧降下は徐々に始まり，4週目以降には収縮期血圧，拡張期血圧ともにすぐれた降圧効果が得られ，投与開始後8～10週時までにはほぼ投与量の調節が終わり，安定した降圧効果が維持された．また6ヵ月以上の長期投与においても良好な降圧効果が持続し，長期療法に耐え得る有用な薬剤と評価されている[1]．

2）前立腺肥大症に伴う排尿障害

1日1～1.5mgより投与を始め，以降1～2週間の間隔を置いて，1.5～6mgまで増量する漸増法にて投与を行った結果，3～4週の投与により自覚症状およびウロダイナミクス検査（残尿量，最大尿流率，尿道内圧等）で投与前に比べ有意の改善が得られた．一般臨床試験[2]および二重盲検比較試験[3]の結果，本剤の臨床的有用性が認められた（表1）．

5. 用　法

1）本態性高血圧症，腎性高血圧症

プラゾシンとして通常成人1日1～1.5mg（1回0.5mg1日2～3回）より投与を始め，効果が不十分な場合は1～2週間の間隔をおいて1.5～6mgまで漸増し，1日2～3回に分割経口投与する．まれに1日15mgまで漸増することもある．なお，年齢，症状により適宜増減する．

2）前立腺肥大症に伴う排尿障害

プラゾシンとして通常成人1日1～1.5mg（1回0.5mg，1日2～3回）より投与を始め，効果が不十分な場合は1～2週間の間隔をおいて1.5～6mgまで漸増し，1日2～3回に分割経口投与する．なお，症状により適宜増減する．

6. 副作用

重大な副作用として，一過性の血圧低下に伴う失神・意識喪失（0.11％）があらわれることがあるのでそのような場合には本剤の投与を中止し，適切な処置を行うこと．また，狭心症があらわれることがあるので，異常が認められた場合には本剤の投与を中止し，適切な処置を行うこと．

その他の副作用として，立ちくらみ，動悸，頻脈，低血圧，尿失禁，頻尿，吐き気，鼻づまりなどがある．

■文　献

1) ファイザー株式会社　社内資料：高血圧症に対する臨床効果［L20040217224］．
2) ファイザー株式会社　社内資料：排尿障害に対する臨床効果［L20040217226］．
3) 山口脩，白岩康夫，小林正人　ほか：前立腺肥大症に伴う排尿障害に対する塩酸プラゾシン錠（ミニプレス®錠）の臨床評価－多施設共同によるパラプロストカプセルとの二重盲検比較試験－．医学と薬学19：411-429, 1988.

表1　前立腺肥大症に伴う排尿障害に対する臨床効果
（ミニプレス錠添付文書より．文献2, 3のまとめ）

効果判定　試験方法	中等度改善以上	軽度改善以上
一般臨床試験	54.1％（40/74）	87.8％（65/74）
二重盲検比較試験	62.3％（48/77）	84.4％（65/77）
計	58.3％（88/151）	86.1％（130/151）

【菅谷　公男】

5) ミニプレス®（プラゾシン塩酸塩：Prazosin），6) バソメット®（テラゾシン塩酸塩水和物：Terazosin）

バソメット®
（テラゾシン塩酸塩水和物：Terazosin）

1. 適応疾患と製品例
本態性高血圧症，腎性高血圧症，褐色細胞腫による高血圧症
前立腺肥大症に伴う排尿障害
バソメット錠 0.25mg，0.5mg，1mg，2mg

2. 区分
高血圧・排尿障害治療剤（持続性 α_1 遮断薬）

3. 作用機序と特徴
テラゾシン（以下，本剤）は，α_1 遮断剤として，血管平滑筋を弛緩させ，前立腺の平滑筋を弛緩させる．

4. 臨床効果
前立腺肥大症に伴う排尿障害

前立腺肥大症患者に本剤 2mg（1回 1mg，1日2回）を 12 週間投与し，投与前に高血圧（140/90 以上）のあった未治療高血圧群と正常血圧群に分けて，投与前後の血圧と IPSS スコアを比較した臨床試験では，正常血圧群（129/74）の血圧は投与後（129/75）も変わらなかったが，未治療高血圧群では投与前 151/85 から投与後 139/80 へと収縮期・拡張期とも有意に低下した[1]．IPSS では未治療高血圧群の方が，いずれの症状も高スコアであったが，本剤投与後には両群とも各症状スコアは有意に低下または低下傾向を示した（図1）．しかし，2群の群間差は縮まることはなかったことから，各症状スコアの更なる改善のためには，血圧の更なる適正化が必要と考えられた．

5. 用法
1) 本態性高血圧症，腎性高血圧症，褐色細胞腫による高血圧症

テラゾシンとして通常，成人1日 0.5mg（1回 0.25mg 1日2回）より投与を始め，効果が不十分な場合は1日 1〜4mg に漸増し，1日2回に分割経口投与する．なお，年齢，症状により適宜増減するが，1日最高投与量は 8mg までとする．

2) 前立腺肥大症に伴う排尿障害

テラゾシンとして通常，成人1日 1mg（1回 0.5mg 1日2回）より投与を始め，1日 2mg に漸増し，1日2回に分割経口投与する．なお，症状により適宜増減する．

6. 副作用
主な副作用として，めまい，立ちくらみ，動悸，頭痛などがある．重大な副作用として，血圧低下に伴う一過性の意識喪失等があらわれることがあるのでそのような場合には本剤の投与を中止し，適切な処置を行うこと．

■文　献
1) Sugaya K, Kadekawa K, Ikehara A, et al：Influence of hypertension on lower urinary tract symptoms in benign prostatic hyperplasia. Int J Urol 10：569-574, 2003.

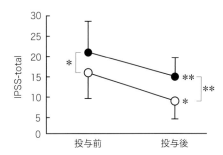

図1　前立腺肥大症の IPSS 合計スコアに対するテラゾシン（2mg 分 2）の効果—未治療高血圧群（●）と正常血圧群（○）に対する効果の比較—
　投与前に比べて 12 週間のテラゾシン投与後には IPSS 合計スコアは両群とも有意に低下したが，投与前も投与後も群間差は縮まらなかった．＊：$P<0.05$，＊＊：$P<0.01$, t-test.（文献1より）

【菅谷　公男】

VI. 下部尿路症状治療薬　2. BPH 治療薬

ザルティア®
（タダラフィル：Tadalafil）

---

1. 適応疾患と製品例

前立腺肥大症

ザルティア錠 2.5mg，5mg

2. 区　　分

ホスホジエステラーゼ 5 阻害剤

前立腺肥大症に伴う排尿障害改善剤

3. 作用機序と特徴

タダラフィルは下部尿路組織に発現する cGMP 分解酵素ホスホジエステラーゼ 5（PDE5）を阻害し，cGMP 濃度を上昇させることで，膀胱出口部閉塞を改善し，下部尿路の血流を改善し，知覚神経活動を抑制する（図 1）．その他，抗炎症作用・抗酸化作用，血管内皮機能改善作用なども報告されており，これらの多面的な作用が前立腺肥大症に伴う下部尿路症状の改善に寄与すると考えられている[1]．

4. 臨床効果

本剤は，男性下部尿路症状・前立腺肥大症診療ガイドラインにおいて，推奨グレード A（行うよう強く勧められる）に指定されており，第一選択薬として評価されている[2]．

アジア人の前立腺肥大症患者を対象としたプラセボ対照二重盲検比較試験において，本剤 5mg は，国際前立腺症状スコア（IPSS）のトータルスコア，蓄尿症状 / 排尿症状 /QOL スコアをプラセボと比較して有意に改善した．症状が改善したと回答した患者および医師の割合はプラセボと比較して有意に高値を示した[3]．日本人の前立腺肥大症患者を対象としたプラセボ対照二重盲検比較試験において，本剤 5mg は，IPSS トータルスコアをプラセボと比較して有意に改善し，54 週後まで持続した[4]．

海外の大規模無作為化比較試験においても本剤 5mg により投与 1 週後からプラセボと比較して

IPSS を有意に改善し，即時的効果が確認されている．他覚所見としての最大尿流量もプラセボと比べて有意に増加した[5]．治療の満足度もプラセボと比べて有意に高値を示した[6]．

PDE5 阻害剤と α_1 遮断剤との併用療法についてはメタ解析において，α_1 遮断剤単独よりも α_1 遮断剤と PDE5 阻害剤併用の方が有意に IPSS を改善し，最大尿流量を増加させることが報告されている[7]．

国内の臨床研究において，α_1 遮断剤未治療患者に対する下部尿路症状改善効果が示されており，実臨床における第一選択薬としての有用性も確認されている[8]．

5. 用　　法

通常，成人には 1 日 1 回タダラフィルとして 5mg を経口投与する．

6. 副作用

主な副作用：消化不良，頭痛，CK（CPK）上昇，筋肉痛，ほてりなど

重大な副作用（頻度不明）：過敏症

7. 処方例

年齢 65 歳男性，初診，前立腺体積 30mL，残尿量 50mL，蓄尿症状を主訴とするが排尿症状も有する症例に対して，本剤 5mg を 1 日 1 回投与．

■文　　献

1) Andersson KE, de Groat WC, McVary KT, et al：Tadalafil for the treatment of lower urinary tract symptoms secondary to benign prostatic hyperplasia：Pathophysiology and mechanism(s) of action. Neurourol Urodyn 30：292-301, 2011.

2) 日本泌尿器科学会（編）：男性下部尿路症状・前立腺肥大症診療ガイドライン．p96, pp104-105, pp110-111, リッチヒルメディカル，東京，2017.

3) Takeda M, Yokoyama O, Lee SW, et al：Tadalafil 5 mg once-daily therapy for men with lower urinary tract symptoms suggestive of benign prostatic hyperplasia：Results from a randomized, double-blind, placebo-controlled trial carried out in Japan and Korea. Int J Urol 21：670-675, 2014.

4) Takeda M, Nishizawa O, Imaoka T, et al：Tadalafil for the treatment of lower urinary tract symptoms in Japanese men with benign prostatic hyperplasia：Results from a 12-week placebo-controlled dose-finding study with a 42-week open-label extension. LUTS 4：110-119, 2012.

1）ザルティア®（タダラフィル：Tadalafil）

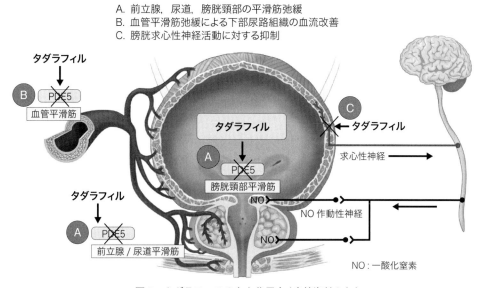

図1　タダラフィルの主な作用点（自社資料より）

5) Oelke M, Giuliano F, Mirone V, et al：Monotherapy with tadalafil or tamsulosin similarly improved lower urinary tract symptoms suggestive of benign prostatic hyperplasia in an international, randomised, parallel, placebo-controlled clinical trial. Eur Urol 61：917-925, 2012.

6) Oelke,M, Giuliano F, Baygani SK, et al：Treatment satisfaction with tadalafil or tamsulosin vs placebo in men with lower urinary tract symptoms（LUTS）suggestive of benign prostatic hyperplasia（BPH）：results from a randomised, placebo-controlled study. BJU Int 114：568-575, 2014.

7) Gacci M, Corona G, Salvi M, et al：A systematic review and meta-analysis on the use of phosphodiesterase 5 inhibitors alone or in combination with α-blockers for lower urinary tract symptoms due to benign prostatic hyperplasia. Eur Urol 61：994-1003, 2012.

8) Takahashi R, Miyazato M, Nishii H, et al：Tadalafil improves symptoms, erectile function and quality of life in patients with lower urinary tract symptoms suggestive of benign prostatic hyperplasia（KYU-PRO Study）. LUTS 10：76-83, 2018.

【中西　忠治】

VI. 下部尿路症状治療薬　2. BPH 治療薬

エビプロスタット®配合錠DB
（Eviprostat）

1. 適応疾患と製品例
前立腺肥大症

エビプロスタット®配合錠 DB

2. 区　　分
植物エキス製剤（本剤は1錠中に下記成分を含有する：オオウメガサソウエキス1mg，ハコヤナギエキス1mg，セイヨウオキナグサエキス1mg，スギナエキス3mg，精製小麦胚芽油30mg）

前立腺肥大症治療剤

3. 作用機序と特徴
近年，前立腺肥大症の症状進行に炎症が関与することが多数報告されている．前立腺肥大症患者の多くに前立腺組織中の炎症所見が認められ，症状との相関も報告されている．また，前立腺の肥大に伴って生じる下部尿路閉塞などが原因となって膀胱の虚血と再灌流が排尿サイクルとともに繰り返される．この虚血・再灌流障害により，Ca^{2+}の調節不全が起こり，Ca^{2+}依存性のプロテアーゼやリパーゼが活性化される．また，この際に大量のフリーラジカルや過酸化脂質が産生される．これらの変化により膀胱壁内神経や膀胱排尿筋の損傷が引き起こされ，炎症が起こると考えられている．エビプロスタットは，抗酸化作用[1~4]や抗炎症作用[1~6]により，前立腺肥大症における排尿障害を改善すると考えられている（図1）．

4. 臨床効果
1975年の報告であるが，二重盲検試験による有効性を支持する根拠[7)8)]がある．

本剤の初期治療については，前立腺肥大症患者を対象として，自覚症状である国際前立腺症状スコア（IPSS）のトータルスコア，蓄尿症状／排尿症状/QOL スコアを何れも投与前値と比較して有意に改善し，他覚所見としての最大尿流量も有

意に増加させたことが報告されている[9)]．

また，α_1遮断薬の治療にもかかわらず，下部尿路症状や骨盤部不快感が改善しない前立腺肥大症患者に本剤を追加併用したところ，IPSS のトータルスコア，蓄尿症状／排尿症状/QOL スコア，BPH インパクトインデックス，最大尿流量に加え，慢性前立腺炎症状スコア（NIH-CPSI）をいずれも投与前値と比較して有意に改善した[10)]．

本剤は1967年の発売時から長年にわたって実臨床の中での有効性と安全性が確認されているものの，最新の RCT 論文が少ないため，男性下部尿路症状・前立腺肥大症診療ガイドラインにおける推奨グレードは，C1（行ってもよい）に留まっている[11)]．

5. 用　　法
通常，1回1錠，1日3回経口投与する．症状に応じて適宜増減する．

6. 副作用
食欲不振，腹痛，胃部不快感など

7. 処方例
年齢75歳男性，初診，前立腺体積30mL，残尿量50mL，蓄尿症状と排尿症状を有する症例に対して，本剤1錠を1日3回投与．

■文　　献
1) Matsui T, Oka M, Fukui T, et al：Suppression of bladder overactivity and oxidative stress by the phytotherapeutic agent, Eviprostat, in a rat model of atherosclerosis-induced chronic bladder ischemia. Int J Urol 19：669-675, 2012.

2) Oka M, Ueda M, Oyama T, et al：Effect of the phytotherapeutic agent Eviprostat on 17beta-estradiol-induced nonbacterial inflammation in the rat prostate. Prostate 69：1404-1410, 2009.

3) Oka M, Fukui T, Ueda M, et al：Suppression of bladder oxidative stress and inflammation by a phytotherapeutic agent in a rat model of partial bladder outlet obstruction. J Urol 182：382-390, 2009.

4) Oka M, Tachibana M, Noda K, et al：Relevance of anti-reactive oxygen species activity to anti-inflammatory activity of components of Eviprostat, a phytotherapeutic agent for benign prostatic hyperplasia. Phytomedicine 14：465-472, 2007.

5) Sugimoto M, Oka M, Tsunemori H, et al：Effect of a phytotherapeutic agent, Eviprostat, on prostatic and urinary cytokines/chemokines in a rat model of

2）エビプロスタット®配合錠DB（Eviprostat）

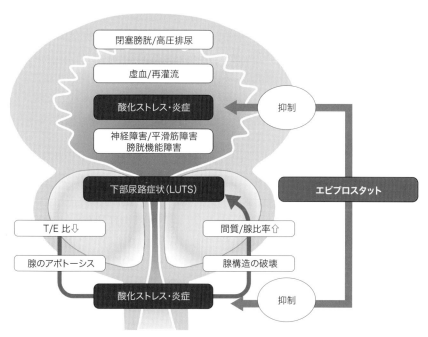

図1　前立腺肥大症に伴う膀胱・前立腺の機能障害とエビプロスタットの作用点（自社資料より）

nonbacterial prostatitis. Prostate 71：438-444, 2011.
6) Tsunemori H, Sugimoto M, Xia Z, et al：Effect of the phytotherapeutic agent eviprostat on inflammatory changes and cytokine production in a rat model of nonbacterial prostatitis. Urology 77：1507e15-20, 2011.
7) 中野　博, 広本宣彦, 仁平寛巳 ほか：前立腺肥大症に対するEviprostatの臨床効果について（二重盲検法）. 泌尿紀要 21：433-452, 1975.
8) 佐々木　進, 前川正信, 岸本武利 ほか：前立腺肥大症に対するEviprostatの効果. 西日泌尿会誌 37：647-660, 1975.

9) 川嶋秀紀, 杉本俊門, 柏原　昇 ほか：BPH/LUTS患者における初期治療としてのエビプロスタットの有効性. 泌尿器外科 23：45-50, 2010.
10) 三輪好生, 守山洋司, 増栄孝子 ほか：前立腺肥大症患者にみられる骨盤部不快感に対するエビプロスタットの有効性の検討. 泌尿器外科 21：807-814, 2008.
11) 日本泌尿器科学会（編）：男性下部尿路症状・前立腺肥大症診療ガイドライン. p96, pp104-105, p128, リッチヒルメディカル, 東京, 2017.

【中西　忠治】

VI. 下部尿路症状治療薬　2. BPH 治療薬

セルニルトン®錠
(Cernilton Tablet)

---

1. 適応疾患と製品例

慢性前立腺炎

初期前立腺肥大症による次の諸症状：排尿困難，頻尿，残尿および残尿感，排尿痛，尿線細小，会陰部不快感

2. 区　　分

前立腺に対する消炎作用剤

前立腺肥大に伴う排尿障害改善剤

3. 作用機序と特徴

・抗炎症作用

1）前立腺炎に対する作用 [1]～[3]

17β-estradiol を投与し誘発した慢性前立腺炎モデルラットでは，apoptosis 増加作用により間質増生を抑制し，IL-6，TNF-α 等の炎症性 cytokine を抑制した．これらにより，腺上皮細胞を回復させ，間質，腺腔内の細胞浸潤を抑制した（図1）．

2）炎症に対する作用 [4]

ラットにおける急性足蹠浮腫および肉芽増殖を抑制し，ウシ血清アルブミンの熱変性，ラット赤血球の熱溶血を抑制した（in vitro）．

3）排尿促進作用

（1）膀胱機能に対する作用 [5]

無麻酔ラットにおける排尿時の膀胱最大内圧を増大させた．

（2）下部尿路平滑筋に対する作用（in vitro）[6]

水溶性画分の T-60 はマウスの摘出膀胱筋を収縮させた．マウスの尿道筋ではノルエピネフリン収縮を抑制し，脂溶性画分の GBX はモルモットの摘出尿道筋を直接弛緩させた．

4）抗前立腺肥大作用 [7]

正常ラットおよびテストステロンを投与した去勢ラットで前立腺の重量増加をそれぞれ抑制した．

4. 臨床効果

本剤は男性下部尿路症状・前立腺肥大症診療ガイドラインで，男性下部尿路症状に対する治療法—薬物療法として推奨グレード C1 に，夜間頻尿診療ガイドラインで，前立腺肥大症に伴う夜間頻尿に対する薬物治療薬として推奨グレード C に指定されている．海外では，EAU ガイドライン 2015 で推奨グレード B に指定されている．

比較試験を含む国内臨床試験報告 23 報，総計 498 症例における有効率は前立腺肥大症 67.5％（135／200），慢性前立腺炎 63.8％（190／298）で，排尿困難，残尿感，排尿痛等の自覚症状および他覚所見に改善が認められた [8][9]．

5. 用　　法

1回2錠，1日2～3回経口投与する．

症状に応じて適宜増減する．

6. 副作用

副作用評価可能症例は 984 例で，副作用発現例は 28 例（2.85％）で，その大部分（24 例，2.44％）は胃腸障害，胃部不快感，食欲不振等の消化器症状であった．なお，発現頻度については承認時および 1997 年 6 月迄の文献報告を参考に集計した．

7. 処方例

ここでは，海外データを紹介する．

ドイツにおけるダブルブラインド試験 [10] では，炎症性慢性前立腺炎／骨盤疼痛症候群患者にセルニルトン（70 例）またはプラセボ（69 例）を2カプセル×3回／日投与し，治療前と治療6，12週後の NIH-CPSI（慢性前立腺炎症状スコア）等を比較した．その結果，投与後6週から，痛みおよびトータルスコアとも有意に低下した（図2）．

■文　　献

1) 花本美津江，寗　敏，鈴木　始　ほか：Cernitin pollen- extract（Cernilton®）のラット非細菌性前立腺炎に対する作用．薬理と治療 26：1807-1815, 1998.

2) Kamijo T., Sato S., Kitamura T.: Effect of Cernitin pollen-extract on experimental nonbacterial prostatitis in Rats. Prostate 49：122-131, 2001.

3) 浅川清司，南達信代，佐藤　茂　ほか：Cernitin pollen- extract（Cernilton®）のラット非細菌性前立腺炎モデルにおける炎症性サイトカインに対する作用．泌尿紀要 47：459-465, 2001.

3）セルニルトン®錠（Cernilton Tablet）

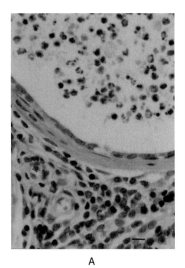
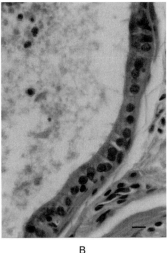

A 慢性前立腺炎 モデルラット：腺腔には好中球を主体とする炎症性細胞が充満し，腺上皮細胞は扁平上皮細胞様である．間質は，多くのリンパ球や単球の浸潤および線維芽細胞を伴った重度の線維化による増殖を示す．

B セルニチン ポーレンエキス投与ラット：腺上皮は立方体状で，腺腔の炎症性細胞浸潤は減少している．間質は，少量のリンパ球や単球および線維芽細胞による軽度の線維化を伴う軽度の増殖を示す．

図1 慢性前立腺炎モデルラットに対する効果．HE 染色像（文献2より）

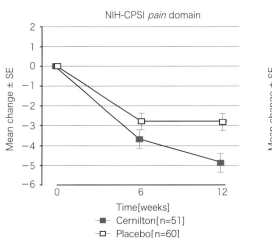
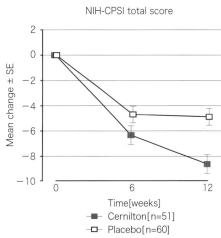

図2 炎症性慢性前立腺炎/骨盤疼痛症候群患者における慢性前立腺炎症状スコアの低下効果（文献10より）

4) 伊藤隆太，野口桂一，山下彰三 ほか：Cernitin pollen- extract（Cernilton®）の抗炎症作用．応用薬理 28：55-65, 1984.
5) 永嶌晃子，石井 誠，吉永雅一 ほか：Cernitin pollen- extract（Cernilton®）の無麻酔下ラット膀胱機能に対する作用．薬理と治療 26：1801-1806, 1998.
6) 木村正康，木村郁子：花粉の薬理－排尿作用の薬理学的うらづけ－．医学と薬学 15：521-532, 1986.
7) 伊藤隆太，石井 誠，山下彰三 ほか：Cernitin pollen- extract（Cernilton®）の抗前立腺作用．応用薬理 31：1-11, 1986.
8) セルニルトン錠文献集：1968.
9) 鈴木孝憲，黒川公平，真下 透 ほか：慢性前立腺炎に対するセルニルトンの臨床効果．泌尿紀要 38：489-494, 1992.
10) Wagenlehner F.M.E., Schneider H., Ludwig M. et.al：A Pollen Extract（Cernilton）in Patients with Inflammatory Chronic Prostatitis–Chronic Pelvic Pain Syndrome: A Multicentre, Randomised, Prospective, Double-Blind, Placebo-Controlled Phase 3 Study. Eur Urol 56：544-551, 2009.

【佐藤 茂】

VI. 下部尿路症状治療薬 2. BPH治療薬

パラプロスト®
(L-グルタミン酸, L-アラニン, グリシン：
L-Glutamic Acid, L-Alanine, Glycine)

---

1. 適応疾患と製品例
　前立腺肥大に伴う排尿障害, 残尿および残尿感, 頻尿
　パラプロスト®配合カプセル

2. 区　　分
　泌尿器官用剤
　排尿障害治療剤

3. 作用機序と特徴
　パラプロストは, 3種の非必須天然アミノ酸(グリシン, L-アラニン, L-グルタミン酸)を配合した製剤である.

　J. C. Gant と R. J. Savignac は3種の非必須天然アミノ酸(グリシン, L-アラニン, L-グルタミン酸)の配合剤についてアレルギー患者への効果を検討していたところ, 下部尿路症状の軽快した1例を偶然発見した. 1958年, H. M. Feinblattと J. C. Gant は, 新たに良性前立腺肥大症を対象としたクロスオーバー試験を実施し, 排尿障害等の下部尿路症状の改善に効果を認めた. また F. Damrau は1962年にこれを追試して同様な結果を得た.

　なお, 本剤の薬理作用として神経系に及ぼす作用, 抗浮腫作用, 抗炎症作用, 代謝改善作用などが類推されているが明確になっていない.

4. 臨床効果
　プラセボとの二重盲検比較試験またはクロスオーバー比較試験を含む11施設における前立腺肥大症195例を対象とした臨床試験において, 症状別有効率(消失又は軽快)は**表1**のとおりであった[1]~[10].

　本剤に含まれる1種または2種のアミノ酸を対照とした二重盲検比較試験の結果, 本剤の有効性が示された(**表2**)[11][12].

5. 用　　法
　通常1回2カプセル, 1日3回経口投与する. なお, 症状により適宜増減する.

6. 副作用
　胸やけ, 胃部膨満感, 頭痛, 胃痛, 食思不振, 嘔気など

■文　　献

1) 平川十春, 藤本洋治, 福重　満：前立腺肥大症に対するPPCの使用経験. 新薬と臨床 18：715, 1969.
2) 西村保昭：前立腺肥大症並びに女子膀胱症状に対するPPCの使用経験. 泌尿器科紀要 15：127, 1969.
3) 山内秀一郎, 開田峯吉, 辻　広：前立腺疾患に対するP.P.C.の試用経験. 泌尿器科紀要 14：633, 1968.
4) 石神襄次, 黒田清輝：前立腺肥大症に対するPPCの使用経験. 泌尿器科紀要 15：68, 1969.
5) 古本　肇：前立腺肥大症に対するPPCの使用経験. 新薬と臨床 18：1028, 1969.
6) 志賀弘司, 熊木栄一, 今村　全：前立腺肥大症に対するアミノ酸治療. 泌尿器科紀要 14：625, 1968.
7) 伊藤一元, 河辺香月, 小島弘敬：アミノ酸剤(PPC)による前立腺疾患の治験. 新薬と臨床 18：564, 1969.
8) 野中　博, 渡辺哲男, 高須秀彦 ほか：前立腺肥大症に対するPPCの使用経験. 新薬と臨床 17：1145, 1968.
9) 津田正明：前立腺肥大症に対するアミノ酸剤(P.P.C.)の使用経験. 診療と保険 10：1537, 1968.
10) 杉浦　弌, 島谷政佑：前立腺肥大症に対するPPCの治験. 泌尿器科紀要 15：450, 1969.
11) 島谷正佑, 杉浦　弌：前立腺肥大症に対するPPCの治験. 泌尿器科紀要 16：231, 1970.
12) 水本龍助, 身吉隆雄, 吉田桂一：前立腺肥大症に対するパラプロストの臨床的効果. 診療 23：1530, 1970.

4）パラプロスト®（L- グルタミン酸，L- アラニン，グリシン：L-Glutamic Acid, L-Alanine, Glycine）

表1　プラセボとの二重盲検比較試験およびクロスオーバー比較試験の集計

	消失	軽快	やや減少～不変	計	有効率（軽快以上）	
排尿困難	25	50	34	109	69%	75
頻尿	8	26	12	46	74%	34
夜間頻尿	11	35	31	77	60%	46
残尿感	18	23	15	56	73%	41
残尿 6～50mL	32	19	18	69	74%	51
尿閉	6	3	8	17	53%	9
直腸診	1	14	166	181	8%	15

（例数）

（文献1～10をもとに作表）

表2　1種または2種のアミノ酸を対照とした二重盲検比較試験結果

		改善	不変	合計	有効率
排尿困難	PPC	12	3	15	80.0%
	PA	2	10	15	33.3%
	PG	5	9	14	35.7%
頻尿	PPC	11	4	15	73.3%
	PA	4	11	15	26.7%
	PG	1	12	13	7.7%
残尿感	PPC	8	2	10	80.0%
	PA	3	9	12	25.0%
	PG	1	8	9	11.1%
残尿	PPC	7	4	11	63.6%
	PA	2	10	12	16.7%
	PG	0	10	10	0.0%

（例数）

PPC：1カプセル中 L- グルタミン酸 265mg，L- アラニン 100mg，グリシン 45mg
PA　：1カプセル中 L- グルタミン酸 265mg，L- アラニン 100mg
PG　：1カプセル中 L- グルタミン酸 265mg
＊：$p < 0.05$　　＊＊：$p < 0.01$　　　　　　　　　　　（文献11をもとに作表）

【中島　啓太】

VI. 下部尿路症状治療薬　2. BPH 治療薬

プロスタール®
（クロルマジノン酢酸エステル：
Chlormadinone Acetate）

---

1. 適応症と製品例
前立腺肥大症
プロスタール®錠 25
プロスタール®L 錠 50 mg
前立腺癌
プロスタール®錠 25

2. 区　　分
プロスタール®錠 25
ステロイド性抗アンドロゲン薬
前立腺肥大症・癌治療剤
プロスタール L 錠 50 mg
ステロイド性抗アンドロゲン薬
徐放性前立腺肥大症治療剤

3. 作用機序と特徴
クロルマジノン酢酸エステル（以下，CMA）は抗アンドロゲン作用を示し，ラットの前立腺へのテストステロンの取り込みを阻害[1]および in vitro での 5α−ジヒドロテストステロンとアンドロゲン受容体との結合を阻害する[2]ことにより前立腺細胞の増殖を抑制する（図1）．これらの機序により，去勢ラットにテストステロンを投与することによる前立腺重量増加を抑制する．また，正常成熟ラットの前立腺に対する縮小効果を示す[3]．

4. 臨床効果
プロスタール®L 錠 50 mg（以下，L 錠）は CMA の徐放化製剤であり，プロスタール®錠 25（以下，錠 25）が 1 日 2 回の用法であるのに対し，1 日 1 回で錠 25 と同レベルの前立腺縮小効果および臨床症状改善効果を示す[4]．L 錠を前立腺肥大症（以下，BPH）患者（n=126）に投与した研究において，前立腺推定重量は 16 週投与で 25.1%，24 週投与で 29.7% 減少することが示されている[5]．

BPH 患者（n=111）に L 錠または錠 25（以下，

本剤）50 mg/ 日を 16 週間投与後 32 週間休薬する研究において，国際前立腺スコア（IPSS）の合計は，投与前と比べて投与 8 週で有意に改善を示し，この効果は休薬 32 週まで継続している（p<0.05）．最も改善を示すのは休薬 8 週である（図2）．また，IPSS における蓄尿症状，排尿症状および QOL スコアに関しても同様の推移を示し，さらに本研究の対象患者の約 8 割は α_1 遮断薬既治療併用例であるが，IPSS の合計および QOL スコアの改善パターンは α_1 遮断薬未治療本剤単独投与例と差を認めない[6]．なお，血清 PSA 値は本剤投与 8 週で投与前値から約 56% 低下し，休薬 32 週で投与前値まで回復することも示されている[7]．

5. 用　　法
・プロスタール®錠 25
クロルマジノン酢酸エステルとして，1 回 25 mg（1 錠）を 1 日 2 回食後に経口投与する．
・プロスタール® L 錠 50 mg
通常，成人にはクロルマジノン酢酸エステルとして 1 回 50 mg（1 錠）を 1 日 1 回食後経口投与する．

6. 副作用
ポテンツ低下，性欲減退，貧血，消化管障害，肝臓・胆管系障害など

■文　　献
1) 伊藤善一，黒沢　功，山中英寿　ほか：酢酸クロルマジノンのアンチアンドロゲン作用　特にその作用機序解明に関する研究．日本泌尿器科学会雑誌 68：537-552, 1977.
2) 五反田浩太郎，新保　淳，中野洋一　ほか：副腎性アンドロゲン投与下におけるラット前立腺に対する chlormadinone acetate の効果．診療と新薬 36：277-283, 1999.
3) 三枝　衛，樟谷正朗，高橋洋夫　ほか：Chlormadinone acetate のラット前立腺萎縮作用：基礎と臨床 11：550-555, 1977.
4) 志田圭三，小柳知彦，熊本悦明　ほか：前立腺肥大症に対する TZP-61 の臨床効果−プロスタール錠 25 を対照とした二重盲検試験−．臨床医薬 4：1145-1164, 1988.
5) 阿曽佳郎，本間之夫，熊本悦明　ほか：5α-Reductase 阻害剤 MK-906 の前立腺肥大症に対する臨床第Ⅲ相試験−酢酸クロルマジノン徐放錠を対照薬とする二重盲検群間比較試験−　泌尿器外科 8；237-256, 1995

122

5）プロスタール®（クロルマジノン酢酸エステル：Chlormadinone Acetate）

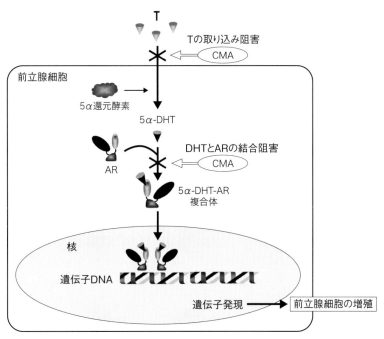

図1　クロルマジノン酢酸エステル（CMA）の前立腺細胞に対する抗アンドロゲン作用
T：テストステロン，5α-DHT：5α-ジヒドロテストステロン，AR：アンドロゲン受容体

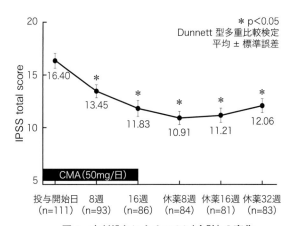

図2　本剤投与による IPSS（合計）の変化
多施設共同前向き試験（文献6をもとに作図）

6) Fujimoto K, Hirao Y, Ohashi Y, et al：The Effects of Chlormadinone Acetate on Lower Urinary Tract Symptoms and Erectile Functions of Patients with Benign Prostatic Hyperplasia: A Prospective Multicenter Clinical Study. Adv Urol. 2013, ：Article ID 584678. 2013.

7) 藤本清秀，平尾佳彦，大橋靖雄　ほか：酢酸クロルマジノン投与による前立腺肥大症患者の血清PSA値およびテストステロン値の変動－多施設共同前向き臨床研究．泌尿器科紀要 57：177-183, 2011.

【水上　淳】

VI. 下部尿路症状治療薬　2. BPH 治療薬

アボルブ®
(デュタステリド：Dutasteride)

1. 適応疾患と製品例

前立腺肥大症

アボルブ®カプセル 0.5 mg

2. 区　　分

5α 還元酵素阻害薬

前立腺肥大症治療薬

3. 作用機序と特徴

前立腺肥大に関与する主なアンドロゲンはジヒドロテストステロン(DHT)である．DHT は，テストステロンから 5α 還元酵素によって変換される．5α 還元酵素には 1 型および 2 型の 2 つのアイソザイムが存在し，前立腺にはその両方が発現している．

デュタステリド(以下，本剤)は 5α 還元酵素の両アイソザイムを阻害し，前立腺組織中の DHT 濃度を低下させることにより，前立腺体積を減少させる．

国内第 II 相試験では，投与 24 週後に血清中 DHT 濃度が 89.7% 減少した(図 1)[1]．

4. 臨床効果

日本人の前立腺肥大症患者 378 例を対象に，本剤 0.5mg もしくはプラセボを 1 日 1 回 52 週間投与した国内第 III 相試験では，本剤投与群はプラセボ群に比して，国際前立腺症状スコア(IPSS)が有意に改善し(p=0.003，図 2A)，前立腺体積が有意に減少した(p<0.001，図 2B)．また，最大尿流量も有意に増加した(変化量：プラセボ群 0.7mL/s，本剤投与群 2.2mL/s，p<0.001)[2]．

海外の前立腺肥大症患者 4,844 例を対象に，本剤＋ α_1 遮断薬の併用療法，本剤単剤療法，α_1 遮断薬単剤療法を 4 年間実施した CombAT 試験では，併用療法群(以下，併用群)は α_1 遮断薬単剤療法群(以下，α_1 群)に比して，急性尿閉または前立腺肥大症に関連した手術の相対リスクが有意に減少し(p<0.001，図 3A)，IPSS $\geqq$ 4 点の症状悪化の相対リスクも有意に減少した(減少率：41.3%，p<0.001)[3]．また，IPSS についても総スコア(図 3B)，蓄尿症状スコア(変化量：併用群・−1.4，α_1 群・−2.3)，排尿症状スコア(変化量：併用群・−2.4，α_1 群・−4.0)，QOL スコア(変化量：併用群・−1.1，α_1 群・−1.5)がいずれも有意に改善した(いずれも p<0.001)[4]．

本剤は，男性下部尿路症状・前立腺肥大症診療ガイドラインの中で，前立腺肥大症に対する薬物治療として，α_1 遮断薬との併用で推奨グレード A(行うよう強く勧められる)とされている．

5. 用　　法

通常，成人にはデュタステリドとして 1 回 0.5mg を 1 日 1 回経口投与する．

6. 副作用

国内臨床試験において，調査症例 403 例中 44 例(10.9%)に臨床検査値異常を含む副作用が報告された．その主なものは，勃起不全 13 例(3.2%)，リビドー減退 7 例(1.7%)，乳房障害(女性化乳房，乳頭痛，乳房痛，乳房不快感)6 例(1.5%)であった(承認時)．

重大な副作用として，AST(GOT)，ALT(GPT)，ビリルビンの上昇等を伴う肝機能障害や黄疸があらわれることがある．

■文　　献

1) 塚本泰司，白井　尚，酒本貞昭　ほか：前立腺肥大症男性における排尿症状および蓄尿症状に対するデュタステリドの効果．泌尿紀要 55(4)：209-214, 2009.

2) Tsukamoto T, Endo Y, Narita M：Efficacy and safety of dutasteride in Japanese men with benign prostatic hyperplasia. Int J Urol 16：745-750, 2009.

3) Roehrborn CG, Siami P, Barkin J et al：The Effects of Combination Therapy with Dutasteride and Tamsulosin on Clinical Outcomes in Men with Symptomatic Benign Prostatic Hyperplasia: 4-Year Results from the CombAT Study. Eur Urol 57：123-131, 2010.

4) Montorsi F, Roehrborn C, Garcia-Penit J, et al：The effects of dutasteride or tamsulosin alone and in combination on storage and voiding symptoms in men with lower urinary tract symptoms (LUTS) and benign prostatic hyperplasia (BPH): 4-year data from the Combination of Avodart and Tamsulosin (CombAT) study. BJU Int 107：1426-1431, 2011.

6）アボルブ®（デュタステリド：Dutasteride）

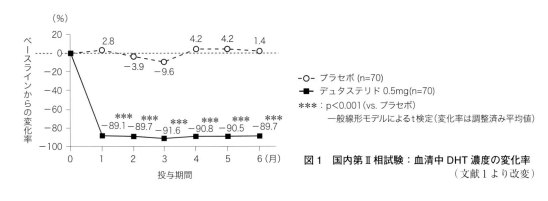

図1　国内第Ⅱ相試験：血清中DHT濃度の変化率
（文献1より改変）

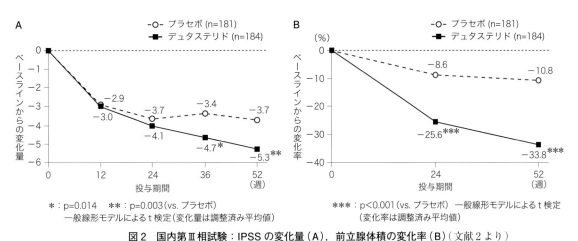

図2　国内第Ⅲ相試験：IPSSの変化量（A），前立腺体積の変化率（B）（文献2より）

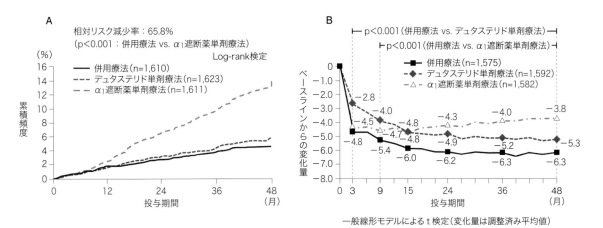

図3　CombAT試験：急性尿閉または前立腺肥大症に関連した手術の累積頻度（A），IPSSの変化量（B）
（文献3，4より）

【グラクソ・スミスクライン（株）】

VI. 下部尿路症状治療薬　3. 抗コリン薬

ポラキス®錠
（オキシブチニン塩酸塩：
Oxybutynin Hydrochloride）

1. 適応疾患と製品例[1]

神経因性膀胱および不安定膀胱（無抑制収縮を伴う過緊張性膀胱状態）状態における頻尿，尿意切迫感，尿失禁

ポラキス錠1，ポラキス錠2，ポラキス錠3

2. 区　分

ムスカリン受容体遮断およびカルシウム拮抗剤
尿失禁・頻尿治療剤

3. 作用機序と特徴[1]〜[4]

抗ムスカリン作用およびカルシウム拮抗作用を併せ持ち，選択的かつ強力的に膀胱平滑筋に作用し，膀胱の過緊張状態を抑制する．また，本剤の作用時間は短く，蓄積性はない（図1，図2）．

4. 臨床効果

頻尿，尿意切迫感，尿失禁を主訴とする神経因性膀胱（319例），不安定膀胱（168例）に対する有効率（有効以上）は神経因性膀胱56.7%，不安定膀胱57.1%であった[1]．

神経因性膀胱，不安定膀胱患者を対象としたプラセボとの二重盲検比較試験で，改善率（改善以上）は，神経因性膀胱47.1%（32/68），不安定膀胱60.0%（12/20）であった[5]．

成人の神経因性膀胱，不安定膀胱患者に対し，初発尿意量，最大膀胱容量を増加させた[6][7]．

5. 用　法

通常成人1回オキシブチニン塩酸塩として2〜3mgを1日3回経口投与する．

なお，年齢，症状により適宜増減する．

6. 副作用[1]

頻度が高い副作用：口渇（口腔内乾燥），排尿困難

重大な副作用：血小板減少，麻痺性イレウス，尿閉

7. 処方例（禁忌）

1）明らかな下部尿路閉塞症状である排尿困難・尿閉等を有する患者，2）緑内障の患者，3）重篤な心疾患のある患者，4）麻痺性イレウスのある患者，5）衰弱患者又は高齢者の腸アトニー，重症筋無力症の患者，6）授乳婦，7）本剤成分に対し過敏症の既往歴のある患者．

8. その他の注意

本剤の抗ムスカリン作用およびカルシウム拮抗作用によるその他の副作用や，併存疾患への影響に注意する（表1）．

視調節障害，眠気を起こすことがあるので，本剤投与中の患者には，自動車の運転等危険を伴う機械の操作に注意させる．

高齢者に投与する場合には少量から投与し，観察を十分行うとともに，過量投与にならぬよう注意する．なお，本剤は，高齢者の安全な薬物療法ガイドライン2015（日本老年医学会）[8]において，75歳以上の高齢者および75歳未満でもフレイルあるいは要介護状態の高齢者を対象とする「特に慎重な投与を要する薬物」の1つとして取り上げられており，そのような高齢者には可能な限り使用しない（代替薬として他のムスカリン受容体拮抗薬の使用）ことが推奨されている．

■文　献

1) ポラキス®錠1　ポラキス®錠2　ポラキス®錠3医薬品インタビューフォーム　サノフィ株式会社（2013年10月改定）.
2) 渡辺　潔，黛　清，笠間俊男：Oxybutynin hydro-chloride の消化管およびぼうこう運動に対する作用. 応用薬理 31（5）：995-1006, 1986.
3) 黛　清，渡辺　潔，田丸健次　ほか：Oxybutynin hydro-chloride の膀胱および尿道に対する作用. 日薬理誌 87（5）：557-571, 1986.
4) 会田陽子，金子洋子，笠間俊男：Oxybutynin hydro-chloride の摘出平滑筋（回腸，膀胱および尿道）に対する作用. 日薬理誌 87（6）：629-639, 1986.
5) 小柳知彦，高松恒夫，熊本悦明　ほか：神経因性ぼうこう，不安定ぼうこうに対する塩酸オキシブチニン（KL007錠）の臨床評価 プラセボの二重盲検群間比較試験. 西日本泌尿器科 48（3）：1051-1072, 1986.
6) 服部孝道，安田耕作，平山惠造：無抑制収縮を有する神経因性膀胱に対する oxybutynin hydrochloride の治療効果. 神経内科治療 2（4）：335-343, 1985.
7) 東間　紘，中村倫之助：神経因性膀胱に対する塩酸オ

1）ポラキス®錠（オキシブチニン塩酸塩：Oxybutynin Hydrochloride）

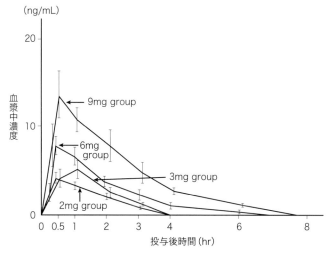

図1 健康成人男子に本剤2〜9mgを単回経口投与したときのオキシブチニンの血漿中濃度推移
n＝6，平均値±標準偏差　（文献1より）

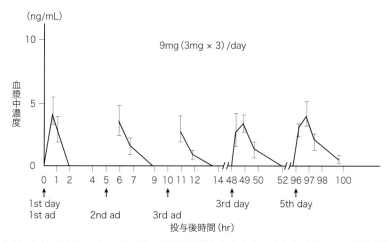

図2 健康成人に本剤1回3mgを1日3回5日間連続投与したときのオキシブチニンの血漿中濃度推移
n＝5　（文献1より）

表1　本剤との相互作用−併用注意

薬剤名等	臨床症状・措置方法	機序・危険因子
抗コリン剤 三環系抗うつ剤 フェノチアジン系薬剤 モノアミン酸化酵素阻害剤	口渇，便秘，排尿困難，目のかすみ等の副作用が増強されるおそれがある．	抗コリン作用が増強されるおそれがある．

（文献1より）

キシブチニンの臨床効果．泌尿紀要 32(6)：907-911，1986．
8）日本老年医学会，高齢者薬物療法のガイドライン作成のためのワーキンググループ（編）：高齢者の処方適正化スクリーニングツール．高齢者の安全な薬物療法ガイドライン 2015．pp18-27，メジカルビュー社，東京，2016．

【菅谷　公男】
協力：サノフィ（株）

VI. 下部尿路症状治療薬　3. 抗コリン薬

ネオキシ®テープ
（オキシブチニン塩酸塩：
Oxybutynin Hydrochloride）

1. 適応疾患と製品例

過活動膀胱における尿意切迫感，頻尿および切迫性尿失禁

ネオキシ®テープ 73.5 mg

2. 区　　分

抗コリン薬

経皮吸収型　過活動膀胱治療剤

3. 作用機序と特徴

オキシブチニンはムスカリン（M）受容体拮抗薬であり，アセチルコリン（ACh）が M 受容体へ結合することを競合的に阻害する．また，オキシブチニンは M 受容体に対し非選択的であり，膀胱平滑筋（排尿筋）に存在する M 受容体に作用し，膀胱平滑筋の不随意収縮（意思に関係ない膀胱の収縮：排尿筋過活動）を抑制する．

4. 臨床効果

ネオキシ®テープ（以下，本剤）は日本初の経皮吸収型過活動膀胱治療剤である．

本剤の第III相比較試験では，1 日あたりの平均排尿回数の変化量は本剤群がプラセボ群に比べて有意に減少した．また，プロピベリン塩酸塩群（経口剤）に対する非劣性を検討したところ，変化量の平均値の差は −0.04 回／日〔95 % CI：−0.28 〜0.21〕であり 95 %信頼区間の上限値は非劣性の限界値である 0.37 回／日を下回ったことから，プロピベリン塩酸塩群に対する本剤群の非劣性が認められた（図 1）．本剤群はキング健康調査票による QOL スコアの変化量のドメインスコアの 9 項目のうち「全般的健康感」を除く 8 項目において，プラセボ群と比較してドメインスコアが有意に改善した[1]．副作用発現率は本剤群 51.2 %（293／572 例），プロピベリン塩酸塩群 32.3 %（186／576 例）およびプラセボ群 20.2 %（77／381 例）であった．副作用のうち，治験薬投与部位に発現した副作用の発現率は，本剤群 40.2 %（230／572 例），プロピベリン塩酸塩群 10.1 %（58／576 例）およびプラセボ群 8.9 %（34／381 例）であった．いずれかの投与群で発現率が 2 %以上の副作用を表 1 に示す[1]．第III相長期投与試験では，平均排尿回数は減少し，その効果は 52 週間持続した[2]．

なお，過活動膀胱診療ガイドライン［第 2 版］の中で，オキシブチニン経皮吸収型製剤は過活動膀胱（頻尿・尿失禁）の治療薬として推奨グレード A（強い根拠があり，行うよう強く勧められる）と記載されている[3]．

5. 用　　法

通常，成人に対し本剤 1 日 1 回，1 枚（オキシブチニン塩酸塩として 73.5 mg）を下腹部，腰部又は大腿部のいずれかに貼付し，24 時間毎に貼り替える．なお，本剤の貼付による皮膚刺激を避けるため，貼付箇所を毎回変更すること（図 2）．

6. 副作用

適用部位皮膚炎，口内乾燥，適用部位紅斑，適用部位そう痒感，便秘，好酸球百分率増加など

7. 処方例

年齢 50 歳女性，初診，尿意切迫感を主症状とする過活動膀胱と診断された症例に対して，

本剤 1 枚　1 日 1 回貼付．

■文　　献

1) 久光製薬株式会社：ネオキシ®テープ 73.5 mg 承認時評価資料第III相比較試験．
2) 久光製薬株式会社：ネオキシ®テープ 73.5 mg 承認時評価資料第III相長期投与試験．
3) 日本排尿機能学会，過活動膀胱診療ガイドライン作成委員会（編）：オキシブチニン経皮吸収型製剤．過活動膀胱診療ガイドライン 第 2 版，pp139-140，リッチヒルメディカル，東京，2015.

2）ネオキシ®テープ（オキシブチニン塩酸塩：Oxybutynin Hydrochloride）

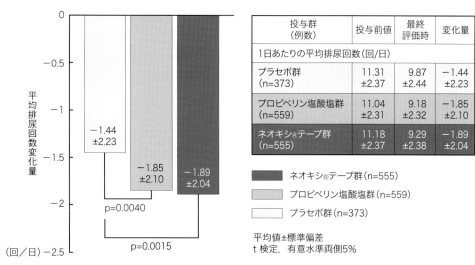

図1　ネオキシ®テープ第Ⅲ相比較試験（二重盲検比較試験）：1日あたりの平均排尿回数の変化量
過活動膀胱患者1,530例を対象とした．（文献1より）

表1　ネオキシ®テープ第Ⅲ相比較試験（二重盲検比較試験）：副作用発現率（いずれかの投与群で発現率が2%以上の副作用）

	プラセボ群 (n=381)		プロピベリン塩酸塩群 (n=576)		ネオキシ®テープ群 (n=572)	
	発現例数	発現率 (%)	発現例数	発現率 (%)	発現例数	発現率 (%)
適用部位皮膚炎[注]	20	5.2	34	5.9	182	31.8
適用部位紅斑[注]	4	1.0	7	1.2	32	5.6
口内乾燥	6	1.6	75	13.0	36	6.3
便秘	3	0.8	27	4.7	4	0.7
適用部位そう痒感[注]	9	2.4	18	3.1	18	3.1

注）治験薬投与部位に発現した副作用　　過活動膀胱患者1,530例を対象とした．（文献1より）

〔貼りかえ例〕

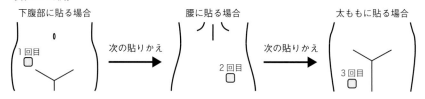

1回目の貼る場所は下腹部，2回目の貼る場所は腰というように，原則，場所をかえて貼ってください．
4回目以降も違う場所に貼りかえてください．

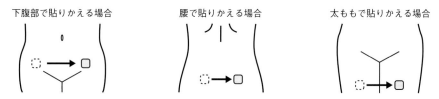

同じ場所の中で貼りかえる場合は，貼りかえるごとに貼る位置を必ずかえてください．

図2　ネオキシ®テープの貼りかえ例

【松本　雄一】

VI. 下部尿路症状治療薬　3. 抗コリン薬

バップフォー®
（プロピベリン塩酸塩：
Propiverine Hydrochloride）

---

1. 適応疾患と製品例

・下記疾患又は状態における頻尿，尿失禁

神経因性膀胱，神経性頻尿，不安定膀胱，膀胱刺激状態（慢性膀胱炎，慢性前立腺炎）

・過活動膀胱における尿意切迫感，頻尿および切迫性尿失禁

バップフォー錠10mg，20mg（図1）

バップフォー細粒2%（図1）

2. 区　分

尿失禁・頻尿治療剤

3. 作用機序と特徴

プロピベリン塩酸塩は，抗コリン作用およびカルシウム拮抗作用により，膀胱平滑筋の異常収縮を抑制し，膀胱容量を増加させる（図2）[1]。

4. 臨床効果

1）プロピベリン塩酸塩は，「過活動膀胱」に加え「神経因性膀胱，神経性頻尿，不安定膀胱，膀胱刺激状態」における頻尿・尿失禁を改善する（図3）。

2）プロピベリン塩酸塩は，過活動膀胱診療ガイドラインの中で，頻尿および尿失禁に対する薬物治療として推奨グレードAに指定されている[2]。

3）前立腺肥大症患者で過活動膀胱を併発し，蓄尿症状を有する患者に対してα_1遮断薬とプロピベリン塩酸塩の併用試験（TAABO試験）が実施され，有効性と安全性が報告されている[3]。

4）混合性尿失禁（切迫性尿失禁と腹圧性尿失禁を合わせ持つ）患者に対してプロピベリン塩酸塩の臨床研究が実施され，有効性と安全性が報告されている[4][5]。

5. 用　法

通常，成人にはプロピベリン塩酸塩として20mgを1日1回食後経口投与する。年齢，症状により適宜増減するが，効果不十分の場合は，20mgを1日2回まで増量できる。

6. 副作用

初回承認時における副作用発現率は20.9%で，主な副作用は口渇9.0%，便秘2.5%，腹痛2.1%等の消化器症状，排尿困難3.6%，尿閉1.0%等の泌尿器系症状，眼調節障害1.2%等，主な臨床検査値の異常変動はALT上昇1.0%，AST上昇0.5%等であった。

7. 処方例

年齢60歳女性，初診で尿意切迫感，頻尿および切迫性尿失禁が主訴の例に対してプロピベリン塩酸塩20mgを1日1回食後経口投与する。

その後，尿意切迫感および頻尿はやや改善したが，まだ効果不十分な場合はプロピベリン塩酸塩20mgを1日2回食後経口投与する。

■文　献

1) 南里真人，金子　茂，上野　精　ほか：塩酸プロピベリン（バップフォー錠）の研究開発から現在まで．泌尿器外科 16：1101-1108, 2003.

2) 日本排尿機能学会，過活動膀胱診療ガイドライン作成委員会（編）：過活動膀胱診療ガイドライン 第2版. pp140-141，リッチヒルメディカル，東京，2015.

3) Nishizawa O, Yamaguchi O, Takeda M et al：Randomized Controlled Trial to Treat Benign Prostatic Hyperplasia with Overactive Bladder Using an Alpha-blocker Combined with Anticholinergics. LUTS 3：29-35, 2011.

4) Dorschner W, Stolzenburg JU, Griebenow R et al：Efficacy and cardiac safety of propiverine in elderly patients: a double-blind, placebo-controlled clinical study. Eur Urol 37：702-708, 2000.

5) Sugaya K, Sekiguchi Y, Satoh T et al：Effect of propiverine hydrochloride on stress urinary incontinence. Int J Urol 21：1022-1025, 2014.

3) バップフォー®（プロピベリン塩酸塩：Propiverine Hydrochloride）

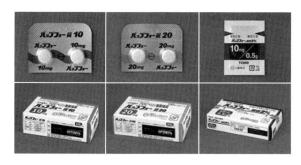

図1　製品写真
バップフォー錠10　図左
バップフォー錠20　図中央
バップフォー細粒2%　図右

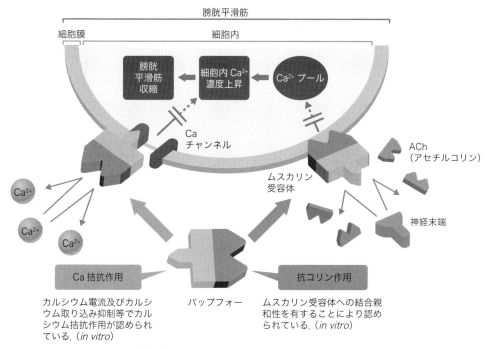

図2　プロピベリン塩酸塩（バップフォー）の作用メカニズム
　プロピベリン塩酸塩は，抗コリン作用とCa拮抗作用の2つの作用により，膀胱の異常収縮を抑制すると考えられている．(文献1より)

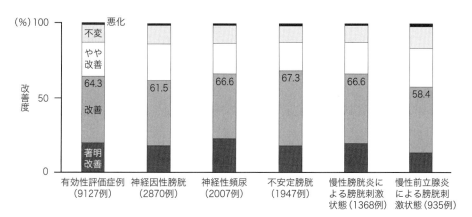

図3　プロピベリン塩酸塩（バップフォー）の使用成績調査（社内資料による）
カラム中の数値：有効率（「改善」以上）

【南里　真人】

VI. 下部尿路症状治療薬　3. 抗コリン薬

ベシケア®
（コハク酸ソリフェナシン：Solifenacin）

1．適応疾患と製品例 ·····························

過活動膀胱における尿意切迫感，頻尿および切迫性尿失禁

ベシケア錠 2.5mg，5mg

ベシケア OD 錠 2.5mg，5mg

2．区　　分 ································

過活動膀胱治療剤

3．作用機序と特徴 ·····················

ソリフェナシン（以下，本剤）は，膀胱のムスカリン M3 受容体拮抗作用を示すことで，膀胱の異常な収縮を抑制し，過活動膀胱の症状を改善する．

ラットなどの基礎実験において本剤は唾液分泌に比べ膀胱内圧上昇抑制作用の方が6.5倍強いという結果が示されており，高い膀胱選択性が確認されている[1]．この膀胱選択性と用量依存的な拮抗作用により，全身性の抗コリン作用を抑えつつ，通常用量の5mgから10mgまで増量が可能となっている．

また，本剤はその有効性と安全性の高さにより過活動膀胱診療ガイドラインの中で，推奨グレード A（行うよう強く勧められる）を取得し，過活動膀胱の初期治療薬の一つとして位置づけられている[2]．

4．臨床効果 ·····························

国内第三相試験において，投与前に比べ24時間当たりの平均で，尿意切迫感回数を−2.4±2.9回，排尿回数を−1.9±2.0回，切迫性尿失禁回数を−1.6±2.1回という改善を示している．これはプラセボに比べて有意な改善を示しており，過活動膀胱に対する確実な効果が確認されている[3]（図1A，B，C）．

また，52週の長期投与試験において，5mg投与8週時点で効果不十分であった症例に対して10mgへ増量したところ，16週時点でさらなる改善が示され，効果不十分例に対する増量効果が確認された（図2）．また10mg増量群で最終来院時点まで，治療を継続した患者の割合は75%であり，安全性に問題が無いことも確認されている[4]．

さらに，ミラベグロン50mgを基準に置いた過活動膀胱治療薬のネットワークメタ解析において，本剤10mgのみが有意に高い症状改善効果を示している[5]．

5．用　　法 ·····························

通常，成人にはコハク酸ソリフェナシンとして5mgを1日1回経口投与する．

なお，年齢，症状により適宜増減するが，1日最高投与量は10mgまでとする．

6．副作用 ·····························

国内の臨床試験における主な副作用は，口内乾燥28.3%，便秘14.4%，霧視3.3%であった．

7．処方例 ·····························

・年齢68歳女性，頻尿を主訴として来院

・尿意切迫感および切迫性尿失禁あり

・残尿量25mLで排尿困難や排尿時の痛みは無し

本症例に対して過活動膀胱と診断し，

本剤5mgOD錠　分1投与．

2週間後に改善傾向が確認されたが，4週後に症状残存のため10mgへ増量し，分1投与．

■文　献

1）　大竹昭良，箭内広子，鵜飼政志　ほか：新規過活動膀胱治療薬コハク酸ソリフェナシン（ベシケア®錠）の in vitro および in vivo 膀胱組織選択性．薬理と治療 36（2）：119 -128, 2008.

2）　日本排尿機能学会，過活動膀胱診療ガイドライン作成委員会（編）：ソリフェナシン．過活動膀胱診療ガイドライン 第2版，pp143-145，リッチヒルメディカル，東京，2015.

3）　Yamaguchi O, Marui E, Kakizaki H, et al：Randomized, double-blind, placebo- and propiverine-controlled trial of the once-daily antimuscarinic agent solifenacin in Japanese patients with overactive bladder. BJU Int 100：579-587, 2007.

4）　山口　脩：コハク酸ソリフェナシン長期投与試験．薬理と治療 34（suppl-1）：69-86, 2006.

5）　Maman K, Aballea S, Nazir J, et al：Comparative

4）ベシケア®（コハク酸ソリフェナシン：Solifenacin）

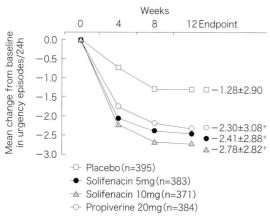

図1A　国内第三相試験における24時間あたりの尿意切迫感の変化量（文献3より）

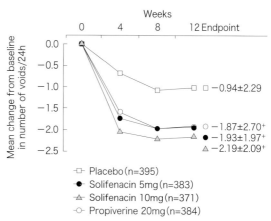

図1B　国内第三相試験における24時間あたりの排尿回数の変化量（文献3より）

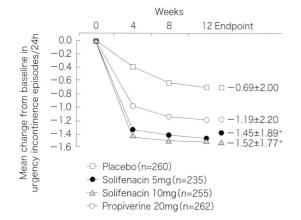

図1C　国内第三相試験における24時間あたりの切迫性尿失禁の変化量（文献3より）

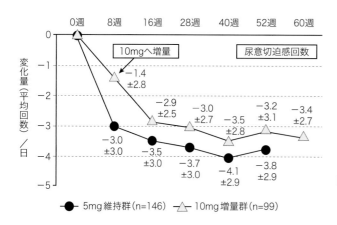

図2　国内長期投与試験における5mg維持群，10mg増量群の尿意切迫感回数の変化量
（文献4をもとに作図）

efficacy and safety of medical treatments for the management of overactive bladder：a systematic literature review and mixed treatment comparison. Eur Urol 65：755-765, 2014.

【菅谷　公男】
協力：アステラス製薬（株）

VI. 下部尿路症状治療薬　3. 抗コリン薬

ウリトス®，ステーブラ®
（イミダフェナシン：Imidafenacin）

---

1. 適応疾患と製品例

過活動膀胱

ウリトス®錠0.1mg

ウリトス®OD錠0.1mg

2. 区　　分

過活動膀胱治療剤

3. 作用機序と特徴

イミダフェナシン（以下，本剤）はin vitroにおいてムスカリン受容体サブタイプM3およびM1に対して拮抗作用を示し，膀胱においてはM1拮抗作用によるアセチルコリン遊離抑制とM3拮抗作用による膀胱平滑筋収縮抑制作用を示す．唾液腺の分泌抑制作用に比べ膀胱収縮抑制作用が相対的に強く，臨床における本剤の有効性と安全性に寄与していることが推察される[1]．

本剤の特徴は，

・立ち上がりが早く（Tmax：1.5時間）半減期が短い（$t_{1/2}$：2.9時間）[2]．また，血漿中への蓄積性や主要代謝物の薬効は認められない[3]．

・OAB患者の夜間頻尿を有意に改善し，また睡眠の質に関わる就眠後第一排尿時間（HUS）を延長する[4]~[6]．

・1日0.2mgで効果不十分の場合，症状に合わせて朝0.1mg，もしくは夕0.1mgをオンデマンドに増量する使い方も可能（1日0.4mgまで増量可能）．

・軽度認知機能障害患者の認知症への移行率が低い[7]．

4. 臨床効果

本剤は，過活動膀胱診療ガイドライン（第2版）の中で，薬物治療として推奨グレードA（強い根拠があり，行うよう強く勧められる）に指定されている．

本剤の特徴の一つである夜間頻尿に対する効果では，夜間2回以上の排尿回数を有するOAB患者を対象にした試験の結果，本剤1日0.2mg，8週間投与により夜間頻尿は2.5回から2.0回へ有意に減少した（図1）．また就眠後第一排尿時間（HUS）の延長も認められ，ピッツバーグ睡眠質問票（Pittsburg Sleep Quality Index：PSQI），エップワース睡眠尺度（Epworth Sleepiness Scale）の有意な改善も認められた（EPOCH study）[4]．さらに夜間頻尿，PSQI総スコアの改善，HUS延長に加え，夜間頻尿に関連するQOL（夜間頻尿特異的質問票N-QOLスコア）の改善が認められた（図2）（EVOLUTION study）[5]．また，本剤の夜間頻尿への有用性を検証した研究では，治療後の夜間尿量の有意な減少も複数報告されている[8][9]．

オンデマンド増量に関しては，通常用量で夜間頻尿の改善が不十分な症例に対し，夕だけ0.1mgの増量，もしくは朝夕各0.1mgの増量でIPSS（夜間頻尿スコア）の有意な減少が認められ，90.3%の症例にIPSS夜間頻尿スコア1以上の減少が認められた．（DOSE　FLEX study）[10]．

認知機能に関しては，軽度認知障害又は認知症の疑いのある患者を対象とした1年間の市販後調査研究では簡易認知機能検査（MMSE）スコアの有意な低下は認められず，認知症への年間移行率は3.6%/年であった．この結果は過去に報告された疫学研究の結果（6.8～16.1%/年）を上回るものではなかった[7]．

5. 用　　法

通常，成人にはイミダフェナシンとして1回0.1mgを1日2回，朝食後および夕食後に経口投与する．効果不十分な場合は，イミダフェナシンとして1回0.2mg，1日0.4mgまで増量できる．

6. 副作用

口内乾燥・便秘・羞明・霧視・眠気・胃部不快感・残尿・排尿困難・頭痛など

7. 処方例

年齢65歳女性，排尿回数12回/日（昼間：9回，夜間：3回），尿失禁3回/日，尿意切迫感3回/日，残尿量0mL，問題がある病歴，症状，

5）ウリトス®，ステーブラ®（イミダフェナシン：Imidafenacin）

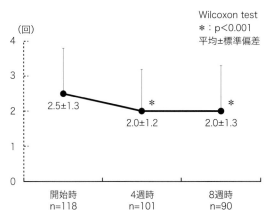

図1　夜間排尿回数に対する効果（排尿日誌）
（文献4より）

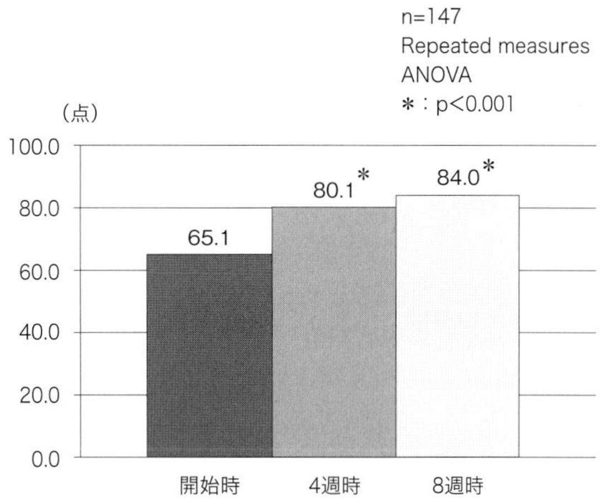

図2　N-QOL の推移 - 総スコア
（文献5より）

検査所見，血尿・膿尿なしで尿失禁と夜間頻尿が主訴の例に対して，

本剤0.2mg　分2食後投与．

1～2週間で尿失禁は改善したが，夜間頻尿が残存例に対して，

本剤0.3mg　分2（朝0.1mg〈1T〉，夕0.2mg〈2T〉）食後投与．

■文　献

1) 小林文義，谷下田雄一，山﨑貴信 ほか：新規膀胱選択的抗コリン薬：イミダフェナシン（KRP-197/ONO-8025）の薬理学的特長 - M3 および M1 受容体サブタイプに対する高親和性と既存の抗コリン薬との比較 - ．日本排尿機能学会誌 18：292-298, 2007.

2) 島田英世，矢船明史，芝田 仁 ほか：Imidafenacin（KRP-197/ONO-8025）の第Ⅰ相臨床試験 - 健康成人における Imidafenacin 単回投与時の安全性および薬物動態の検討 - ．臨床医薬 23：233-248, 2007.

3) 島田英世，芝田 仁，平原好文 ほか：Imidafenacin（KRP-197/ONO-8025）の第Ⅰ相臨床試験 - 健康成人における Imidafenacin 反復投与時の安全性および薬物動態の検討 - ．臨床医薬 23：249-262, 2007.

4) 武田正之，高橋 悟，西澤 理 ほか：過活動膀胱患者におけるイミダフェナシンの夜間頻尿治療効果と睡眠障害への影響に関する検討（EPOCH Study）．泌尿器外科 22：53-60, 2009.

5) 武田正之，高橋 悟，西沢 理 ほか：過活動膀胱患者に対するイミダフェナシンの夜間頻尿改善効果は睡眠障害および QOL 改善に貢献する（EVOLUTION Study）．泌尿器外科 23：1443-1452, 2010.

6) 長岡 明，櫻井俊彦，内藤 整 ほか：夜間頻尿を有する OAB 患者に対するイミダフェナシンの有用性の検討 - F'Y'USION STUDY - ．泌尿器外科 24：1649-1656, 2011.

7) R. Sakakibara, H. Hamano and H. Yagi：Cognitive safty and overall tolerability of Imidafenacin in clinical use：A long-term, open-label, post-marketing surveillance study. LUTS 6：138-144, 2014.

8) N. Wada, M. Watanabe, M. Kita, et al：Effect of Imidafenacin on nocturia and sleep disorder in patients with overactive bladder. Urol Int 89：215-221, 2012.

9) O. Yokoyama, A. Tsujimura, H. Akino, et al：Add-on anticholinergic therapy for residual nocturia in patients with lower urinary tract symptoms receiving $α_1$-blocker treatment：a multi-center, prospective, randomised study. World J Urol 33：659-667, 2015.

10) 鈴木康之，小針俊彦，高山俊政 ほか：夜間頻尿を有する過活動膀胱患者に対するイミダフェナシン増量に関する検討．泌尿器外科 29：537-544, 2016.

【清田　博己】

VI. 下部尿路症状治療薬　3. 抗コリン薬

デトルシトール®
（酒石酸トルテロジン：Tolterodine）

1. 適応疾患と製品例······················

過活動膀胱における尿意切迫感，頻尿および切迫性尿失禁

デトルシトールカプセル 4mg，2mg

2. 区　　分······························

抗コリン薬

過活動膀胱における尿意切迫感，頻尿および切迫性尿失禁症状の改善剤

3. 作用機序と特徴······················

トルテロジン（以下，本剤）は，日本で初めて「過活動膀胱」としての効能・効果が認められた抗コリン薬である．本剤およびその主代謝物である 5-ヒドロキシメチル トルテロジン（5-HMT）が，ムスカリン受容体サブタイプ（M1〜M5）に非選択な抗コリン作用を示す（表1）[1]．また，両化合物は，膀胱組織への移行性（図1）と，膀胱に発現するムスカリン受容体への結合親和性が高いのが特徴である[2]．

膀胱では，M2 と M3 が発現しており，アセチルコリンは M3 を介して膀胱の収縮を，M2 はノルアドレナリンによる膀胱弛緩のシグナルを阻害する（図2）．

抗コリン薬の作用は，膀胱の不随意収縮に関与する M3 の阻害が主と考えられていたが，動物実験で本剤と β_3 ノルアドレナリン受容体作動薬との併用で相乗作用が認められた[3]．本剤は，過活動膀胱（OAB）患者の膀胱で高発現している M2 と M3 の両方を抑え，症状をコントロールすると考えられる．

4. 臨床効果··························

本剤は，過活動膀胱診療ガイドライン［第2版］で推奨グレードは A とされた[4]．高齢者 OAB，前立腺肥大合併の OAB や重症 OAB 患者を含め，幅広い患者への有効性と安全性が検証されている．

尿意切迫感，頻尿および切迫性尿失禁を主訴とする日本人および韓国人の過活動膀胱患者を対象とした二重盲検比較試験の結果，試験全体および日本人の結果のいずれも，尿失禁回数／週の変化率，1日排尿回数，1回自排尿量の評価項目においてプラセボに対し有意に改善した[5]．

5. 用　　法··························

通常，成人には酒石酸トルテロジンとして 4mg を 1 日 1 回経口投与する．

なお，患者の忍容性に応じて減量する．

6. 副作用····························

口内乾燥，便秘，腹痛，消化不良，頭痛，眼球乾燥など

7. 処方例····························

年齢65歳女性，初診，尿意切迫感と切迫性尿失禁が主訴の例に対して，

本剤 4mg　分1朝食後投与．

■文　　献

1) Nilvebrant L, Gillberg PG, and Sparf B：Antimuscarinic potency and bladder selectivity of PNU-200577, a major metabolite of tolterodine. Pharmacol Toxicol 81(4)：169-172, 1997.

2) Pahlman I, Kankaanranta S, and Palmer L：Pharmacokinetics of tolterodine, a muscarinic receptor antagonist, in mouse, rat and dog. Interspecies relationship comparing with human pharmacokinetics. Arzneimittelforschung 51(2)：134-144, 2001.

3) Di Salvo J, Nagabukuro H, Wickham A, et al：Pharmacological Characterization of a Novel Beta3 Adrenergic Agonist, Vibegron: Evaluation of Anti-Muscarinic Receptor Selectivity for Optimal Combination Therapy for Overactive Bladder. J Pharmacol Exp Ther.(2016) Dec 13. pii: jpet. 116. 237313.

4) 日本排尿機能学会，過活動膀胱診療ガイドライン作成委員会（編）：過活動膀胱診療ガイドライン 第2版. リッチヒルメディカル，東京，2015.

5) Homma Y, Paick JS, Lee JG, et al：Clinical efficacy and tolerability of extended-release tolterodine and immediate-release oxybutynin in Japanese and Korean patients with an overactive bladder: a randomized, placebo-controlled trial. BJU Int 92(7)：741-747, 2003.

6）デトルシトール®（酒石酸トルテロジン：Tolterodine）

表1　チャイニーズハムスター卵巣細胞に発現させたヒトムスカリン受容体サブタイプに対する親和性

薬物	M1 Ki 値 (nM)	M2 Ki 値 (nM)	M3 Ki 値 (nM)	M4 Ki 値 (nM)	M5 Ki 値 (nM)
トルテロジン	3.0±0.2	3.8±0.7	3.4±0.8	5.0±0.8	3.4±0.8
5-HMT	2.3±0.2	2.0±0.5	2.5±0.5	2.8±0.2	2.9±0.4

データは5～6例の平均値±標準誤差，Ki：放射性リガンド結合試験で測定した薬物−受容体複合体の解離定数

（文献1より）

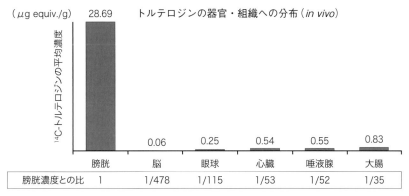

最高血漿中濃度（Cmax）に達した時（投与後30分）の各器官における ^{14}C-トルテロジンの濃度平均値

図1　トルテロジンの膀胱選択性（文献2より）

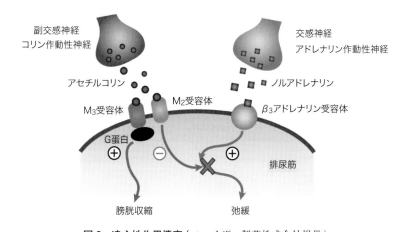

図2　遠心性作用機序（ファイザー製薬株式会社提供）

【菅谷　公男】
協力：ファイザー（株）

VI. 下部尿路症状治療薬　3. 抗コリン薬

トビエース®
（フェソテロジン フマル酸塩：
Fesoterodine）

---

1. 適応疾患と製品例

過活動膀胱における尿意切迫感，頻尿および切迫性尿失禁

トビエース錠4mg，8mg

2. 区　分

抗コリン薬

過活動膀胱における尿意切迫感，頻尿および切迫性尿失禁症状の改善剤

3. 作用機序と特徴

フェソテロジン（以下，本剤）は，トルテロジンの活性代謝物である5-ヒドロキシメチル トルテロジン（5-HMT）のプロドラッグである．本剤は，吸収過程で速やかに，体内のエステラーゼにより5-HMTへ代謝される（図1）[1]．このためトルテロジンと比べ，血中動態の個人差が少なく[1]，本剤4mgと8mgは有意差をもって用量反応性を示す．5-HMTはムスカリン受容体サブタイプ（M1～M5）へ非選択に抗コリン作用を示し[1]，膀胱に発現するムスカリン受容体への結合親和性が高いのが特徴である（図2）．また，極性が高く，P-糖タンパクの基質であるため，中枢への移行が少ないと考えられる．

動物実験で，本剤とβ_3ノルアドレナリン受容体作動薬の併用が相乗に近い効果を示したことから，5-HMTのM2阻害作用がノルアドレナリンの排尿筋弛緩作用を引き出していると考えられる．本剤は，OAB患者の膀胱で高発現しているM2とM3の両方を抑え，症状をコントロールすると考えられる．

4. 臨床効果

本剤は，過活動膀胱診療ガイドライン[第2版]で推奨グレードはAとされた．本剤は用量依存的な効果を示し，その効果はデトルシトールより強かった[2]．脆弱性のある高齢者を含む高齢者患者への有効性と安全性が検証されている[3][4]．

Vulnerable Elders Survey（VES）-スコア12で脆弱と区分された高齢者を対象に，任意漸増，二重盲検比較試験が実施された[4]．平均8種類の合併症で，併用薬は平均8.5剤とpolypharmacyの状態であった．本試験の結果，本剤は切迫性尿失禁をはじめとするOAB症状を有意に改善した（図3）．本剤投与群の主な有害事象は口内乾燥（23.5%），便秘（11.1%）であった．高齢社会である本邦のOAB患者に近い年齢層で，多疾患に罹難している，臨床で遭遇する患者層に対する有効性と安全性が示されている．

5. 用　法

通常，成人には本剤4mgを1日1回経口投与する．なお，症状に応じて1日1回8mgまで増量できる．

6. 副作用（1%以上）

口内乾燥，便秘，眼乾燥，頭痛，めまい，咽喉乾燥，消化不良，腹痛，悪心，下痢，排尿困難，尿閉，尿路感染，残尿など

7. 処方例

年齢65歳女性，初診，尿意切迫感と切迫性尿失禁が主訴の例に対して，

本剤8mg　分1，朝食後投与．

■文　献

1) Malhotra B, Gandelman K, Sachse R, et al : The design and development of fesoterodine as a prodrug of 5-hydroxymethyl tolterodine (5-HMT), the active metabolite of tolterodine. Curr Med Chem 16 (33) : 4481-4489, 2009.

2) Chapple C, Schneider T, Haab F, et al : Superiority of Fesoterodine 8 mg Versus Fesoterodine 4 mg in Reducing Urgency Urinary Incontinence Episodes in Subjects with Overactive Bladder: Results of the Randomized, Double-Blind, Placebo-Controlled EIGHT Trial. BJU Int 114 (3) : 418-426, 2014.

3) Kaplan SA, Schneider T, Foote JE, et al : Superior efficacy of fesoterodine over tolterodine extended release with rapid onset: a prospective, head-to-head, placebo-controlled tral. BJU Int 107 (9) : 1432-1440, 2011.

4) Dubeau CE, Kraus SR, Griebling TL, et al : Effect of fesoterodine in vulnerable elderly subjects with urgency incontinence: a double-blind, placebo controlled trial. J Urol 191 (2) : 395-404, 2014.

7）トビエース®（フェソテロジン フマル酸塩：Fesoterodine）

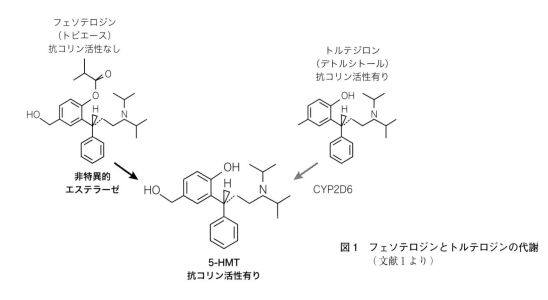

図1　フェソテロジンとトルテジロンの代謝
（文献1より）

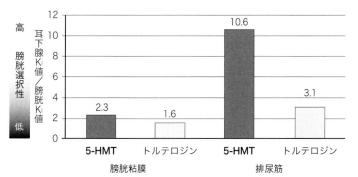

図2　膀胱および耳下腺のムスカリン受容体親和性の比（*in vitro*）（文献1より）

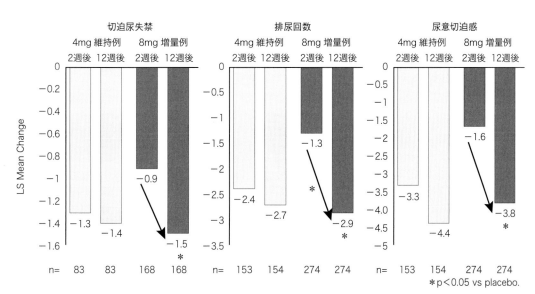

＊p＜0.05 vs placebo.

図3　任意漸増試験　投与量別OAB症状の変化量
（文献4より）

【菅谷　公男】
協力：ファイザー（株）

VI. 下部尿路症状治療薬　4. β_3作動薬

ベタニス®
(ミラベグロン：Mirabegron)

---

1. 適応疾患と製品例

過活動膀胱における尿意切迫感，頻尿および切迫性尿失禁

ベタニス錠25mg，50mg

2. 区　分

選択的β_3アドレナリン受容体作動性過活動膀胱治療剤

3. 作用機序と特徴

ミラベグロン(以下，本剤)は，本邦で創薬・開発され，世界に先駆けで発売された選択的β受容体作動薬である．膀胱のβ_3受容体に選択的に作用して，蓄尿時の膀胱弛緩作用を増強させ，膀胱への蓄尿量を増加させることで，過活動膀胱の症状を改善する．

β受容体にはβ_1，β_2，β_3という3つのサブタイプがあることが判明しており，ヒト膀胱ではほぼβ_3受容体で占められていること(表1)[1]が基礎実験から明らかになっている．

抗コリン作用がないため，口内乾燥や便秘といった抗コリン薬に特徴的な副作用が少ないことが本剤の一番の特徴である．

本剤はその安全性と有効性により過活動膀胱診療ガイドラインの中で，推奨グレードA(行うよう強く勧められる)を取得し，過活動膀胱の初期治療薬の一つとして位置づけられている[2]．

4. 臨床効果

国内第三相試験において，投与前に比べ24時間当たりの平均で，排尿回数を-1.7 ± 2.2回，尿意切迫感回数を-1.9 ± 2.6回，尿失禁回数を-1.1 ± 1.5回という改善を示している(図1A，B)[3]．いずれもプラセボに比べて有意な改善であった．

また，1回あたりの排尿量もプラセボに比べ有意な増加を示しており[3]，膀胱を弛緩させて蓄尿

機能を増加させるという作用機序どおりの結果を示している．

また，過活動膀胱治療薬内でのネットワークメタアナリシスでは，ソリフェナシン10mgを除く他のすべての抗コリン薬と排尿回数などの有効性に有意差が無いことが示されている(図2)[4]．

5. 用　法

通常，成人にはミラベグロンとして50mgを1日1回食後に経口投与する．

6. 副作用

市販後に行われた1万例規模の調査によると，主な副作用は，便秘0.97％，口内乾燥0.47％，排尿困難0.44％と報告されている．作用機序から，心拍数上昇などの心血管系副作用には注意して投与する必要があり，重篤な心疾患を有する患者は禁忌となっている．

心血管系の合併症を有する患者での市販後調査によると，心血管系副作用の発現率は3.39％で，心拍数やQTcFの変動は年齢や性別とは相関がみられないことが確認されている．

7. 処方例

・年齢75歳女性，夜間頻尿を主訴として来院
・問診により尿意切迫感を確認
・残尿量35mLで排尿困難や排尿時痛は無し
本症例に対して過活動膀胱と診断し，
本剤50mg　分1食後投与．

■文　献

1) Nomiya M, Yamaguchi O：A quantitative analysis of mRNA expression of alpha 1 and beta-adrenoceptor subtypes and their functional roles in human normal and obstructed bladders. J Urol 170：649-653, 2003.

2) 日本排尿機能学会，過活動膀胱診療ガイドライン作成委員会(編)：ミラベグロン．過活動膀胱診療ガイドライン　第2版，pp150-151，リッチヒルメディカル，東京，2015.

3) Yamaguchi O, Marui E, Kakizaki H, et al：Phase III, randomised, double-blind, placebo-controlled study of the β_3-adrenoceptor agonist mirabegron, 50mg once daily, in Japanese patients with overactive bladder. BJU Int 113：951-960, 2014.

4) Maman K, Aballea S, Nazir J, et al：Comparative efficacy and safety of medical treatments for the management of overactive bladder: a systematic literature review and mixed treatment comparison. Eur Urol 65：755-765, 2014.

1）ベタニス®（ミラベグロン：Mirabegron）

表1　ヒト膀胱におけるα受容体とβ受容体のサブタイプの発現量

	Control	Obstructed
No. subjects	10	7
Mean gene copy No./1 ng total RNA ± SEM:		
α_{1a}	4.1 ± 0.8	4.6 ± 1.1
α_{1b}	6.5 ± 1.5	5.6 ± 1.5
α_{1d}	1.7 ± 0.2	3.0 ± 0.6
α_1 Totals	12.3 ± 2.1	13.3 ± 2.9
β_1	5.4 ± 1.2	4.8 ± 1.8
β_2	5.2 ± 0.6	8.0 ± 1.2
β_3	390.2 ± 61.1	574.0 ± 69.3
β Totals	401.3 ± 61.2	586.8 ± 70.0

（文献1より）

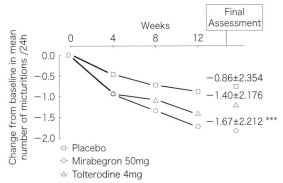

図1A　国内第三相試験における24時間あたりの排尿回数の変化量
＊＊＊：$p<0.001$ vs Placebo　（文献3より）

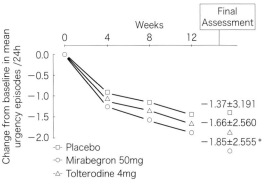

図1B　国内第三相試験における24時間あたりの尿意切迫感の変化量
＊：$p<0.05$ vs Placebo　（文献3より）

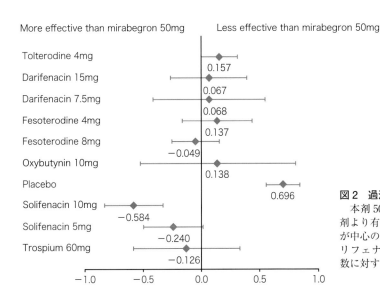

図2　過活動膀胱のネットワークメタ解析
　本剤50 mgを中心の軸に置いたとき、右側が本剤より有効性が高く、左側が低いことを示す。ひげが中心の軸にかかっていなければ有意差ありで、ソリフェナシン10 mgのみが本剤より有意に排尿回数に対する有効性が高い。（文献4より）

【菅谷　公男】
協力：アステラス製薬(株)

VI. 下部尿路症状治療薬 4. β₃作動薬

ベオーバ®
（ビベグロン：Vibegron）

1. 適応疾患と製品例
過活動膀胱
ベオーバ®錠50mg

2. 区　分
選択的β₃アドレナリン受容体作動性過活動膀胱治療剤

3. 作用機序と特徴
ビベグロン（以下，本剤）は膀胱平滑筋に存在するβ₃アドレナリン受容体を選択的に刺激し，膀胱を弛緩させることで蓄尿機能を亢進し，過活動膀胱（OAB）における尿意切迫感，頻尿，切迫性尿失禁を改善する．

本剤の特徴は，

・β₃アドレナリン受容体に対し選択的に作用し膀胱平滑筋を弛緩させ（in vitro），膀胱容量を増大させた（カニクイザル）[1)~3)]．

・過活動膀胱における尿意切迫感，頻尿，切迫性尿失禁に対し，1日1回投与で有効性を示した[4)]．

・QOLの指標となったキング健康調査票のすべての項目を改善した[4)]．

・52週投与まで効果は維持された[5)]．

4. 臨床効果
国内第III相比較試験は，OAB患者を対象とし，プラセボに対する本剤50mgの有効性および安全性を検討することを目的に実施された．主要評価項目である12週時における1日平均排尿回数のベースラインからの変化量は，プラセボ群，本剤50mg群でそれぞれ−1.21，−2.08回であり，本剤50mg群のプラセボ群に対する優越性が示された（p<0.001）．また，副次評価項目であるその他の排尿パラメータに関しても，本剤50mg群ではプラセボ群と比較して統計学的に有意な改善が認められた（p<0.05~0.001）（図1）．

QOLを評価するために用いられたキング健康調査票のQOLスコアの変化量は，本剤50mg群ですべてのドメインでプラセボ群に比べ統計学的に有意な改善が認められた（p<0.05~0.001）．Patient global impression（PGI）による自覚的改善度の評価では，有効改善割合，著効改善割合が本剤50mg群で90.8%，59.5%，プラセボ群で76.2%，37.1%であり，プラセボ群に比べ統計学的に有意に高かった（p<0.001）（図2）[4)]．

5. 用　法
通常，成人にはビベグロンとして50mgを1日1回食後に経口投与する．

6. 副作用
国内で実施された第III相比較試験および第III相長期投与試験において，本剤50mg又は100mg[注)]を投与した906例中75例（8.3%）に副作用（臨床検査値異常を含む）が認められた．おもな副作用は，口内乾燥11例（1.2%），便秘11例（1.2%），尿路感染（膀胱炎 等）6例（0.7%），残尿量増加6例（0.7%），肝機能異常3例（0.3%），CK（CPK）上昇3例（0.3%）であった．

注）：本剤の承認用量は50mgである．

7. 処方例
過活動膀胱と診断された患者に，
本剤50mg（1錠）　分1，食後投与．

■文　献
1) 承認時評価資料：βアドレナリン受容体に対する結合作用及び刺激作用（in vitro）．
2) 承認時評価資料：ヒト膀胱片の電気刺激収縮に対する作用（in vitro）．
3) 承認時評価資料：膀胱に対する作用（カニクイザル）．
4) 承認時評価資料：国内第III相比較試験（T301試験）．
5) 承認時評価資料：国内第III相長期投与試験（T302試験）．

2）ベオーバ®（ビベグロン：Vibegron）

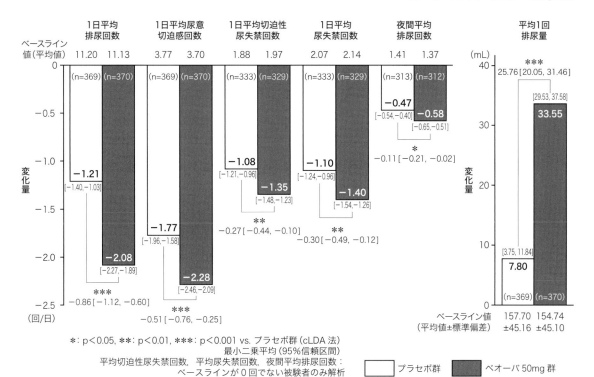

図1　過活動膀胱各症状の12週時における変化量
（文献4より）

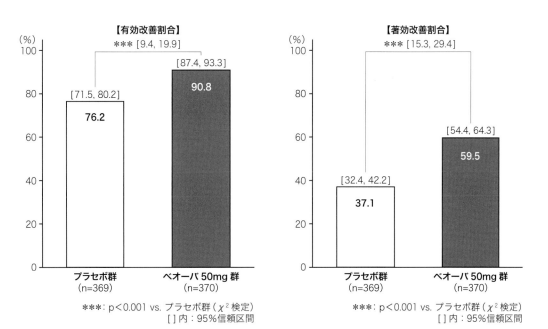

図2　PGIによる自覚的改善度
（文献4より）

【北村　敬子】

VI. 下部尿路症状治療薬　5. 頻尿治療薬

ブラダロン®
（フラボキサート塩酸塩：
Flavoxate Hydrochloride）

---

1. 適応疾患と製品例

神経性頻尿，慢性前立腺炎，慢性膀胱炎に伴う頻尿，残尿感

ブラダロン錠200mg，ブラダロン顆粒20％

2. 区　分

フラボキサート塩酸塩製剤
頻尿治療剤

3. 作用機序と特徴

フラボキサートは脳幹の排尿反射抑制野を活性化し，脊髄のグリシン神経を介して排尿反射を抑制することが，排尿抑制野である吻側橋網様体への本剤投与による排尿反射抑制作用や脊髄グリシン濃度上昇作用から明らかにされている[1]．また，カルシウム拮抗作用により膀胱平滑筋を弛緩させることが摘出排尿筋を用いた検討[2]や電気生理学的検討[3]により確認されている（図1）．

4. 臨床効果

プラセボと比較した二重盲検試験については，神経性頻尿または膀胱炎症候群に伴う排尿異常患者144例に対して検討した結果，総合効果および症状別効果判定（頻尿，排尿時不快感）においてプラセボ群と比べて本剤200mg，1日3回の1週間投与による有意に優れた効果が報告されている[4]．また，頻尿を主訴とする20例の患者に対して本剤200mgを1日3回，1週間投与したところ，プラセボ群と比べて本剤投与群での最小尿意量，最小尿意量増加率，膀胱容量増加率の有意な増加が認められている[5]．

本剤200mgを1日3回とブチルスコポラミン臭化物1日60mgとの比較を目的として神経性頻尿または刺激膀胱患者120例を対象として実施した二重盲検試験において，本薬はブチルスコポラミン臭化物群と比べて症状別効果判定（頻尿，尿意切迫，排尿時不快感）において有意に優れた

効果を示すことが報告されている[6]．

本剤は1979年の発売時から長年にわたって実臨床の中での有効性と安全性が確認されているものの，最新のRCT論文が乏しいため，過活動膀胱診療ガイドラインにおける推奨グレードは，C1（行ってもよい）に留まっている[7]．

5. 用　法

1）ブラダロン錠200mg：通常成人1回1錠，1日3回経口投与する．年齢，症状により適宜増減する．

2）ブラダロン顆粒20％：通常成人1回1g，1日3回経口投与する．年齢，症状により適宜増減する．

6. 副作用

主な副作用：胃腸障害，胃部不快感，悪心，AST上昇，ALT上昇など

重大な副作用（頻度不明）：ショック，アナフィラキシー様症状，肝機能障害，黄疸

7. 処方例

年齢55歳女性，初診，残尿量50mL，頻尿や残尿感を主訴とする症例に対して，本剤200mgを1日3回投与．

■文　献

1) Nishijima S, Sugaya K, Miyazato M, et al：Activation of the rostral pontine reticular formation increases the spinal glycine level and inhibits bladder contraction in rats. J Urol 173：1812-1816, 2005.

2) Kimura Y, Sasaki Y, Hamada K, et al：Mechanisms of the suppression of the bladder activity by flavoxate. Int J Urol 3：218-227, 1996.

3) Tomoda T, Aishima M, Takano N, et al：The effects of flavoxate hydrochloride on voltage-dependent L-type Ca^{2+} currents in human urinary bladder. Br J Pharmacol 146：25-32, 2005.

4) 赤坂　裕，安藤　弘，池田直昭　ほか：排尿異常に対するFlavoxate hydrochlorideの効果－二重盲検試験による臨床評価－．泌尿紀要 21：523-556, 1975.

5) 宮崎　重，小野秀太，古川玄教　ほか：膀胱内圧測定からみたFlavoxate hydrochlorideの臨床薬理学的評価（第2報）－二重盲検法による同時対照試験－．泌尿紀要 21：853-859, 1975.

6) 新島瑞夫，藤田幸則，髙田元敬　ほか：膀胱刺激症状に対するFlavoxate錠の臨床的効果について－二重盲検法による検討－．泌尿紀要 21：557-578, 1975.

7) 日本排尿機能学会，過活動膀胱診療ガイドライン作成委員会（編）：過活動膀胱診療ガイドライン 第2版．

1）ブラダロン®（フラボキサート塩酸塩：Flavoxate Hydrochloride）

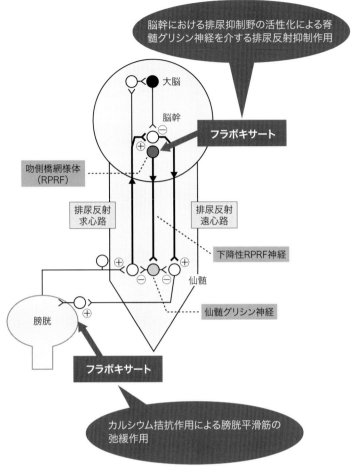

図1　排尿反射機構とフラボキサートの作用点（自社資料より）

pp152-153，リッチヒルメディカル，東京，2015.　　　　　　　　　　　　　　　　　　【中西　忠治】

Ⅵ. 下部尿路症状治療薬　6. 腹圧性尿失禁治療薬

スピロペント®
（クレンブテロール塩酸塩：Clenbuterol）

---

1. 適応疾患と製品例 ・・・・・・・・・・・・・・・・・・・・・・・・・

気管支喘息，慢性気管支炎，肺気腫，急性気管支炎の気道閉塞性障害に基づく呼吸困難など諸症状の緩解

腹圧性尿失禁

スピロペント錠 $10\mu g$，顆粒 0.002%

2. 区　　分 ・・・・・・・・・・・・・・・・・・・・・・・・・・・・・・・・・

持続性気管支拡張剤・腹圧性尿失禁治療剤（β刺激剤）

3. 作用機序と特徴 ・・・・・・・・・・・・・・・・・・・・・・・・・・・

クレンブテロール（以下，本剤）は，β_2 受容体への選択性の高い β 刺激剤として，気管支拡張作用，抗アレルギー作用，気道線毛運動ならびに粘液輸送速度亢進作用，気道過敏性亢進抑制および気道上皮傷害抑制作用などを有していることから，気道閉塞性障害に基づく呼吸困難など諸症状の緩解に有効である．

本剤はまた，膀胱平滑筋弛緩作用を有していることから膀胱内圧を低下させ，さらに外尿道括約筋収縮作用もあることから，腹圧性尿失禁にも有効である．

4. 臨床効果 ・・・・・・・・・・・・・・・・・・・・・・・・・・・・・・・・・

腹圧性尿失禁を対象にした本剤とプラセボの二重盲検群間比較試験では，全般改善度，患者印象，有用度とも有意に本剤投与群の方が優っていた[1]．下部尿路機能検査において，本剤投与により初発尿意量は有意に増加し，最大膀胱容量と最大尿道閉鎖圧は増加傾向を認めた．さらに，尿失禁テストにおいても，本剤投与による失禁量の有意な減少を認めた．副作用発生については両群間に差はなかった．

5. 用　　法 ・・・・・・・・・・・・・・・・・・・・・・・・・・・・・・・・・

1）気管支喘息，慢性気管支炎，肺気腫，急性気管支炎

通常，成人には1回クレンブテロール塩酸塩として $20\mu g$ を1日2回，朝および就寝前に経口投与する．頓用として，通常，成人には1回クレンブテロール塩酸塩として $20\mu g$ を経口投与する．なお，年齢，症状により適宜増減する．

2）腹圧性尿失禁

通常，成人には1回クレンブテロール塩酸塩として $20\mu g$ を1日2回，朝および夕に経口投与する．なお，年齢，症状により適宜増減する．ただし，$60\mu g/$ 日を上限とする．

6. 副作用 ・・・・・・・・・・・・・・・・・・・・・・・・・・・・・・・・・・・

主な副作用は，振戦，筋痙直，動悸，頭痛，嘔気，腹痛等であり，臨床検査値の変動は，血圧上昇，AST（GOT）や ALT（GPT）の上昇等であった．

7. 処方例 ・・・・・・・・・・・・・・・・・・・・・・・・・・・・・・・・・・・

年齢 50 歳女性，腹圧性尿失禁を主訴に来院．

・尿検査・尿沈渣に異常なく，残尿もない

本症例に対して，本剤 $10\mu g$ 錠　4錠，分2投与．

■文　　献

1) 島崎　淳，安田耕作，今林健一　ほか：腹圧性尿失禁に対するクレンブテロールの二重盲検比較試験．泌尿器外科 2：1179-1198，1989．

【菅谷　公男】

1) スピロペント®（クレンブテロール塩酸塩：Clenbuterol），2) トフラニール®（イミプラミン塩酸塩：Imipramine）

トフラニール®
（イミプラミン塩酸塩：Imipramine）

1. 適応疾患と製品例
精神科領域におけるうつ病・うつ状態
遺尿症（昼・夜）
トフラニール錠10mg, 25mg

2. 区分
うつ病・うつ状態治療剤・遺尿症治療剤

3. 作用機序と特徴
抗うつ剤の作用機序は確立されていないが，脳内のセロトニン（5-HT）およびノルアドレナリン（NA）の神経終末への取り込み阻害による受容体刺激の増強が抗うつ効果と結びついていると考えられている．各種抗うつ剤の脳内（ラット）での5-HT および NA 取り込み阻害の比［ED50（NA）/ED50（5-HT）］は図1のとおりで，イミプラミン（以下，本剤）は両者に作用するが，NA 取り込み阻害がより強く，代謝物デシプラミンではNA 取り込み阻害はさらに強くなる．

遺尿症とは不随意に尿を漏らす状態（尿失禁）のことで，昼間に尿を漏らす昼間遺尿症と，夜間就寝中に尿を漏らす夜間遺尿症（夜尿症）がある．脊髄における 5-HT および NA の作用は，膀胱収縮を抑制して外尿道括約筋活動を増強させる．また，本剤は抗コリン作用を有することから膀胱を弛緩させ，膀胱頸部は NA で収縮して尿道閉鎖圧が高まることから，本剤は夜尿症，腹圧性尿失禁や切迫性尿失禁に効果があると考えられている．

4. 臨床効果
遺尿症：承認時までの調査における臨床効果判定が可能であった304例中での有効率は84.2%（256/304）であった．

5. 用法
1）うつ病・うつ状態
イミプラミン塩酸塩として，通常成人1日25〜75mgを初期用量とし，1日200mgまで漸増し，分割経口投与する．まれに300mgまで増量することもある．なお，年齢，症状により適宜減量する．

2）遺尿症
通常幼児は1日量25mgを1回，学童は1日量25〜50mgを1〜2回経口投与する．ただし，症状および年齢に応じ適宜増減する．

6. 副作用
主な副作用としては口渇，めまい・ふらつき・立ちくらみ，眠気，便秘，食欲不振等がみられている．重大な副作用として，悪性症候群（無動緘黙，強度の筋強剛，嚥下困難，頻脈，血圧変動，発汗等）や，セロトニン症候群（不安，焦燥，せん妄，興奮，発熱，発汗，頻脈，振戦，ミオクロヌス，反射亢進，下痢等）があらわれることがあるので，全身管理とともに適切な処置を行うこと．

7. 処方例
10歳男児，体重30kg，夜尿症を主訴に来院．
・受診時尿比重は1.025，超音波検査で膀胱頸部の開大があり，KUB で第5腰椎に潜在性二分脊椎あり

本症例に対して，本剤25mg錠　1錠，就寝前投与．

50歳女性，腹圧性尿失禁を主訴に来院．
・他院での抗コリン薬や β 刺激薬が効果不十分

本症例に対して，本剤25mg錠　2錠，分2投与．4週後，3錠，分3に増量．

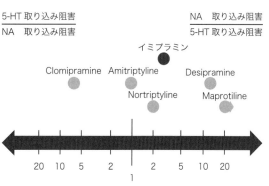

図1　各種抗うつ剤の脳内（ラット）での 5-HT および NA 取り込み阻害の比［ED50（NA）/ED50（5-HT）］
（アルフレッサファーマ株式会社，トフラニール添付文書より）

【菅谷　公男】

VI. 下部尿路症状治療薬　7. コリンエステラーゼ阻害薬　1）ウブレチド®（ジスチグミン臭化物：Distigmine）

ウブレチド®
（ジスチグミン臭化物：Distigmine）

---

1. 適応疾患と製品例

手術後および神経因性膀胱などの低緊張性膀胱による排尿困難
重症筋無力症
ウブレチド錠 5mg

2. 区　分

コリンエステラーゼ阻害薬

3. 作用機序と特徴

ジスチグミン（以下，本剤）は，可逆的にコリンエステラーゼを阻害してアセチルコリンの分解を抑制することにより，間接的にアセチルコリンの作用を増強，持続させ，副交感神経支配臓器でムスカリン様作用を，また，骨格筋接合部でニコチン様作用を示し，筋肉や膀胱筋の働きを強める．

4. 臨床効果

本剤には重篤な副作用であるコリン作動性クリーゼがあり，低緊張性膀胱による排尿困難に対しては，用法・用量が 1 日 5mg のみとされている．α_1 遮断薬投与後も効果不十分な排尿筋低活動による排尿困難の患者を対象として，ジスチグミン 1 日 5mg 併用の有効性と安全性を検討した臨床研究では，本剤投与 4 週後と 8 週後には，IPSS のすべての項目，QOL スコアと残尿量が有意に低下した[1]．血圧，脈拍と血清コリンエステラーゼ値に有意な変化はなく，血清クレアチニン値が僅かではあるが有意に低下した．有害事象として 4 例（10％）に頻便，便失禁，下痢，頻尿や体調不良を認めたが，重篤なものはなかった．

残尿のある低活動膀胱患者に本剤 5mg またはベタネコール 60mg を投与した臨床研究では，本剤では有意に残尿量が減少したが，ベタネコールでは残尿量の減少はなかったと報告されている[2]．

本剤の添付文書によると，本剤 5mg 投与による，排尿障害の疾患別有効率は 50％ 以上である．

5. 用　法

低緊張性膀胱による排尿困難には，ジスチグミン臭化物として，成人 1 日 5mg を経口服用する．

6. 副作用

主な副作用は下痢，腹痛，発汗，尿失禁であるが，高齢者には慎重投与である．まれに重篤な副作用として，コリン作動性クリーゼがあり，致命的な転帰をたどる例が報告されているので，投与に際しては十分に注意しなければならない．本剤投与中にコリン作動性クリーゼの徴候（初期症状：悪心・嘔吐，腹痛，下痢，唾液分泌過多，気道分泌過多，発汗，徐脈，縮瞳，呼吸困難等，臨床検査：血清コリンエステラーゼ低下）が認められた場合には，ただちに投与を中止する．コリン作動性クリーゼがあらわれた場合は，アトロピン硫酸塩水和物 0.5〜1mg（患者の症状に合わせて適宜増量）を静脈内投与する．また，呼吸不全に至ることもあるので，その場合は気道を確保し，人工換気を考慮する．

7. 処方例

年齢 70 歳男性，排尿困難と頻尿を主訴に来院．前立腺 35mL，残尿 180mL，糖尿病で治療中．
・α_1 遮断薬投与でも排尿困難の改善は不十分で，残尿 120mL

本症例に対して，神経因性膀胱と診断し，本剤 5mg，分 1 朝，併用投与．

■文　献

1) 菅谷公男，嘉手川豪心，翁長朝浩　ほか：排尿筋低活動患者に対するジスチグミン臭化物 1 日 5mg 投与の効果．日泌尿会誌 105：10-16，2014.

2) Izumi K, Maolake A, Maeda Y, et al：Effects of bethanechol chloride and distigmine bromide on postvoiding residual volume in patients with underactive bladder. Minerva Urol Nefrol 66：241-247, 2014.

【菅谷　公男】

8．コリン作動薬　1）ベサコリン®（ベタネコール塩化物：Bethanechol）

ベサコリン®
（ベタネコール塩化物：Bethanechol）

1．適応疾患と製品例
消化管機能低下のみられる疾患（慢性胃炎，迷走神経切断後，手術後および分娩後の腸管麻痺，麻痺性イレウス）

手術後，分娩後および神経因性膀胱などの低緊張性膀胱による排尿困難（尿閉）

ベサコリン散5%

2．区　　分
副交感神経亢進剤

3．作用機序と特徴
ベタネコール（以下，本剤）は，アセチルコリン類似物質のムスカリン受容体（M1〜M5）刺激薬であるが，ニコチン様作用は弱い．

4．臨床効果
広範子宮全摘術後に本剤投与（1回20mg，1日3回）群と偽薬投与群で，術後の膀胱留置カテーテル抜去までの期間を比較した臨床研究では，術後1週間目にカテーテルを抜去し，残尿が自排尿量の30%を超える場合には再留置する条件で両群を比較したところ，本剤投与群の方がカテーテル留置期間が有意に短かった[1]．

5．用　　法
ベタネコール塩化物として，通常成人1日30〜50mgを3〜4回に分けて経口投与する．なお，年齢，症状により適宜増減する．

6．副作用
主な副作用は，腹痛や下痢，吐き気や胸やけ，動悸などである．高齢者には慎重投与で，重篤な副作用としてコリン作動性クリーゼがあらわれることがあるので注意が必要である．

【禁忌】（次の患者には投与しないこと）

※ベサコリン添付文書より

1）甲状腺機能亢進症の患者
心房細動の危険性を増加させるおそれがある．

2）気管支喘息の患者
気管支喘息の症状を悪化させるおそれがある．

3）消化管および膀胱頸部に閉塞のある患者
消化管の通過障害，排尿障害を起こすおそれがある．

4）消化性潰瘍の患者
消化性潰瘍を悪化させるおそれがある．

5）妊婦又は妊娠している可能性のある婦人

6）冠動脈閉塞のある患者
冠血流量を減少させ，心疾患の症状を悪化させるおそれがある．

7）強度の徐脈のある患者
徐脈を悪化させるおそれがある．

8）てんかんのある患者
てんかん発作を起こすおそれがある．

9）パーキンソニズムのある患者
パーキンソニズムの症状を悪化させるおそれがある．

7．処方例
年齢70歳女性，子宮摘出術後に自排尿できず，膀胱カテーテル留置中．

・α_1遮断薬（ウラピジル）の投与後も自排尿不可

本症例に対して，神経因性膀胱と診断し，本剤45mg，分3，併用投与．

■文　献
1）　Manchana T, Prasartsakulchai C：Bethanechol chloride for the prevention of bladder dysfunction after radical hysterectomy in gynecologic cancer patients: a randomized controlled trial study. Int J Gynecol Cancer 21：730-736, 2011.

【菅谷　公男】

VI. 下部尿路症状治療薬　9. 抗利尿ホルモン

デスモプレシン・スプレー
（DESMOPRESSIN・Spray）

1. 適応疾患と製品例

中枢性尿崩症：デスモプレシン点鼻液 0.01%協和（以下点鼻液と略），デスモプレシン・スプレー 2.5 協和（以下スプレー 2.5 と略）

尿浸透圧あるいは尿比重の低下に伴う夜尿症：デスモプレシン・スプレー 10 協和（以下スプレー 10 と略）

2. 区　分

抗利尿ホルモン剤

3. 作用機序と特徴

バソプレシン V2 受容体に結合して，腎の尿細管における水の再吸収を促進させ，バソプレシン不足による尿濃縮能の低下を改善させる．

4. 臨床効果

1) 中枢性尿崩症（点鼻液）：国内 37 施設 98 例の中枢性尿崩症（0 歳以上：平均 14.2 歳）に対し，尿意を有意に減少させた（図 1）[1]．なお尿量を基準とした本剤の有効投与量は治療前の 1 日尿量 5,000 mL 以上の症例では 1 日 15〜20 μg，5,000 mL 以下の症例では 1 日 5〜20 μg が標準的必要量であった．

2) 夜尿症（スプレー 10）：（対象）一次性の「夜間尿浸透圧低下型」夜尿症症例（夜尿翌朝の起床時尿の平均尿浸透圧 ≦ 800 mOsm/L あるいは平均尿比重 ≦ 1.022，年齢 8.9 ± 1.8 歳，年齢範囲 6〜14 歳）を対象とし，プラセボを対照薬とした二重盲検比較試験において本剤はプラセボに比べ有意に夜尿日数を減少させることが確認された[2]．

試験方法：プラセボを対照とする漸増法で，1，2 週間は 1 日 1 回就寝前 1 スプレー（10 μg）を投与，薬効不十分でかつ忍容性に問題ない場合は，3，4 週間は 1 日 1 回就寝前 2 スプレー（20 μg）に増量する．なお，1，2 週間ですでに効果が認められた場合は，3，4 週間は 1 日 1 回就寝前 1 スプレー（10 μg）を継続する．

5. 用　法

・点鼻液・スプレー 2.5

小児：通常デスモプレシン酢酸塩水和物として 1 回 2.5 μg〜5 μg（点鼻液 0.025〜0.05 mL，スプレー 2.5　1〜2 噴霧）を 1 日 1〜2 回鼻腔内に投与する．

成人：通常デスモプレシン酢酸塩水和物として 1 回 5 μg〜10 μg（点鼻液 0.05〜0.1 mL，スプレー 2.5　2〜4 噴霧）を 1 日 1〜2 回鼻腔内に投与する．

投与量は患者の飲水量，尿量，尿比重，尿浸透圧により適宜増減する．

・スプレー 10

通常，1 日 1 回就寝前にデスモプレシン酢酸塩水和物として 10 μg（1 噴霧）から鼻腔内に投与を開始し，効果不十分な場合は，1 日 1 回就寝前にデスモプレシン酢酸塩水和物として 20 μg（2 噴霧）に増量する．なお，1 日最高用量はデスモプレシン酢酸塩水和物として 20 μg（2 噴霧）とする．

低ナトリウム血症の患者への投与は禁忌である．

6. 副作用

・点鼻液，スプレー 2.5

頭痛，嘔気・嘔吐，浮腫，鼻粘膜刺激，水中毒〔低ナトリウム血症〕等

・スプレー 10

頭痛，食欲不振，嘔気，顔面浮腫，嘔吐，腹痛，鼻出血，発熱，不眠，鼻部不快感等

重大な副作用：脳浮腫，昏睡，けいれん等を伴う重篤な水中毒があらわれることがあるので，過量な水分の摂取には十分注意し，異常が認められた場合には投与を中止し，高張食塩水の注入，フロセミドの投与等の適切な処置を行う．

【文　献】

1) 田苗綾子，清水倉一，吉田　尚：バソプレッシン誘導体 DDAVP による尿崩症の治験成績－37 施設による共同研究－．日本内分泌学会雑誌 54：676-691, 1978.

2) 帆足英　，赤司俊二，相川　務　ほか：酢酸デスモプ

1）デスモプレシン・スプレー（DESMOPRESSIN・Spray）

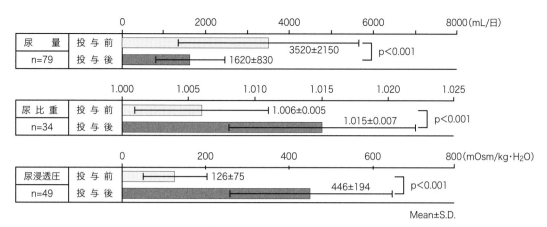

図1 中枢性尿崩症に対する効果

結果：尿量の有意な減少，尿比重，尿浸透圧の有意な上昇が認められた．
副作用：全98症例中13例（13.3％）に副作用を認めた．副作用の種類は頭痛，浮腫が4例，嘔気・嘔吐3例，顔面蒼白2例，水中毒2例などであった．（文献1をもとに作図）

鼻腔内投与法（点鼻液）

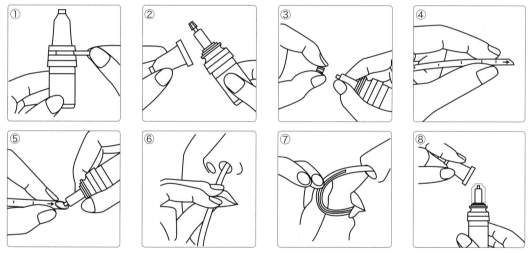

①ビンの中央にあるプラスチック製のつまみを引いて保護シールを切り取る．②プラスチック製の保護キャップを外す．③ビン上部のチートに薬液がたまっていないことを確認する．ビン先端の中ぶたを，指でひねって取る．④目盛付点鼻チューブを片手に持つ．⑤もう片方の手でビンをさかさにして，その先端を点鼻チューブの矢印のついた入口に軽く押しあて固定する．薬液はチューブ内にゆっくりと自動的に入っていくので，必要な目盛まで薬液がチューブ内に入ったら，チートを離す．⑥点鼻チューブの端から1.5〜2センチのところを指でつまみ，鼻孔内に差し込む．⑦点鼻チューブのもう一端を口にくわえ，息を止め，頭をそらし，短く強く，薬液を吹き込む．⑧使用後は，予備キャップをし茶色の保護キャップをかぶせて保管する．

レシン（KW-8008）の「夜間尿浸透圧低下型」夜尿症に対する臨床評価－プラセボを対照薬とした二重盲検比較試験－．小児科臨床 56（5）：965-982, 2003.

【野坂　千裕】

VI. 下部尿路症状治療薬　9. 抗利尿ホルモン

ミニリンメルト®OD錠
（デスモプレシン酢酸塩水和物 口腔内崩壊錠）

1. 適応疾患と製品例

尿浸透圧あるいは尿比重の低下に伴う夜尿症

ミニリンメルト®OD錠120μg, 240μg

2. 区分

バソプレシン誘導体（選択的バソプレシンV_2受容体アゴニスト）

ペプチド系抗利尿ホルモン用剤

3. 作用機序と特徴

デスモプレシンは，脳下垂体後葉から分泌される抗利尿ホルモン，アルギニンバソプレシン（AVP）の誘導体である．AVPと同様の作用により，腎集合管細胞に分布するV_2受容体を活性化し，アクアポリン2を管腔側に移動させることで水の再吸収を促進する．薬力学的検討では，投与60分後の尿浸透圧を上昇させ尿量を減少し，尿浸透圧200mOsm/kg超の持続時間は用量依存性に延長し120μg/日で7.5±2.1時間，240μg/日で9.0±1.8時間であった[1]（図1）.

なお，夜尿症治療では水分制限が必要だが，ミニリンメルト（以下，本剤）は口腔内崩壊錠であり，服薬時に水分を必要としない．

4. 臨床効果

デスモプレシンは国際小児禁制学会（ICCS）で夜尿症治療の第一選択に位置づけられ[2]，国際尿失禁会議（ICI）が提唱する夜尿症に対する治療では，グレードA，エビデンスレベル1に位置づけられている[3]（表1）.わが国で実施された6〜11歳の夜尿症患児を対象とした本剤の第Ⅲ相試験では，投与3〜4週目の14日間の夜尿日数のベースラインからの減少日数は，本剤投与群（120μgから開始し，2週時に夜尿日数減少率が75%未満の場合は240μgに増量）で3.3日，プラセボ群で1.5日と，本剤はプラセボと比較して夜尿日数を有意に減少させることが示されており[4]，わが

国の夜尿症診療ガイドライン2016でもデスモプレシン使用は推奨グレード「1A」に位置づけられている[5]（表2）.また，夜尿症ではアラーム療法も有効な治療選択肢だが，アラーム療法とデスモプレシンの併用は，アラーム療法単独と比較して治療早期の夜尿日数減少効果が高いことが明らかになっている[6].

5. 用法

通常，1日1回就寝前にデスモプレシンとして120μgから経口投与し，効果不十分な場合は，1日1回就寝前にデスモプレシンとして240μgに増量することができる．服用する際は，本剤を舌の下に置いて，水なしで飲み込む．

6. 副作用

頭痛，悪心，嘔吐，浮腫など

本剤は水分を体内に貯留する作用を有するため，過剰な水分摂取を避けること（本剤投与2〜3時間前〈夕食後〉から翌朝までの飲水はコップ1杯程度に抑える）.本剤投与と過剰な水分摂取は低ナトリウム血症（水中毒）のリスクとなり，特に投与開始2週間までは注意する[7].

7. 処方例

年齢8歳の男児，初診時，4日/週の夜尿，生活指導を行ったが4週後に改善がみられなかったため，生活指導を継続しつつ本剤120μgを就寝前に単独投与．本剤投与開始4週後に夜尿日数は2日/週とやや減少したが，効果不十分だったため，本剤240μgに増量．

■文献

1) Vande Walle JG, Rogaert GA, Matisson S, et al：A new fast-melting oral formulation of desmopressin: a pharmacodynamic study in children with primary nocturnal enuresis. BJU Int 97：603-609, 2006.

2) Neveus T, Eggert P, Evans J, et al：Evaluation of and treatment for monosymptomatic enuresis: a standardization document from the International Children's Continence Society. J Urol 183：441-447, 2010.

3) Tekgul S, Nijman RJ, Hoebeke P, et al：Committee 9 Diagnosis and Management of Urinary Incontinence in Childhood. INCONTINENCE：701-792, 2009.

4) 横谷　進, Norgaard JP：夜間尿浸透圧低下型夜尿症に対するデスモプレシン口腔内崩壊錠の有効性と安全性臨床第Ⅲ相試験. Prog Med 33：2445-2454, 2013.

2）ミニリンメルト®OD錠（デスモプレシン酢酸塩水和物口腔内崩壊錠）

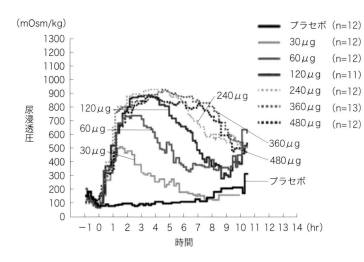

本邦で承認されている用法・用量：通常、1日1回就寝前にデスモプレシンとして120μgから経口投与し、効果不十分な場合は1日1回就寝前にデスモプレシンとして240μgに増量することができる．

図1 本剤が尿浸透圧に及ぼす影響
（Copyright 2006 Wiley. Used with permission from Vande Walle JG, A new fast-melt-ing oral formulation of desmopressin: a pharmacodynamic study in children with primary nocturnal enuresis, BJU International, John Wiley and Sons.）

表1 国際尿失禁会議（ICI）が提唱する夜尿症に対する推奨治療

治療選択肢	エビデンス・レベル	推奨グレード
抗利尿ホルモン剤（デスモプレシン）	1	A
三環系抗うつ剤	1	C（心毒性）
抗コリン剤	2	B
アラーム療法	1	A

＜エビデンスのタイプ＞
レベル1：少なくとも1つ以上の，適切に無作為化された臨床試験により得られたエビデンスがある
レベル2：少なくとも1つ以上の，無作為化されてはいないが，良くデザインされている臨床試験により得られたエビデンスがある
レベル3：権威のある著者の意見による，きちんとした臨床経験に基づいて得たエビデンスがある
レベル4：専門家の意見，又は専門委員会によるレポートがある
＜推奨の根拠＞
グレードA：高いレベルのエビデンスによる推奨
グレードB：推奨する上でのそこそこのエビデンスがある
グレードC：推奨する上でのエビデンスが乏しい，あるいは，使用を勧めない

CQ9 夜尿症の診療においてデスモプレシンは推奨されるか

推　奨	推奨グレード
デスモプレシンは夜尿症の治療薬として推奨される．	1A

CQ13 夜尿症の診療において早期からアラーム療法とデスモプレシンを併用することは推奨されるか

推　奨	推奨グレード
1．アラーム療法単独より早期の改善を望む場合は，アラーム療法とデスモプレシン併用療法を提案する．	2A
2．アラーム療法またはデスモプレシン療法単独に反応がない場合は，両者の併用療法を提案する．	2B

表2 本邦の夜尿症診療ガイドライン2016におけるデスモプレシンの位置づけ

＜エビデンス総体の強さの定義と総括＞
A（強）：効果の推定値に強く確信がある
B（中）：効果の推定値に中程度の確信がある
C（弱）：効果の推定値に対する確信は限定的である
D（とても弱い）：効果の推定がほとんど確認できない
＜推奨の強さ＞
1：強く推奨する
2：弱く推奨する（提案する）

CQ9：夜尿症診療ガイドライン 2016, 日本夜尿症学会編, 74, 2016, 診断と治療社より引用
CQ13：夜尿症診療ガイドライン 2016, 日本夜尿症学会編, 96, 2016, 診断と治療社より引用

5) 日本夜尿症学会（編）：夜尿症診療ガイドライン 2016. pp74-78, pp96-98, 診断と治療社，東京，2016.
6) Ahmed AF, Amin MM, Ali MM, et al：Efficacy of an enuresis alarm, desmopressin, and combination therapy in the treatment of saudi children with primary monosymptomatic nocturnal enuresis. Korean J Urol 54：783-790, 2013.
7) Lucchini B, Simonetti GD, Ceschi A, et al：Severe signs of hyponatremia secondary to desmopressin treatment for enuresis: A systematic review. J Pediat Urol 9：1049-1053, 2013.

【秋山　由美】

VI. 下部尿路症状治療薬　10. 漢方薬

猪苓湯（チョレイトウ）

---

1. 適応疾患と製品例

尿量減少，小便難，口渇を訴えるものの次の症状：尿道炎，腎臓炎，腎石症，淋炎，排尿痛，血尿，腰以下の浮腫，残尿感，下痢

ツムラ猪苓湯エキス顆粒（医療用）

医療用エキス製剤番号：40

2. 区　　分

漢方薬

3. 作用機序と特徴

猪苓湯は利水剤として，水分代謝を促し利尿をはかる茯苓，猪苓，沢瀉と，清熱・止血作用を担う滑石および阿膠からなる漢方薬である．

基礎研究では，ラットシュウ酸カルシウム結石形成モデルに投与したところ，結石形成および結石による水腎または水尿管の発症が抑制された[1]．ラット腎炎モデルを用いて検討したところ，尿中蛋白排泄量の抑制効果が報告されている[2]．水負荷ラットおよび正常ラットに経口投与したところ，利尿作用が確認された[3]．

4. 臨床効果

猪苓湯は泌尿器系疾患に関連した愁訴，また頻尿，残尿感および排尿痛に用いられる．特に利尿効果と消炎効果を期待して尿路結石，膀胱炎などの疾患に汎用されている．『尿路結石症診療ガイドライン』において排石促進効果として推奨グレードC1と記載されている[4]．

臨床報告では腎結石もしくは尿路結石に対する体外衝撃波結石破砕術（ESWL）後に猪苓湯を3週間処置した群（681例）と非投与群（126例）を比較した結果，10〜20 mm以下の結石の場合は，排石成功率が有意に高いことが報告されている[5]．

また尿路不定愁訴を訴える患者に猪苓湯を投与したところ投与前に比べて昼間排尿回数と夜間排

尿回数の減少を認めた．また排尿痛，残尿感および排尿時不快感は改善傾向であった[6]．

5. 用　　法

成人1日7.5gを2〜3回に分割し，食前又は食間に経口投与する．なお，年齢，体重，症状により適宜増減する．

6. 副作用

過敏症：発疹，発赤，そう痒（頻度不明）

消化器：胃部不快感等

7. 処方例

口渇があり，血尿および排尿痛・残尿感などの排尿障害がある場合に用いる．

例1：通常の細菌性膀胱炎で，血尿や膀胱炎症状の強い時[7]

・クラビット®（レボフロキサシン500mg）
　1錠，分1，7日

・猪苓湯　7.5g，分3，7日

例2：サイズの小さい腎結石，尿管結石（5〜6mm以下）に対して自然排石を期待する時[8]

・ウロカルン®（ウラジロガシエキス225mg）
　6錠，分3，14日

・猪苓湯　7.5g，分3，14日

8. 腹証　証に関わる情報

特定の腹症はなし[9]．

■文　献

1) Yoshioka T, Yoshimura K, Miyake O, et al：Inhibitory Effect of Chorei-to and Kampou Extracts on Urinaly Stone Formation. Prog Med 16：195-199, 1996.

2) 久保道徳，吉川正人，森浦俊次　ほか：漢方方剤の薬理活性研究（第1報）実験的腎炎の尿蛋白排泄に対する猪苓湯の効果．和漢医薬学会誌6：115-121, 1989.

3) 油田正樹，湯浅和典，石毛　敦　ほか：猪苓湯の薬理学的研究(1)ラットにおける利尿作用について．泌尿紀要34：677-682, 1981.

4) 日本泌尿器科学会，日本泌尿器内視鏡学会，日本尿路結石症学会（編）：診断・治療．尿路結石症診療ガイドライン 第2版，pp44-45，金原出版，東京，2013.

5) S Wada, R Yoshimura, K Yamamoto, et al：Effect of herbal drug, choreito, after extracorporeal shock wave lithotripsy on spontaneous stone delivery. Jpn J Endourol ESWL 14：155-158, 2001.

6) 布施秀樹，酒本　護，岩崎雅志　ほか：尿路不定愁訴に対する猪苓湯および八味地黄丸の効果．泌外 8：603-609, 1995.

1）猪苓湯（チョレイトウ）

猪苓湯の構成生薬概要			
構成生薬名	カナ	ラテン名	英名
滑石	カッセキ	*Kasseki*	Alminum Silicate Hydrate with Silicon Dioxide
沢瀉	タクシャ	*Alismatis tuber*	Alisma Rhizome
猪苓	チョレイ	*Polyporus*	Polyporus Sclerotium
茯苓	ブクリョウ	*Poria*	Poria Sclerotium
阿膠	アキョウ	*Asini corii collas*	Donkey Glue

構成生薬名	混合割合	効果
滑石	3.0 g	消炎作用，利尿作用
沢瀉	3.0 g	肝脂肪蓄積抑制，肝・血中コレステロール低下
猪苓	3.0 g	利尿作用
茯苓	3.0 g	血糖下降作用，利尿作用
阿膠	3.0 g	血液凝固促進作用

7）菅谷公男，川嶋健吾：膀胱炎．泌尿器疾患に効く漢方，
　　pp53-64, 洋學社，神戸，2016.
8）菅谷公男，川嶋健吾：腎結石症・尿管結石．泌尿器疾
　　患に効く漢方，pp110-112, 洋學社，神戸，2016.
9）ツムラ医療用漢方製剤製品ラインナップ　ツムラ猪苓
　　湯エキス顆粒（医療用）2017.

【常田　洋平】

VI. 下部尿路症状治療薬　10. 漢方薬

猪苓湯合四物湯
（チョレイトウゴウシモツトウ）

---

1. 適応疾患と製品例

皮膚が枯燥し，色つやの悪い体質で胃腸障害のない人の次の諸症：排尿困難，排尿痛，残尿感，頻尿

ツムラ猪苓湯合四物湯エキス顆粒（医療用）

医療用エキス製剤番号：112

2. 区　　分

漢方薬

3. 作用機序と特徴

猪苓湯合四物湯は「猪苓湯」に女性の自律神経失調や神経症状を鎮静する「四物湯：当帰（トウキ），川芎（センキュウ），芍薬（シャクヤク），地黄（ジオウ）」を加えた合方である．芍薬が含まれているため，鎮痛・鎮痙作用が期待できるが，地黄による胃腸障害には注意する必要がある[1]．

4. 臨床効果

猪苓湯合四物湯は猪苓湯に四物湯を加えたもので，止血作用や抗炎症作用は猪苓湯よりも強い可能性がある．そのため副作用の面，特に高齢者や虚弱者には注意して用いる必要性がある．さらに猪苓湯を使うべき状態で慢性化している場合に用いてよい時もある[2]．

臨床報告では，尿所見に顕著な変化を認めない下部尿路不定愁訴を主訴とする症例5例に対し，排尿痛，排尿時不快感，頻尿の効果を検討したところ，有効率80％を示したという報告がある[3]．

下部尿路不定愁訴のある女性患者のうち，尿沈査で白血球数が毎視野5個以下で，経腹壁的膀胱超音波検査で膀胱頸部周囲の膀胱粘膜下に低エコー帯の拡大がある尿道症候群と診断した患者に対して，猪苓湯合四物湯を4週間投与したところ排尿困難，残尿感，下腹部不快感といった愁訴に改善が認められた[4]．

5. 用　　法

成人1日7.5gを2〜3回に分割し，食前又は食間に経口投与する．なお，年齢，体重，症状により適宜増減する．

6. 副作用

消化器：食欲不振，胃部不快感，悪心，嘔吐，下痢等

7. 処方例

体力中等度前後の人で，頻尿，残尿感，排尿痛などの排尿障害が慢性化したり，反復して起こる場合に用いる．

例1：62歳女性，主訴：残尿感と下腹部不快感が長引く，既往歴：腎盂炎（59歳），所見：膀胱炎の急性症状は消失しているが，残尿感，下腹部不快感などが続き，抗生剤が無効[1]．

・猪苓湯合四物湯　7.5g，分3，14日

例2：猪苓湯で改善傾向にあるが，残尿感と下腹部不快感が持続し，冷え性で硬便傾向のある女性に用い，症状の改善を試みる[5]．

・猪苓湯合四物湯　7.5g，分3，14日

8. 腹証　証に関わる情報

特定の腹症はなし[6]．

■文　献

1) 菅谷公男，川嶋健吾：膀胱炎．泌尿器疾患に効く漢方，pp53-64，洋學社，神戸，2016．

2) 桑木崇秀：その他の裏熱証用方剤．健保適用エキス剤による漢方診療ハンドブック（第3版），pp264-277，創元社，大阪，1995．

3) 堀井明範，前川正信：尿路不定愁訴に対する猪苓湯，猪苓湯合四物湯の効果．泌尿紀要 34：2237-2241，1988．

4) 菅谷公男，西沢 理，能登光宏 ほか：尿道症候群に対するツムラ猪苓湯とツムラ猪苓湯合四物湯の効果．泌尿紀要 38：731-735，1992．

5) 稲木一元，松田邦夫：再発性膀胱炎．ファーストチョイスの漢方薬，pp106-108，南山堂，東京，2006．

6) ツムラ医療用漢方製剤製品ラインナップ　ツムラ猪苓湯合四物湯エキス顆粒（医療用）2017．

2）猪苓湯合四物湯（チョレイトウゴウシモツトウ）

猪苓湯合四物湯の構成生薬一覧			
構成生薬名	カナ	ラテン名	英名
滑石	カッセキ	*Kasseki*	Alminum Silicate Hydrate with Silicon Dioxide
地黄	ジオウ	*Rehmanniae radix*	Rehmannia Root
芍薬	シャクヤク	*Paeoniae radix*	Peony Root
川芎	センキュウ	*Cnidii rhizoma*	Cnidium Rhizome
沢瀉	タクシャ	*Alismatis tuber*	Alisma Rhizome
猪苓	チョレイ	*Polyporus*	Polyporus Sclerotium
当帰	トウキ	*Angelicae acutilobae radix*	Japanese Angelica Root
茯苓	ブクリョウ	*Coria*	Poria Sclerotium
阿膠	アキョウ	*Asini corii collas*	Donkey Glue

構成生薬名	混合割合	効果
滑石	3.0 g	消炎作用，利尿作用
地黄	3.0 g	血糖降下，強心，血圧上昇，強心と腎血管拡張による利尿作用
芍薬	3.0 g	抗炎症，鎮痛，血圧降下，鎮静，抗ストレス潰瘍作用，抗痙攣，子宮収縮への作用
川芎	3.0 g	鎮痛，鎮静，血管拡張，中枢抑制作用，抗血栓作用
沢瀉	3.0 g	肝脂肪蓄積抑制，肝・血中コレステロール低下
猪苓	3.0 g	利尿作用
当帰	3.0 g	鎮痛，抗炎症作用，解熱作用，血管透過抑制
茯苓	3.0 g	血糖下降作用，利尿作用
阿膠	3.0 g	血液凝固促進作用

【常田　洋平】

VI. 下部尿路症状治療薬　10. 漢方薬

五淋散（ゴリンサン）

1. 適応疾患と製品例
頻尿，排尿痛，残尿感
ツムラ五淋散エキス顆粒（医療用）
医療用エキス製剤番号：56

2. 区　　分
漢方薬

3. 作用機序と特徴
五淋散は，尿路の炎症に用いる漢方薬の一つである．

イヌ腎臓尿細管上皮細胞を用いた結石形成に対する作用を検討したところ，五淋散はシュウ酸カルシウムの凝集を抑制した．なお，この抑制作用には構成生薬である山梔子（サンシシ）および沢瀉（タクシャ）が寄与していることが明らかとなっている[1]．

サブスタンスP誘発膀胱炎モデルに対して五淋散の効果を検討したところ，サブスタンスPによるラット膀胱収縮を抑制し，その作用機序は顆粒球のNADPH（ニコチンアミドアデニンジヌクレオチドリン酸）オキシダーゼ活性抑制とROS（reactive oxygen species：活性酸素）産生抑制，ICAM（intercellular adhesion molecule：細胞間接着分子）発現抑制であることが報告されている[2)3)]．

4. 臨床効果
膀胱および尿道の炎症性疾患で，それほど症状の強くない例に広く使用できる可能性がある．また膀胱炎症状も強くなく，しかも清心蓮子飲ほど慢性・虚証でもないという程度の状態に用いられる．明白な細菌感染を伴う場合には抗生物質との併用により用いることで効果が期待される．

5. 用　　法
成人1日7.5gを2～3回に分割し，食前又は食間に経口投与する．なお，年齢，体重，症状により適宜増減する．

6. 副作用
重大な副作用：間質性肺炎，偽アルドステロン症（低カリウム血症等の結果として），ミオパチー（低カリウム血症等の結果として）

その他の副作用：食欲不振，胃部不快感，悪心，嘔吐，下痢等

7. 処方例
比較的中等度あるいはやや低下した人の慢性に経過した尿路炎症で，頻尿，残尿，排尿痛などのある場合に用いる[4]．

例1：再発を繰り返す慢性細菌性膀胱炎
・クラビット®（レボフロキサシン500mg）
　1錠，分1，7日
・八味地黄丸　7.5g，分3，14日
五淋散は男性に比較的多く用いる傾向があり，過労やストレスによって再発を繰り返す膀胱炎にも用いられる[5]．

8. 腹証　証に関わる情報
特定の腹症はなし[6]．

■文　　献
1) Nishihata M, Kohjimoto Y, Hara I：Effect of Kampo extracts on urinary stone formation: an experimental investigation. Int J Urol 20：1032-1036, 2013.
2) Chen WC, Shih CC, Lu WA, et al：Combina-tion of Wu Lin San and Shan Zha ameliorates substance P-induced hyperactive bladder via the inhibition of neutrophil NADPH oxidase activity. Neurosci Lett 402：7-11, 2006.
3) 真島洋子，早川　智，陳旺全，ほか：五淋散の膀胱炎治療効果の実験的研究．産婦人科漢方研究のあゆみ 24：109-113, 2007.
4) 菅谷公男，川嶋健吾：膀胱炎．泌尿器疾患に効く漢方．pp53-64，洋學社，神戸，2016.
5) 菅谷公男，川嶋健吾：主要な頻用処方の適応ポイント．泌尿器疾患に効く漢方，p128，洋學社，神戸，2016.
6) ツムラ医療用漢方製剤製品ラインナップ　ツムラ五淋散エキス顆粒（医療用）2017.

3）五淋散（ゴリンサン）

五淋散の構成生薬概要			
構成生薬名	カナ	ラテン名	英名
茯苓	ブクリョウ	*Poria*	Poria Sclerotium
黄芩	オウゴン	*Scutellariae radix*	Scutellaria Root
滑石	カッセキ	*Kasseki*	Alminum Silicate Hydrate with Silicon Dioxide
甘草	カンゾウ	*Glycyrrhizae radix*	Glycyrrhiza
地黄	ジオウ	*Rehmanniae radix*	Rehmannia Root
車前子	シャゼンシ	*Plantaginis semen*	Plantago Seed
沢瀉	タクシャ	*Alismatis tuber*	Alisma Rhizome
当帰	トウキ	*Angelicae acutilobae radix*	Japanese Angelica Root
木通	モクツウ	*Akebiae caulis*	Akebia Stem
山梔子	サンシシ	*Gardeniae fructus*	Gardenia Fruit
芍薬	シャクヤク	*Paeoniae radix*	Peony Root

構成生薬名	混合割合	効果
茯苓	6.0 g	血糖下降作用，利尿作用
黄芩	3.0 g	解熱，解毒，胆汁分泌促進，抗消化性潰瘍，抗炎症作用，抗アレルギー作用
滑石	3.0 g	消炎作用，利尿作用
甘草	3.0 g	抗潰瘍作用，鎮咳作用，鎮痙作用，副腎皮質ホルモン様作用，抗炎症作用 抗アレルギー作用
地黄	3.0 g	血糖降下，強心，血圧上昇，強心と腎血管拡張による利尿作用
車前子	3.0 g	利尿作用，胆汁分泌促進作用
沢瀉	3.0 g	肝脂肪蓄積抑制，肝・血中コレステロール低下
当帰	3.0 g	鎮痛，抗炎症作用，解熱作用，血管透過抑制
木通	3.0 g	利尿作用，抗炎症作用，胃液分泌抑制作用
山梔子	2.0 g	利尿，血圧降下，抗菌，抗アレルギー作用，抗コリン作用
芍薬	3.0 g	抗炎症，鎮痛，血圧降下，鎮静，抗ストレス潰瘍作用，抗痙攣，子宮収縮への作用

【常田　洋平】

VI. 下部尿路症状治療薬　10. 漢方薬

八味地黄丸（ハチミジオウガン）

1. 適応疾患と製品例

疲労，倦怠感著しく，尿利減少または頻数，口渇し，手足に交互的に冷感と熱感のあるものの次の諸症：腎炎，糖尿病，陰萎，坐骨神経痛，腰痛，脚気，膀胱カタル，前立腺肥大，高血圧

ツムラ八味地黄丸エキス顆粒（医療用）

医療用エキス製剤番号：7

2. 区　分

漢方薬

3. 作用機序と特徴

ラット冷えストレス誘発排尿筋過活動モデルにおける排尿間隔および膀胱容量の減少は，八味地黄丸の経口投与により改善された．また冷感受容器である TRPM8（transient receptor potential melastatin-8：25度以下の冷刺激で活性化するチャネル）の蛋白および mRNA の発現を減少させた．したがって，八味地黄丸は冷えストレスによる下部尿路症状を改善する作用が推察されている[1].

八味地黄丸は摘出膀胱組織片を用いたアセチルコリンの収縮反応を抑制した．なお，受容体結合実験の結果，ムスカリン受容体，1，4-DHP（ジヒドロピリジン）受容体およびプリン受容体への結合能を示した[2].

4. 臨床効果

八味地黄丸は高齢者の腰部および下肢の脱力感，冷え，しびれ，痛みに用いられることが多い処方である．前立腺肥大症において『前立腺肥大症診療ガイドライン』では，八味地黄丸は推奨グレードC1（行うよう勧めるだけの根拠が明確でないが，行ってもよい）として記載されている[3].

抗コリン剤やα阻害剤に治療抵抗性を示す男性下部尿路症状に対して八味地黄丸を処方した30例を対象とし，治療前後の効果を比較したところ，Total IPSS は 13.4 ± 5.2 から 9.7 ± 5.1 に改善し，畜尿症状，排尿症状共にスコアの有意な改善を示した．また，IPSS-QOL は 3.4 ± 1.4 から 2.6 ± 1.3 と改善した．しかし，排尿機能検査では排尿量，残尿量，最大尿流率，平均尿流率の4項目ではいずれも有意な変化を示さなかった報告がある[4].

5. 用　法

成人1日7.5gを2〜3回に分割し，食前又は食間に経口投与する．なお，年齢，体重，症状により適宜増減する．

6. 副作用

過敏症：発疹，発赤，そう痒

肝臓：肝機能異常（AST，ALT，TBil 等の上昇）

消化器：食欲不振，胃部不快感，悪心，嘔吐，腹部膨満感，腹痛，下痢，便秘等

その他：心悸亢進，のぼせ，舌のしびれ等

7. 処方例

中年以降特に老齢者に頻用され，腰部および下肢の脱力・冷え・しびれなどがあり，排尿の異常（特に夜間の頻尿）を訴える場合に用いる[5].

例：66歳男性，主訴：尿の出が悪い，既往歴：軽度の前立腺肥大，所見：排尿開始遅延，尿勢がない，残尿感あり，頻尿（日中2時間おき，夜間1〜2回）．健診にて高脂血症，高尿酸血症．167cm，76kg.

・八味地黄丸　7.5g，分3，14日

8. 腹証　証に関わる情報

腹力中等度

腹壁の緊張低下もしくは知覚鈍麻

まれに腹直筋の下部緊張

腹症（文献6より）

■文　献

1) Imamura T, Ishizuka O, Sudha GS, et al : A galenical produced from Ba-Wei-Die-Huang-Wan (THC-002) provides resistance to the cold stress-induced detrusor overactivity in conscious rats. Neurourol

4）八味地黄丸（ハチミジオウガン）

八味地黄丸の構成生薬概要

構成生薬名	カナ	ラテン名	英名
地黄	ジオウ	*Rehmanniae radix*	Rehmannia Root
山茱萸	サンシュユ	*Corni fructus*	Cornus Fruit
山薬	サンヤク	*Dioscoreae rhizoma*	Dioscorea Rhizome
沢瀉	タクシャ	*Alismatis tuber*	Alisma Rhizome
茯苓	ブクリョウ	*Poria*	Poria Sclerotium
牡丹皮	ボタンピ	*Moutan cortex*	Moutan Bark
桂皮	ケイヒ	*Cinnamomi cortex*	Cinnamon Bark
附子末	ブシ末	*Aconiti radix processa et pulverata*	Powdered Processed Aconite Root

構成生薬名	混合割合	効果
地黄	6.0 g	血糖降下，強心，血圧上昇，強心と腎血管拡張による利尿作用
山茱萸	3.0 g	利尿，血圧降下，抗菌，抗アレルギー作用，抗コリン作用，小腸自動運動抑制作用
山薬	3.0 g	血糖降下作用
沢瀉	3.0 g	肝脂肪蓄積抑制，肝・血中コレステロール低下
茯苓	3.0 g	血糖下降作用，利尿作用
牡丹皮	2.5 g	抗炎症作用，抗アレルギー作用，鎮痛，抗菌作用
桂皮	1.0 g	鎮静，鎮痛，抗菌，眼瞼下垂，血圧降下，体温降下，覚醒，発汗増強
附子末	0.5 g	鎮静，鎮痛，血圧降下，不整脈誘発作用，強心作用，抗炎症作用

Urodyn 32：486-492, 2013.

2) Ito Y, Seki M, Nishioka Y, et al：Pharma-cological effects of Hachi-mi-jio-gan extract（Harncare）on the contractile response and on pharmacologically relevant receptors in the rat bladder. Yakugaku Zasshi 129：957-964, 2009.

3) 日本泌尿器科学会（編）：治療．前立腺肥大症診療ガイドライン，p61，リッチヒルメディカル，東京，2011.

4) 八木　宏，西尾浩二郎，佐藤　両　ほか：抗コリン剤抵抗性過活動膀胱に対する八味地黄丸およびその加味方の効果の検討．日本東洋医学雑誌 66：49-53, 2015.

5) 稲木一元，松本邦夫：前立腺肥大症．ファーストチョイスの漢方薬，pp113-114，南山堂，東京，2006.

6) ツムラ医療用漢方製剤製品ラインナップ　ツムラ八味地黄丸エキス顆粒（医療用）2017.

【常田　洋平】

Ⅵ. 下部尿路症状治療薬　10. 漢方薬

牛車腎気丸（ゴシャジンキガン）

1. 適応疾患と製品例

疲れやすくて，四肢が冷えやすく尿量減少，または多尿で時に口渇がある次の諸症：下肢痛，腰痛，しびれ，老人のかすみ目，かゆみ，排尿困難，頻尿，むくみ

ツムラ牛車腎気丸エキス顆粒（医療用）
医療用エキス製剤番号：107

2. 区分

漢方薬

3. 作用機序と特徴

基礎研究では，麻酔下ラットを用いて膀胱機能に対する作用を検討した結果，κ-オピオイド受容体を介して膀胱知覚を減弱させる作用が報告されている[1]．また膀胱機能と自律神経系に対する作用では，血中ドパミンおよびセロトニン量の低下を示し，自律神経系を低レベルに調整維持することで，膀胱機能を抑制することが示されている[2]．シクロフォスファミド誘発膀胱炎モデルにおける頻尿を改善し，その作用機序にはムスカリン受容体のダウンレギュレーションの抑制，IL-1β および IL-17 の産生抑制が示されている[3]．

4. 臨床効果

牛車腎気丸は，高齢者の排尿障害，陰嚢，腰部・下肢の脱力，しびれ，痛みなどに用いられる漢方薬である．また本漢方薬は「八味地黄丸」に牛膝（ゴシツ）と車前子（シャゼンシ）という生薬を加えることで痛みや利尿促進を期待し，これらの症状が強い方に用いられる．過活動膀胱において『過活動膀胱診療ガイドライン』では，牛車腎気丸は推奨グレード C1（有効性を支持する根拠は十分でないが，女性過活動膀胱の患者に対して有効との報告がある）として記載されている[4]．

臨床研究では抗コリン剤および $α_1$ 阻害剤の治療抵抗性を示す夜間頻尿に対して牛車腎気丸を12週間経口投与したところ，夜間頻尿回数が 4.4±1.3 回から 3.5±1.9 回へと減少した．さらに Total IPSS，IPSS-QOL も有意な改善作用を示した[5]．

また $α_1$ 阻害剤を 8 週間以上投与後も過活動膀胱症状を有する前立腺肥大症患者に対して牛車腎気丸を併用もしくは併用無によるクロスオーバー試験を行ったところ，尿失禁回数の減少，QOLの改善が得られた[6]．

5. 用法

成人1日 7.5g を 2〜3 回に分割し，食前又は食間に経口投与する．なお，年齢，体重，症状により適宜増減する．

6. 副作用

過敏症：発疹，発赤，そう痒
消化器：食欲不振，胃部不快感，悪心，嘔吐，腹部膨満感，腹痛，下痢，便秘等
その他：心悸亢進，のぼせ，舌のしびれ等

7. 処方例

口渇があり，血尿および排尿痛・残尿感などの排尿障害がある場合に用いる．

例：65歳以上，主訴：夜間頻尿．前立腺が大きい．既往歴：糖尿病[7]．
・フリバス®（ナフトピジル 50mg）1 錠，分 1
・牛車腎気丸　7.5g，分 3

8. 腹証　証に関わる情報

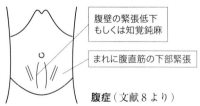

腹症（文献8より）

■文献

1) Gotoh A, Goto K, Sengoku A, et al : Inhibition mechanism of Gosha-jinki-gan on the micturition reflex in rats. J Pharmacol Sci 96 : 115-123, 2004.
2) Nishijima S, Sugaya K, Miyazato M, et al : Effect of Gosha-jinki-gan, a blended herbal medicine, on bladder activity in rats. J Urol 177 : 762-765, 2007.
3) Nasrin Sl, Osano A, Ito Y, et al : Beneficial effects

5）牛車腎気丸（ゴシャジンキガン）

牛車腎気丸の構成生薬概要			
構成生薬名	カナ	ラテン名	英名
地黄	ジオウ	*Rehmanniae radix*	Rehmannia Root
牛膝	ゴシツ	*Achyranthis radix*	Achyranthes Root
山茱萸	サンシュユ	*Corni fructus*	Cornus Fruit
山薬	サンヤク	*Dioscoreae rhizoma*	Dioscorea Rhizome
車前子	シャゼンシ	*Plantaginis semen*	Plantago Seed
沢瀉	タクシャ	*Alismatis tuber*	Alisma Rhizome
茯苓	ブクリョウ	*Poria*	Poria Sclerotium
牡丹皮	ボタンピ	*Moutan cortex*	Moutan Bark
桂皮	ケイヒ	*Cinnamomi cortex*	Cinnamon Bark
附子末	ブシ末	*Aconiti radix processa et pulverata*	Powdered Processed Aconite Root

構成生薬名	混合割合	効果
地黄	5.0 g	血糖降下，強心，血圧上昇，強心と腎血管拡張による利尿作用
牛膝	3.0 g	解熱，鎮痛，抗アレルギー，血圧降下，子宮運動刺激
山茱萸	3.0 g	利尿，血圧降下，抗菌，抗アレルギー作用，抗コリン作用
山薬	3.0 g	血糖降下作用
車前子	3.0 g	利尿作用，胆汁分泌促進作用
沢瀉	3.0 g	肝脂肪蓄積抑制，肝・血中コレステロール低下
茯苓	3.0 g	血糖下降作用，利尿作用
牡丹皮	3.0 g	抗炎症作用，抗アレルギー作用，鎮痛，抗菌作用
桂皮	1.0 g	鎮静，鎮痛，抗菌，眼瞼下垂，血圧降下，体温降下，覚醒，発汗増強
附子末	1.0 g	鎮静，鎮痛，血圧降下，不整脈誘発作用，強心作用，抗炎症作用

of Gosha-jinki-gan and green tea extract in rats with chemical cystitis. J Pharmacol Sci 122：270-277, 2013.

4) 日本排尿機能学会，過活動膀胱診療ガイドライン作成委員会（編）：治療．過活動膀胱診療ガイドライン 第2版，p154, リッチヒルメディカル，東京，2015.

5) Yagi H, Nishio K, Sato R, et al：Clinical efficacy and tolerability of Gosha-jinki-gan, a Japanese traditional herbal medicine, for nocturia. J Tradit Complement Med 6：126-129, 2015.

6) 石塚　修，山西友典，後藤百万　ほか：漢方製剤の臨床効果 －牛車腎気丸を中心として－. Urology View 7：81-84, 2009.

7) 菅谷公男，川嶋健吾：泌尿器科領域の漢方薬適応疾患．泌尿器疾患に効く漢方，p95, 洋學社，神戸，2016.

8) ツムラ医療用漢方製剤製品ラインナップ　ツムラ牛車腎気丸エキス顆粒（医療用）2017.

【常田　洋平】

Ⅵ. 下部尿路症状治療薬　10. 漢方薬

清心蓮子飲（セイシンレンシイン）

1．適応疾患と製品例
全身倦怠感があり，口や舌が渇き，尿がだしぶるものの次の症状：残尿感，頻尿，排尿痛
ツムラ清心蓮子飲エキス顆粒（医療用）
医療用エキス製剤番号：111

2．区　分
漢方薬

3．作用機序と特徴
基礎研究報告では，ストレプトゾトシン誘発糖尿病ラットを用いた清心蓮子飲の薬効について検討したところ，ストレプトゾトシン誘発糖尿病ラットにおける多尿および尿糖値の上昇を低下させたと報告されている[1]．

4．臨床効果
平素より胃腸虚弱で比較的体力の低下した人が，排尿困難，残尿感，排尿痛などを訴える場合に用いる．昼間のみの頻尿で夜間頻尿がない心因性の頻尿が疑われるときに有効な場合がある[2]．

臨床研究では，慢性前立腺炎・尿道炎での不定愁訴を有する男性35名，検査所見が正常であるが膀胱炎症状を訴える女性7名に清心蓮子飲を投与したところ，下部尿路不定愁訴に対し特に胃腸障害のある患者に，有効性が高い傾向を認めた[3]．

尿路所見は正常であるが尿路に関連した不定愁訴（頻尿，排尿痛，排尿時不快感，残尿感および下腹部不快感）を有する症例を対象とし，清心蓮子飲を4週間投与したところ，症状の改善を19例中14例に認めた報告がある[4]．

5．用　法
成人1日7.5gを2〜3回に分割し，食前又は食間に経口投与する．なお，年齢，体重，症状により適宜増減する．

6．副作用
重大な副作用：間質性肺炎，偽アルドステロン症，ミオパチー，肝機能障害，黄疸
その他：発疹，蕁麻疹等

7．処方例
平素より胃腸虚弱で比較的体力の低下した人が，排尿困難，残尿感，排尿痛を訴える場合に用いる．慢性的に頻尿，残尿感を訴える方，神経質で虚弱な方が対象となる．八味地黄丸の適応症候に似ているが，胃腸虚弱で八味地黄丸が服用できないという場合に使用される[5]．

例1：女性，主訴：慢性非細菌性膀胱炎で頻尿，残尿感や下腹部不快感があり疲れやすく精神不安あり．神経質である[6]．

・清心蓮子飲　7.5g，分3，14日

8．腹証　証に関わる情報
特定の腹症はなし[7]．

■文　献
1) Tominaga M, Kimura M, Sugiyama K, et al：Effects of seishin-renshi-in and Gymnema sylvestre on insulin resistance in streptozotocin-induced diabetic rats. Diabetes Res Clin Pract 29：11-17, 1995.
2) 影山慎二：尿の回数が多い（頻尿）への対処．排尿障害で患者さんが困っていませんか？ pp89-91，羊土社，東京，2016.
3) 寺田為義，石川成明，片山　喬：下部尿路不定愁訴に対する清心蓮子飲の使用経験．泌尿紀要 31：1253-1256, 1985.
4) 藤川公生，村山猛男，原　徹　ほか：尿路不定愁訴の漢方療法．西日泌尿 47：227-230, 1985.
5) 稲木一元，松田邦夫：尿路不定愁訴．ファーストチョイスの漢方薬，pp118-120，南山堂，東京，2006.
6) 菅谷公男，川嶋健吾：膀胱炎．泌尿器疾患に効く漢方，pp53-64，洋學社，神戸，2016.
7) ツムラ医療用漢方製剤製品ラインナップ　ツムラ清心蓮子飲エキス顆粒（医療用）2017.

6）清心蓮子飲（セイシンレンシイン）

	清心蓮子飲の構成生薬概要		
構成生薬名	カナ	ラテン名	英名
麦門冬	バクモンドウ	*Ophiopogonis radix*	Ophiopogon Tuber
茯苓	ブクリョウ	*Poria*	Poria Sclerotium
蓮肉	レンニク	*Nelumbis semen*	Nelumbo Seed
黄芩	オウゴン	*Scutellariae radix*	Scutellaria Root
車前子	シャゼンシ	*Plantaginis semen*	Plantago Seed
人参	ニンジン	*Ginseng radix*	Ginseng
黄耆	オウギ	*Astragali radix*	Astragalus Root
地骨皮	ジコッピ	*Lycii cortex*	Lycium Bark
甘草	カンゾウ	*Glycyrrhizae radix*	Glycyrrhiza

構成生薬名	混合割合	効果
麦門冬	4.0 g	咳反射抑制，血糖降下，抗炎症作用
茯苓	4.0 g	血糖下降作用，利尿作用
蓮肉	4.0 g	平滑筋弛緩作用，血管拡張，子宮平滑筋弛緩作用
黄芩	3.0 g	解熱，解毒，胆汁分泌促進，抗消化性潰瘍，抗炎症作用，抗アレルギー作用
車前子	3.0 g	利尿作用，胆汁分泌促進作用
人参	3.0 g	血糖降下作用，コリン作動性作用，血圧降下作用，抗疲労作用，副腎皮質刺激ホルモン・コルチコステロンの増加，胃潰瘍抑制作用
黄耆	2.0 g	利尿作用，血圧降下作用
地骨皮	2.0 g	解熱作用，血圧降下作用，抗脂肝作用
甘草	1.5 g	抗潰瘍作用，鎮咳作用，鎮痙作用，副腎皮質ホルモン様作用，抗炎症作用，抗アレルギー作用

【常田　洋平】

Ⅵ．下部尿路症状治療薬　10．漢方薬

桂枝茯苓丸（ケイシブクリョウガン）

1．適応疾患と製品例

　体格はしっかりしていて赤ら顔が多く，腹部は大体充実，下腹部に抵抗のあるものの次の諸症：月経不順，月経痛，子宮内膜症，子宮筋腫，卵巣嚢腫，不正出血，更年期障害，不妊症，産後悪露，冷えのぼせ（足が冷え頭がのぼせる），顔のほてり，頭痛，肩こり，めまい，精神不安，イライラ，神経症，抑うつ症状，高血圧症，脳卒中およびその予防，ふきでもの，にきび，打ち身，むちうち症，あざ，皮下出血

　　ツムラ桂枝茯苓丸エキス顆粒（医療用）

　　医療用エキス製剤番号：25

2．区　　分

　漢方薬（駆瘀血剤）

3．作用機序と特徴

　桂枝茯苓丸（以下，本方）の処方構成

　桂皮（4），茯苓（4），牡丹皮（4），桃仁（4），芍薬（4）．本方は駆瘀血作用の主役である桃仁＋牡丹皮に，桂枝と芍薬が同量で，さらに茯苓が加わっていることにより，上半身と全身の瘀血性浮腫を改善する効果が高いと判断できる[1]．

　本方には，微小循環改善効果（末梢循環改善），血液レオロジー改善効果（血液サラサラ効果），粥状動脈硬化進展抑制効果，過酸化脂質減少効果（酸化ストレス減少），iNOS発現抑制（炎症性酸化ストレス抑制），エストロゲン産生抑制とプロゲステロン産生促進作用（月経痛改善）等の作用がある[1]．

4．臨床効果

　瘀血に伴う諸症状に，下部尿路不定愁訴（頻尿，尿意切迫感，尿失禁，下腹部不快感等）を伴っている症例に効果を発揮する．

　瘀血とは，体内に生理活性を失った血液がうっ滞している状態で，血液・血流の障害や婦人科系の代謝不全により引き起こされる病態である[1]．瘀血があると，さらに血流が阻害され，固定性の疼痛やしこりを生じたり，局所の慢性炎症症状などさまざまな症状が起こる．

　更年期障害や月経困難など女性ホルモンの変動に伴うさまざまな不調を，漢方では血の道症というが，これらは全て瘀血が原因していると考えている[1]．本方は，この瘀血の代謝を促進して体外に排出する名方である．婦人科系疾患全般に用いるが，瘀血を原因とする症状であれば男性にも用いる．桂枝と茯苓が上半身の炎症性浮腫を改善するので，高血圧症や脳血管障害による頭重や肩背の強ばり，皮下出血を伴う打撲傷などに応用される．

5．用　　法

　成人1日7.5gを2〜3回に分割し，食前又は食間に経口投与する．なお，年齢，体重，症状により適宜増減する．

6．副作用

　過敏症：発疹，発赤，そう痒

7．処方例

　60歳女性，頻尿，尿意切迫感，腹圧性尿失禁や下腹部不快感を訴えて来院．

　・尿検査・尿沈渣に異常なく，残尿もなし

　・抗コリン薬やβ_3作動薬は無効

　・体格はしっかりしていて赤ら顔，腹部は充実しており，下腹部に抵抗・圧痛あり

　瘀血に伴う諸症状と診断し，β_3作動薬に加えて，本方7.5g，分3，併用投与で諸症状の改善をみた．

■文　　献

1）菅谷公男，川嶋健吾：桂枝茯苓丸．泌尿器疾患に効く漢方．pp121-126，洋學社，神戸，2016．

【菅谷　公男】

補中益気湯（ホチュウエッキトウ）

1. 適応疾患と製品例

消化機能が衰え，四肢倦怠感著しい虚弱体質者の次の諸症：虚弱体質，疲労倦怠，病後・産後・術後の体力低下，食欲不振，胃腸虚弱，胃下垂，寝汗，多汗症，風邪（たびたびひくもの），夏バテ，夏やせ，インポテンツ，慢性肝炎，神経衰弱，肺結核，肋膜炎，呼吸器系が弱いものの体質改善，低血圧症，貧血，脱肛，痔，子宮脱

ツムラ補中益気湯エキス顆粒（医療用）

医療用エキス製剤番号：41

2. 区　分

漢方薬（補益強壮剤）

3. 作用機序と特徴

補中益気湯（以下，本方）の処方構成

人参（3-4），白朮または蒼朮（3-4），黄耆（3-4.5），当帰（3），陳皮（2-3），大棗（1.5-3），柴胡（1-2），甘草（1-2），生姜（0.5），升麻（0.5-2）[1]．本方は脾胃と肺の虚証に用い，脾胃（中）と肺を補い，気を増強する．

消化器系および呼吸器系全般の機能を強化し，免疫力を高め，疲労を回復し，気力を充実させる．体力増強剤として幅広く用いられるが，昇堤作用（沈滞した気を引き上げる作用）を持つため，膀胱下垂や子宮脱，脱肛など内臓諸臓器が下垂した場合に，これらを引き上げる効果もある．なお，病後の体力回復や，癌治療の際の免疫力強化にも効果がある．

本方には，食欲増進効果，精子濃度および運動率改善効果，NK活性改善効果，自然免疫改善効果等の作用がある[1]．

4. 臨床効果

消化器系および呼吸器系の虚弱があるため，疲労感が抜けず気力が出ない，顔色が悪い，食欲不振で体力がない，息切れするなどの虚証のものに用いるが，これら虚証に下部尿路不定愁訴（骨盤臓器脱，腹圧性尿失禁，頻尿等）を伴っている症状にも効果を発揮する．

5. 用　法

成人1日7.5gを2～3回に分割し，食前又は食間に経口投与する．なお，年齢，体重，症状により適宜増減する．

6. 副作用

長期連用により，低カリウム血症，血圧上昇，ナトリウム・体液の貯留，浮腫，体重増加などの偽アルデステロン症があらわれることがある．食欲不振，胃部不快感，悪心，下痢等の胃腸障害を起こすことがある．

7. 処方例

60歳女性，頻尿，腹圧性尿失禁，膀胱瘤（軽度）を訴えて来院．

- ・尿検査・尿沈渣に異常なく，残尿もなし
- ・抗コリン薬やβ_2作動薬は無効
- ・痩せて顔色不良，食欲と気力は低下

腹圧性尿失禁と膀胱瘤に対して手術を勧めたが拒否されたため，虚証に伴う諸症状と診断し，抗コリン薬（プロピベリン20mg，分1）と，本方7.5g，分3の長期投与で諸症状の改善をみた．

■文　献

1) 菅谷公男，川嶋健吾：補中益気湯．泌尿器疾患に効く漢方，pp135-139，洋學社，神戸，2016.

【菅谷　公男】

VII. 実践治療例図説

Chapter 7

VII. 実践治療例図説　1. 過活動膀胱の実践治療例

過活動膀胱の実践治療例

症例：75 歳女性

主訴：1 年前からの頻尿，夜間頻尿，尿意切迫感，切迫性尿失禁

既往歴：高血圧症で 30 年前から内服治療中．1 年前に脳梗塞に罹患するも，現在は麻痺はない．脳梗塞再発予防にアスピリン 100mg/ 日を内服中．

その他：肥満気味で，脱水と脳梗塞予防に水分は十分摂取しており，寝る前にもコップ 1 杯の水を飲んでいる．

血圧 150/90，脈拍 90/ 分，過活動膀胱症状スコア（OABSS）：10 点

1. 診　　断

尿沈渣による膿尿の有無から細菌性膀胱炎の有無を診断し，膿尿があれば抗生物質による治療を先行する（図 1）．膿尿がないか，治療により膿尿が改善しても蓄尿症状の改善がみられず，膀胱癌や膀胱結石などの器質的膀胱疾患が想定されなければ，尿意切迫感や切迫性尿失禁があることから過活動膀胱と診断する．本症例は 1 年前に脳梗塞となり，その頃からの頻尿，夜間頻尿，尿意切迫感，切迫性尿失禁が出現していることから，神経因性膀胱による過活動膀胱と考えられる．

2. 過活動膀胱の治療開始前の確認事項

1）尿比重

尿検査での尿比重が低ければ，水分摂取の多いことが想定される．尿量が多いと過活動膀胱の治療効果は不十分となることが多いので，排尿日誌（頻度尿量記録）の記載を指示し，1 日尿量が，体重（kg）×20〜25mL となるよう飲水量を調節するように指導する．

2）残尿量

過活動膀胱で残尿が多い状態は珍しくない．残尿量の測定には専用の超音波機器もあるが，恥骨

上から膀胱の内面の 3 方向の径（a, b, c）を測定し，$V=(a×b×c)÷2$ で求められる．末梢神経障害があると，蓄尿時には過活動膀胱で，排尿時には膀胱収縮力が弱いか膀胱収縮持続時間が短い低活動膀胱のことがある．このような膀胱の状態を示す代表的な疾患・状態としては，前立腺肥大症の進行した状態，糖尿病，便秘，加齢などがある．

便秘で直腸内宿便があると，直腸壁の伸展刺激で直腸膀胱抑制反射が作動して膀胱収縮が抑制される．高齢者や小児でみられることが多いので，便秘の治療は排尿障害の治療と同様に継続的に進める必要がある．

残尿が 50mL 以上あるようなら α_1 遮断薬を使用した方が安全である．この場合には神経因性膀胱の診断を付け加える．

α_1 遮断薬でも残尿が減少しない場合には，尿道狭窄か膀胱収縮力低下のどちらかまたは両方の存在が考えられる．男性の場合には前立腺肥大症が真っ先に考えられるので，前立腺肥大症治療を主にするが，女性の場合には尿道狭窄を考える．女性の尿道狭窄は意外に多く，ほとんどは外尿道口部の狭窄であり，尿道ブジーで尿道を拡張すると残尿の減少がみられる．

膀胱収縮力が低下して残尿が 100mL 以上と多い場合には，α_1 遮断薬とコリンエステラーゼ阻害薬の併用が過活動膀胱状態を改善する．まれには自己導尿や介護導尿を必要とするものもいる．導尿は 1 日の導尿回数を多くするほど膀胱収縮力の回復が早い傾向がある．膀胱が縮まっている状態を 1 日何度か作ってやることが，膀胱収縮力の回復を早めるようなので，導尿回数は少なくとも 1 日 4 回以上とし，あまり減らさないように指導する．

3）閉塞隅角緑内障

抗コリン薬の副作用には眼圧が上昇して眼痛や視力障害の起こることがあり，閉塞隅角緑内障には禁忌である．そのため，過活動膀胱の治療開始前に閉塞隅角緑内障の有無を確認する．ただし，治療済の閉塞隅角緑内障や他のタイプの緑内障への投与は通常は問題ない．

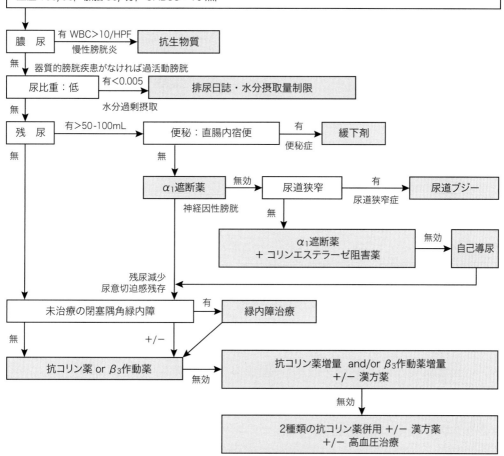

図1　過活動膀胱の実践治療

3. 過活動膀胱の治療

現在，過活動膀胱に適応のある薬剤は，抗コリン薬とβ_3作動薬の2種類がある．当初の投与量で効果不十分であれば増量するか，薬剤を変更する．単剤の増量でも効果不十分か，副作用で増量できない場合には，抗コリン薬とβ_3作動薬を併用する．現時点では泌尿器科医以外の併用は査定される恐れがあるが，高血圧治療では何種類もの薬剤を併用して治療していることを考えると，過活動膀胱治療でも薬剤併用は当然の方向と考える．それでも過活動膀胱状態が改善しない場合には漢方薬の猪苓湯や牛車腎気丸を追加したり，高血圧のコントロールを良くすると徐々に過活動膀胱も改善することがあるので，降圧薬を追加してみる．

【菅谷　公男】

VII. 実践治療例図説　2. 前立腺肥大症の実践治療例

前立腺肥大症の実践治療例

症例：75歳男性

主訴：数年来の排尿困難，1年前からの頻尿，夜間頻尿，尿意切迫感，切迫性尿失禁

既往歴：高血圧症と糖尿病で30年前から内服治療中．5年前に脳梗塞と診断されたが，現在は麻痺はほぼない．脳梗塞再発予防にアスピリン100mg/日を内服中．

その他：水分はあまり摂っていないが，寝る前にもコップ1杯の水を飲んでいる．

血圧150/90，脈拍90/分，国際前立腺症状スコア（IPSS）：32点，IPSS-QOL：6点，過活動膀胱症状スコア（OABSS）：10点

1. 診　断

下部尿路症状の診断には，まずは尿検査・尿沈渣が必要であり，次いで超音波検査である（図1）．泌尿器科医における尿検査・尿沈渣と超音波検査は，内科医における血圧脈拍測定と聴診器のような意味合いをもつ．

膿尿があれば慢性膀胱炎を考えるが，男性は通常は膀胱炎にならない．男性で膀胱炎となるのは，尿の出が悪く，残尿のある閉塞膀胱状態であることが多い．つまり，多くは前立腺肥大症である．膿尿には抗生物質による治療を開始する．

尿比重のチェックは飲水量の反映として重要である．水分を多く摂っているという患者は勿論のこと，あまり水分は摂っていないという場合でも，実際は多くの水分を摂っていて頻尿となっていることは珍しくない．泌尿日誌（頻度尿量記録）の記載から，1日尿量を体重（kg）×20〜25mLに収まるように飲水量を調節するよう指導する．

超音波検査で前立腺の大きさと残尿量を測定する．前立腺は通常は20g未満であり，前立腺の縦，横，高さを計測し，楕円体体積の近似式 $V=(a \times b \times c) \div 2$ に当てはめると体積が求められ，比重

がほぼ1であるので重量が求められる．前立腺は内腺と外腺に分けられ，超音波像でもその境界はわかることが多く，前立腺肥大は内腺（移行領域）が肥大するもので，前立腺癌は主に外腺（辺縁領域）から発生する．通常は内腺は小さく，尿道を取り囲んでいるが，肥大すると内腺はみかんの実で，外腺はみかんの皮のように薄くなって見える．

肥大前立腺は時に100gを超えて数百gに達することもある．高齢者では前立腺全体の大きさは20g前後でも，内腺比率が大きい前立腺肥大もあり，また，膀胱へ突出したタイプの前立腺肥大もあり，このタイプでは排尿症状が強いという特徴がある．残尿の存在は排尿障害が進行して膀胱収縮力が破綻しかけている状態か，便秘（直腸内宿便）があって直腸膀胱抑制反射が作動しているか，または両方の状態が存在するかである．十分な緩下剤の使用で便秘が改善しても残尿が存在するなら，それは前立腺肥大症に伴うものとなる．

2. 鑑別診断

前立腺が肥大化しているときの鑑別診断としては，慢性前立腺炎と前立腺癌がある．慢性前立腺炎は直腸指診で前立腺に圧痛があるのでわかる．前立腺癌は前立腺特異抗原（PSA）の採血検査で推定し，MRIや前立腺生検で診断する．

3. 治　療

前立腺肥大症は前立腺部尿道の狭小化に伴う症状であり，排尿障害が先にあるが，排尿障害という閉塞膀胱化の結果として夜間頻尿や切迫性尿失禁といった過活動膀胱が出現すると漸く病気かなと思うようである．そこで，前立腺肥大症にはまずは前立腺部尿道抵抗を低下させる α_1 遮断薬かPDE5阻害薬を用いるのが一般的である．前立腺サイズが大きく，α_1 遮断薬やPDE5阻害薬でも症状の改善が得られない場合には，前立腺縮小効果を期待して抗アンドロゲン療法として 5α 還元酵素阻害薬やクロルマジノンを用いる．その場合，抗アンドロゲン薬投与前に前立腺癌の見落としがないようPSAを測定しておく．抗アンドロゲン薬の投与で前立腺サイズとPSAは最大50%ほど減少することもある．薬物療法で排尿症状の改善

172

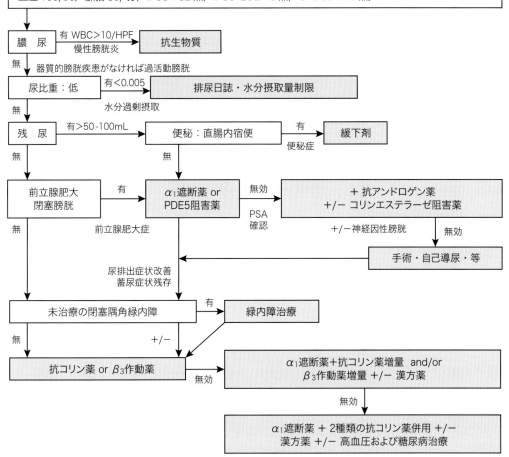

図1 前立腺肥大症の実践治療

がみられない場合や，長期の薬物療法を好まない場合には手術療法を選択する．

残尿量が多い場合には上記薬剤（α_1遮断薬かPDE5阻害薬＋抗アンドロゲン薬）に加えて，非選択性α_1遮断薬の追加や，コリンエステラーゼ阻害薬を追加することがある．

残尿量が少ない場合には，過活動膀胱に対して抗コリン薬やβ_3作動薬を追加して対処するが，残尿量の増減には常に注意し，過活動膀胱症状と残尿量の兼ね合いから，過活動膀胱治療薬を調節する．また，合併症のコントロールが良くなると排尿症状も改善する傾向にあるので，特に高血圧治療は積極的に進める．

【菅谷　公男】

慢性前立腺炎の実践治療例

症例：38 歳男性

主訴：数ヵ月前からの頻尿，尿意切迫感，下腹部違和感，排尿痛

既往歴：2ヵ月前，同様症状で膀胱炎と診断されて抗生物質を処方され，症状が多少改善したが，また同様症状の悪化あり．腰痛もある．

その他：事務職で長時間座っていることが多く，水分はあまり摂っていない．

血圧 126/72，脈拍 70/分，国際前立腺症状スコア（IPSS）：32 点，IPSS-QOL：6 点，過活動膀胱症状スコア（OABSS）：5 点

1. 診　断

比較的若い男性が蓄尿障害や排尿痛を訴えてきた場合には，膀胱炎はまれであり，尿道炎か前立腺炎を疑う（**図 1**）．経過が長い時には前立腺炎を，数日前からなど比較的短い経過の場合は尿道炎が疑われる．尿道炎では前立腺炎を合併していることも多いので，このような状況を念頭に診断を進める．ただし，高齢者では膀胱炎を併発していることもある．

尿検査での尿比重や超音波検査による残尿のチェックはルーチンに行い，異常があれば過活動膀胱や前立腺肥大症の項のように対処する．

尿沈渣で膿尿があれば性行為感染症による尿道炎のことが多い．尿道口からの膿の排出があるようだと淋菌感染の可能性が高く，尿沈渣で白血球数が少し増加している程度の時は，クラミジア感染症のことが多いが，いずれにしても尿中 PCR検査でクラミジアトラコマティスと淋菌の両方を検査する．

直腸指診で前立腺に圧痛があれば前立腺炎と診断する．この際，膿尿の有無は問わない．膿尿がなければ慢性前立腺炎のみであろうが，膿尿があればその他の下部尿路感染症を併発しているか，

細菌性前立腺炎の可能性がある．前立腺炎は通常は慢性前立腺炎である．急性前立腺炎の発症は膀胱鏡やカテーテル挿入など何らかの尿道内への操作後か前立腺生検後くらいで，急性細菌性前立腺炎であり，高熱を発するのでわかる．

超音波検査では前立腺周囲の静脈の拡張や，前立腺の内腺と外腺の境界に高エコー帯のみられることが多い．慢性前立腺炎に成り易い人は三尖弁閉鎖不全の頻度が高く，骨盤うっ血状態となっており，前立腺周囲静脈の拡張がみられることがある．また，前立腺炎を繰り返しているので，前立腺内腺と外腺の間に砂状結石が蓄積して，超音波検査では高エコー帯として認められることが多い．

慢性前立腺炎が細菌性か非細菌性かの診断は難しいが，一応は直腸に挿入した指で前立腺をマッサージした後に尿道口から出てくる液体を顕鏡して，膿球（白血球）が多ければ細菌性，膿球がなければ非細菌性とされているが，その線引きはなかなか難しい．

2. 治　療

慢性前立腺炎では，細菌性慢性前立腺炎を想定して抗生物質を投与することが多い．抗生物質は前立腺への移行性のよいニューキノロン系を用い，通常は 2 週間から 4 週間投与する．同時に，植物製剤のセルニルトンや牛車腎気丸のような漢方薬を併用するが，症状が続く場合には抗生物質終了後も植物製剤や漢方薬を長期投与することがある．痛みが強ければ消炎鎮痛剤を併用するが，カルバゾクロムも効果的である．カルバゾクロムは血管透過性亢進抑制剤であり，止血剤に分類されているので，血尿の診断名とともに用いる．ただし，通常の消炎鎮痛剤で痛みが消褪しない場合には，間質性膀胱炎との鑑別を要することがある．

上記治療でも過活動膀胱の症状が改善しない場合には，過活動膀胱治療薬の抗コリン薬か β_3 作動薬を併用する．その際は，残尿の増加に注意し，残尿が増加するか，排尿困難が出現するようなら，α_1 遮断薬の併用が必要となる．

慢性前立腺炎は若年成人から高齢者まで認めら

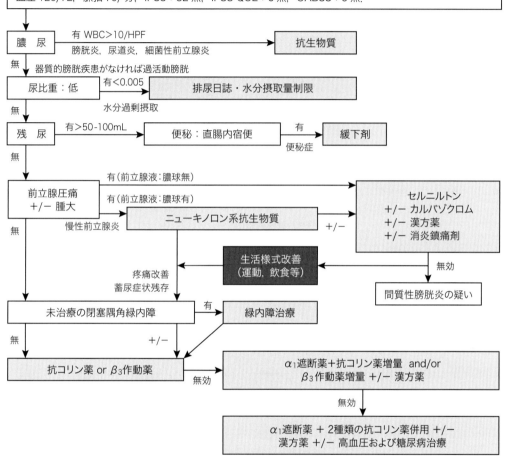

図1 慢性前立腺炎の実践治療

れるが，職業としては，事務職，タクシーや長距離トラックの運転手など，長時間座位でいる職業に多い．元々，骨盤うっ血状態に成り易い体質であり，骨盤うっ血状態を悪化させる姿勢でいることは好ましくない．そのため，1〜2時間毎に軽く運動するのが良い．激しい運動は慢性前立腺炎には逆効果といわれている．また，自転車に乗ったり，飲酒後や香辛料を多く摂ると悪化するので，自転車乗りを避け，アルコールや刺激性の香辛料を控える必要がある．水分の多量摂取は骨盤うっ血状態を悪化させる恐れがあるので避けた方がよい．

【菅谷　公男】

Ⅶ. 実践治療例図説　4. 混合性尿失禁の実践治療例

混合性尿失禁の実践治療例

症例：45歳女性

主訴：尿失禁. 18年前の出産後から咳やクシャミで尿漏れを自覚していたが,1〜2年前から徐々に悪化してきている. また, 炊事や洗面などの時に急に尿意を感じてトイレに行くが, 間に合わずに尿漏れするようになった.

既往歴：特記事項なし.

その他：中肉中背で,水分は普通に摂っている.

血圧110/70, 脈拍70/分, 過活動膀胱症状スコア(OABSS)：8点

1. 診　　断

出産後の若い時から継続する腹圧性尿失禁があり, それに切迫性尿失禁が加わった混合性尿失禁である(図1). まずは検尿・尿沈渣を行って, 膀胱炎からの切迫性尿失禁の可能性を排除する. また, 過剰飲水は尿失禁の悪化の原因となるため, 尿比重から過剰飲水の可能性を推測し, 疑いがあれば排尿日誌(頻度尿量記録)の記載を指示する.

超音波検査では一つは残尿量を調べる. 出産時に膀胱支配神経が損傷して低活動膀胱となることがまれにあり, 最初に報告したイギリス人医師(Dr. Clare J Fowler)の名をとってファーラー症候群ともいわれる. 残尿が多いと腹圧性尿失禁が生じ易いのである.

超音波検査では膀胱頸部の形態も観察する. 恥骨上の腹壁から膀胱の縦断面像を観察した時, 腹圧性尿失禁では膀胱頸部が下垂して膀胱前壁と後壁(膀胱三角部)の角度が通常の180度前後から90度近くまで狭小化する. チェーン膀胱尿道造影では, 後部尿道膀胱角が開大している.

2. 治　　療

混合性尿失禁の治療には, 骨盤底筋体操, 膀胱訓練, 薬物療法と手術療法がある. 残尿がないか少なければ, 骨盤底筋体操と膀胱訓練を指導し,

薬物療法を開始する.

骨盤底筋体操は腹圧性尿失禁対策の理学療法であり, うまくできて継続できれば有効な治療法であるが, 長続きできないのが問題である. 筆者らの行った取り組みの中で骨盤底筋体操が長く継続できたのは, アラーム機能のついたデバイスを持たせ, 1日4回, アラームが鳴った時に体操するよう指示した時であった. アラームは目覚まし時計のように一時的に止めても繰り返し鳴るよう設定していたことが継続させるのに効果的であった. そこで, 現在では携帯電話やスマートフォンに1日4回のアラームを設定して, アラームが鳴ったら骨盤底筋体操をするよう指導している.

膀胱訓練は切迫性尿失禁対策の理学療法であり, 自宅にいるときに尿意でトイレに入っても, 排尿を我慢する. 切迫性尿失禁はトイレまでの距離に関係なく, 多くはトイレのドアの前後で漏らす. トイレの直前までもつなら排尿姿勢がとれるまでのあと数秒を堪えられるようにすれば, 尿失禁はかなり減らすことができるはずである. したがって, 膀胱訓練ではトイレに入ってから何分我慢できるか目標を設定する. 骨盤底筋体操と膀胱訓練はどちらも腹圧性尿失禁と切迫性尿失禁の両方に効果のあることがわかっている.

腹圧性尿失禁に対して適応のある薬剤は, 本邦ではβ_2作動薬で元々気管支喘息に適応のあるクレンブテロールのみで, 切迫性尿失禁には過活動膀胱治療薬が適応となる. 一方, 遺尿症(尿失禁)に適応があり, 抗コリン作用を併せ持つ三環系抗うつ薬が海外でも本邦でも腹圧性尿失禁に用いられている. 過活動膀胱治療薬の抗コリン薬のなかでは, プロピベリンがノルアドレナリン再取り込み阻害作用を有し, 尿道内圧を上昇させることから,腹圧性尿失禁や混合性尿失禁にも効果がある. 一方, β_3作動薬は動物実験では尿道内圧を低下させる作用があり, 腹圧性尿失禁には不適当と考えられる. 薬物療法としては, クレンブテロール, プロピベリンン, 三環系抗うつ薬を単剤か組み合わせて使用する.

尿失禁防止術は上記治療が効果不十分の場合に

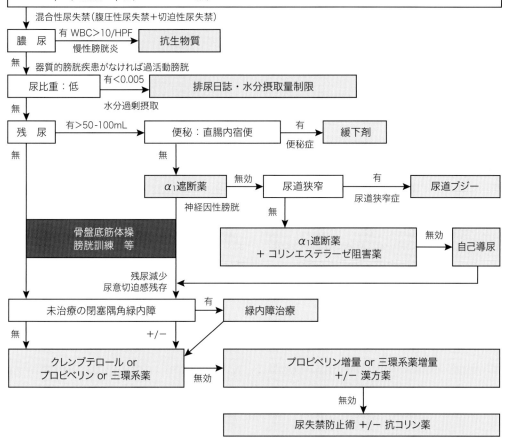

図1 混合性尿失禁の実践治療

選択される．腹圧性尿失禁には尿道スリング手術が行われており，膣壁と尿道の間に通したテープを恥骨後面に引き上げて尿道の下垂を抑えるTVT式と，このテープを閉鎖孔を通して大腿根部方向に引くTOT式がある．いずれも腹圧性尿失禁には効果があり，切迫性尿失禁も改善することがある．切迫性尿失禁が残存しても，抗コリン薬を用いることで対処可能である．

【菅谷　公男】

VII. 実践治療例図説　5. 頻尿症の実践治療例

頻尿症の実践治療例

症例：45歳女性

主訴：1年前からの頻尿で，下腹部に違和感（すっきりしない感じ）がある．

既往歴：特記事項なし．

その他：中肉中背で，便秘改善のために水分は十分摂っている．夜間排尿は1回．尿失禁はなく，尿意切迫感もあまりない．

血圧120/76，脈拍68/分，過活動膀胱症状スコア（OABSS）：4点

1. 診　　断

尿意切迫感や切迫性尿失禁はほとんどないが，日中の頻尿を訴える女性はまれではない．まずは検尿・尿沈渣で膀胱炎による頻尿かを確かめる（図1）．また，尿比重から水分摂取過剰の可能性を推測し，疑われるようなら排尿日誌（頻度尿量記録）の記載を指示する．頻尿でも膿尿がなく，尿意切迫感もあまりない場合に注目すべきは尿沈渣での上皮細胞数である．膀胱に炎症がない正常な時の上皮細胞数は，正常な白血球数（5個未満/HPF）と同程度か白血球数より少ないが，急性膀胱炎の治りかけや，膀胱三角部炎があると正常かまたは多少増加した白血球数より上皮細胞数が少し多くなる傾向がある．この膀胱三角部炎の状態では，超音波検査で膀胱三角部または膀胱頸部周囲に膀胱粘膜層が筋層から少し浮いたような浮腫像を認める．この時点で，膀胱三角部炎の所見，頻尿，下腹部違和感などの症状から尿道症候群と診断されるが，尿道症候群の名称は本邦では一般的ではなく，（無菌性）慢性膀胱炎とされている．膀胱鏡では膀胱三角部を含む膀胱頸部周囲の発赤浮腫像があり，尿道鏡では膀胱頸部粘膜の偽ポリープが観察されることが多い．

超音波検査で残尿が多ければ，便秘や神経因性膀胱，尿道狭窄を疑って検査や診断的治療を進め

ることになる．便秘に対して水分を多く摂って対処しようとしている頻尿者は多いが，中年以降では水分摂取のみで便秘解消となることはなく，ただ頻尿の原因となるだけである．

2. 治　　療

尿意切迫感のない頻尿症には抗コリン薬やβ_3作動薬は効かないことが多いので，その他の頻尿治療薬を用いることが多い．例えば，フラボキサートや漢方薬である．フラボキサートは主に脳幹の排尿抑制系を賦活して排尿反射の出現を抑制する働きがあり，抗コリン薬が発売されるまでは頻尿治療の代表的薬剤で，600～1,200mgを分3で投与してそれなりの効果があった．しかし，現在では600mgを超える処方は査定され，使用が難くなっている．漢方薬の頻尿治療の代表は猪苓湯であり，尿道症候群には効果的である．冷え症が強ければ猪苓湯合四物湯の方が効きがよく，更年期障害がみられ，骨盤内うっ血（漢方でいう瘀血）が疑われるようなら桂枝茯苓丸も試してみる価値がある．

これらの頻尿治療薬でも頻尿の改善が得られない場合には，過活動膀胱を診断しきれていなかった可能性を考えて，過活動膀胱治療薬の抗コリン薬かβ_3作動薬を試してみる．効果がなければそれら薬剤の増量や漢方薬の追加継続で様子をみる．

通常の薬物療法でも改善の得られない頻尿の原因としては，神経性頻尿と萎縮膀胱がある．神経性頻尿は日中は頻尿だが，休日や夜間には頻尿とならないのが特徴で，精神安定剤の投与やカウンセリングを考慮する．抑うつ状態では頻尿となる場合と，逆に飲水量や食事量が減って排尿回数の減ることがある．抑うつ状態での頻尿には抗コリン作用を併せ持つ三環系抗うつ薬が奏効することがあるが，副作用の口渇が強く出る場合があり，その時は少量の三環系抗うつ薬とβ_3作動薬の併用も考慮する．

萎縮膀胱による頻尿は1回排尿量が常にほぼ同量で少ないのが特徴である．萎縮膀胱は薬物療法では改善できないので，手術療法へ進むことにな

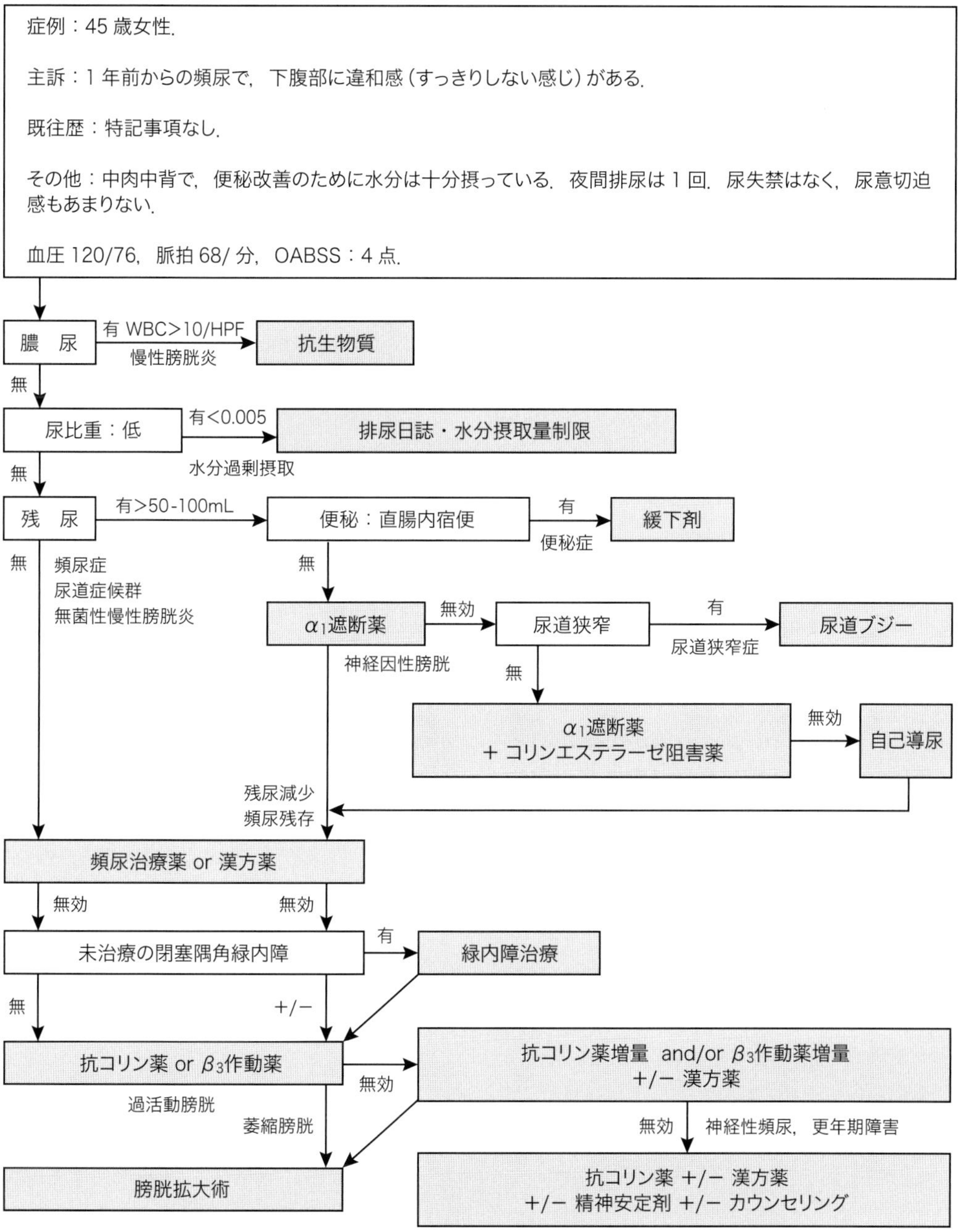

症例：45歳女性．

主訴：1年前からの頻尿で，下腹部に違和感（すっきりしない感じ）がある．

既往歴：特記事項なし．

その他：中肉中背で，便秘改善のために水分は十分摂っている．夜間排尿は1回．尿失禁はなく，尿意切迫感もあまりない．

血圧 120/76，脈拍 68/分，OABSS：4点．

膿　尿 ─有 WBC>10/HPF 慢性膀胱炎→ 抗生物質
│無
尿比重：低 ─有<0.005 水分過剰摂取→ 排尿日誌・水分摂取量制限
│無
残　尿 ─有>50-100mL→ 便秘：直腸内宿便 ─有 便秘症→ 緩下剤
│無　頻尿症　　　　　│無
　　　尿道症候群
　　　無菌性慢性膀胱炎
　　　　　　　　　　　α₁遮断薬 ─無効→ 尿道狭窄 ─有 尿道狭窄症→ 尿道ブジー
　　　　　　　　　　神経因性膀胱│　　　　│無
　　　　　　　　　　　　　　　　　α₁遮断薬
　　　　　　　　　　　　　　　　＋コリンエステラーゼ阻害薬 ─無効→ 自己導尿
　　　　　　　残尿減少
　　　　　　　頻尿残存
頻尿治療薬 or 漢方薬
│無効　　　　　│無効
未治療の閉塞隅角緑内障 ─有→ 緑内障治療
│無　　　　　　+/−
抗コリン薬 or β₃作動薬 ──→ 抗コリン薬増量 and/or β₃作動薬増量
過活動膀胱　　　│無効　　　＋/− 漢方薬
　　　萎縮膀胱　　　　　　　│無効 神経性頻尿，更年期障害
膀胱拡大術　　　　　　　　抗コリン薬 +/− 漢方薬
　　　　　　　　　　　　＋/− 精神安定剤 +/− カウンセリング

図1　頻尿症の実践治療

る．膀胱拡大術としては，膀胱筋層切開術や腸管　　　　　　　　　　　　　　　【菅谷　公男】
利用膀胱拡大術などがある．

VII. 実践治療例図説 6. 夜間頻尿の実践治療例

夜間頻尿の実践治療例

症例：75歳男性

主訴：数年前から夜間排尿に2回起きていたが，最近は夜間排尿回数が3～4回に増えた．

既往歴：高血圧症と糖尿病で30年前から内服治療中．

その他：自分は水分はあまり摂らない方だが，デイケアでは運動する度にコップ1杯の水を頻回に摂らされている．

血圧150/90，脈拍80/分，国際前立腺症状スコア（IPSS）：15点，IPSS-QOL：6点，過活動膀胱症状スコア（OABSS）：5点

1. 診　断

夜間頻尿を主訴に受診する高齢者は，夜間頻尿以外に排尿症状や蓄尿症状を有することが多いが，そのなかで，最も困る症状が夜間頻尿である．問診では，飲水量は多い方か（過剰飲水），排尿間隔は日中と夜間とどっちが短いか（夜間膀胱拡張不全），1回の排尿量は日中と夜間とではどちらが多いか（夜間多尿），良く眠れた夜は夜間排尿回数が大きく減るか（睡眠障害），夜間頻尿となるのは朝方に多いか（早朝高血圧），夜間の排尿は出が悪いか（夜間高血圧）などを尋ね，合併症として，高血圧，心不全，糖尿病，浮腫，脳血管疾患などをチェックし，睡眠時無呼吸を疑わせるイビキや夜間のみの切迫性尿失禁やおねしょ（夜尿症）の経験などを尋ねる．

尿沈渣で膿尿を認めた場合には抗生物質による治療を行うが，通常は男性は尿道炎や前立腺炎になっても膀胱炎になることはめったにないので，高齢男性の膿尿の場合には前立腺肥大症，慢性前立腺炎や残尿をきたす原因疾患のあることを念頭に検査を進める（**図1**）．高齢女性の膿尿の頻度は結構高いので，排尿困難がなければ通常の膀胱炎治療を行うが，残尿が多ければ尿道狭窄や神経因性膀胱を疑う．

尿検査で尿比重が低値であれば過剰飲水の可能性があるが，外来受診時の尿比重が正常でも飲水過剰のことは多いので，飲水習慣は必ず問うようにする．飲水量の過剰が疑われたときには，排尿日誌（頻度尿量記録）の記載を指示する．

超音波検査で残尿の有無（残尿量）を調べ，前立腺のサイズを確認し，前立腺肥大症の有無を診断する．前立腺は正常では20g（mL）未満で左右対称であるが，肥大すると前立腺サイズの増大，前立腺内腺比率の増大や膀胱内突出像がみられる．また，直腸指診で前立腺に圧痛があれば慢性前立腺炎として治療する．残尿がみられた時には，便秘の有無を尋ね，便秘のある場合には適切に治療する．

2. 治　療

夜間頻尿の原因は多く，また複数の原因が重複していることが多い．そのため，一つひとつの原因を特定することを先行するのは不経済であり，治療を進めながら，その結果から原因を診断する診断的治療となることが多い．

膀胱炎，慢性前立腺炎，前立腺肥大症や過活動膀胱などの泌尿器科的疾患があれば，まずはその治療を先行する．同時に，頻度尿量記録の記載を指示し，適正1日尿量（体重×20～25mL）となるよう飲水量の調節を指示する．通常の泌尿器疾患の治療を行っても夜間頻尿の改善がみられないか不十分の場合には，1日尿量の再確認と，頻尿治療薬や過活動膀胱治療薬の増量を試みる．残尿があれば，α_1遮断薬を増量投与し，残尿量が100mLを超えているときには，抗コリン薬やβ_3作動薬を中止して，尿道閉塞のないことを確認した後に，ジスチグミンなどを追加して残尿を減らすと頻尿や夜間頻尿の改善がみられる．

泌尿器疾患の治療を進めても夜間頻尿の改善が不十分の場合には，不眠症と夜間高血圧/早朝高血圧の治療を追加する．どちらを先行しても良いが，睡眠薬投与は転倒の危険性があるので，少量から開始する．超短時間作動薬よりは短時間型や長めの作用時間の方が夜間頻尿には向いている．

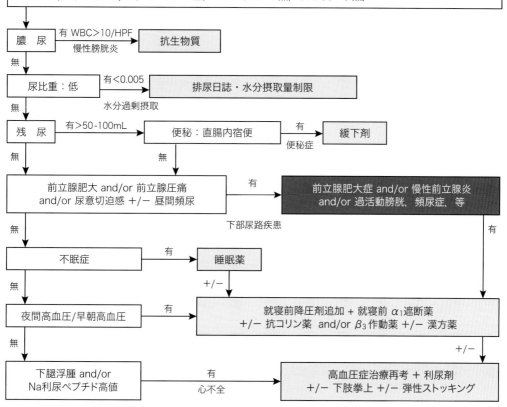

図1 夜間頻尿の実践治療

夜間高血圧が疑われた時には，就寝前，夜間排尿に起きた時，早朝起床時を含めて1日数回の血圧測定を指示する．夜間高血圧や早朝高血圧が診断されたら就寝前降圧薬の追加など，内科医とともに高血圧治療の再考を必要とする．また，夜間多尿であれば利尿ペプチド（BNP）の測定で心不全の有無を調べ，下肢浮腫などあれば日中の弾性ストッキングの使用や夕方の下肢拳上姿勢などを指導するが，それらができない時には，15～16時頃に利尿剤を投与して寝る前までに余剰体内水分を強制的に排泄する．それでも，1回排尿量が少なく，頻尿であれば萎縮膀胱の可能性が高く，膀胱水圧拡張術，膀胱パンピング療法などを考慮する．

【菅谷　公男】

VIII. 付録図

Chapter 8

Ⅷ. 付 録 図

排尿日誌（Bladder diary）

月　日（　）

起床時間：午前・午後 _____時_____分

就寝時間：午前・午後 _____時_____分

メモ　その日の体調など気づいたことなどがあれば記載してください。

	時間	排尿 （〇印）	尿量 （ml）	漏れ （〇印）	
	時から翌日の　　　時までの分をこの一枚に記載してください				
1	時　　分		ml		
2	時　　分		ml		
3	時　　分		ml		
4	時　　分		ml		
5	時　　分		ml		
6	時　　分		ml		
7	時　　分		ml		
8	時　　分		ml		
9	時　　分		ml		
10	時　　分		ml		
	時間	排尿	尿量	漏れ	

（次ページへ続く）

	時間	排尿 (〇印)	尿量 (ml)	漏れ (〇印)			
11	時　　分		ml				
12	時　　分		ml				
13	時　　分		ml				
14	時　　分		ml				
15	時　　分		ml				
16	時　　分		ml				
17	時　　分		ml				
18	時　　分		ml				
19	時　　分		ml				
20	時　　分		ml				
21	時　　分		ml				
22	時　　分		ml				
23	時　　分		ml				
24	時　　分		ml				
25	時　　分		ml				
	時間	排尿	尿量	漏れ			
	計		ml				

翌日　＿＿月＿＿日の

　　　起床時間：午前・午後　＿＿＿＿＿時＿＿＿＿分

（日本排尿機能学会ホームページより）

Ⅷ. 付 録 図

頻度・尿量記録（Frequency volume chart）

| 月 日（ ） | ◎起床時間: 午前・午後 ＿＿時＿＿分 |
| | ◎就寝時間: 午前・午後 ＿＿時＿＿分 |

	排尿した時刻	尿量（ml）	備考
	時から翌日の	時までの分をこの一枚に記載してください	
1	時　分		
2	時　分		
3	時　分		
4	時　分		
5	時　分		
6	時　分		
7	時　分		
8	時　分		
9	時　分		
10	時　分		
11	時　分		
12	時　分		
13	時　分		
14	時　分		
15	時　分		
16	時　分		
17	時　分		
18	時　分		
19	時　分		
20	時　分		
	計	ml	

翌日　月　日 ◎起床時間: 午前・午後 ＿＿時＿＿分

（日本排尿機能学会ホームページより）

排尿時刻記録（Micturition time chart）

月　日（　）	◎起床時間:午前・午後 ___時___分
	◎就寝時間:午前・午後 ___時___分

	排尿した時刻	備考
	時から翌日の	時までの分をこの一枚に記載してください
1	時　　分	
2	時　　分	
3	時　　分	
4	時　　分	
5	時　　分	
6	時　　分	
7	時　　分	
8	時　　分	
9	時　　分	
10	時　　分	
11	時　　分	
12	時　　分	
13	時　　分	
14	時　　分	
15	時　　分	
16	時　　分	
17	時　　分	
18	時　　分	
19	時　　分	
20	時　　分	
	排尿した時刻	備考

翌日　　月　　日 ◎起床時間: 午前・午後 ___時___分

（日本排尿機能学会ホームページより）

Ⅷ. 付 録 図

IPSS（国際前立腺症状スコア）[1]

どれくらいの割合で次のような症状がありましたか	全くない	5回に1回の割合より少ない	2回に1回の割合より少ない	2回に1回の割合くらい	2回に1回の割合より多い	ほとんどいつも
この1か月の間に、尿をしたあとにまだ尿が残っている感じがありましたか	0	1	2	3	4	5
この1か月の間に、尿をしてから2時間以内にもう一度しなくてはならないことがありましたか	0	1	2	3	4	5
この1か月の間に、尿をしている間に尿が何度もとぎれることがありましたか	0	1	2	3	4	5
この1か月の間に、尿を我慢するのが難しいことがありましたか	0	1	2	3	4	5
この1か月の間に、尿の勢いが弱いことがありましたか	0	1	2	3	4	5
この1か月の間に、尿をし始めるためにお腹に力を入れることがありましたか	0	1	2	3	4	5

	0回	1回	2回	3回	4回	5回以上
この1か月の間に、夜寝てから朝起きるまでに、ふつう何回尿をするために起きましたか	0	1	2	3	4	5

IPSS＿＿＿＿＿点

QOLスコア質問票[1]

	とても満足	満足	ほぼ満足	なんともいえない	やや不満	いやだ	とてもいやだ
現在の尿の状態がこのまま変わらずに続くとしたら、どう思いますか	0	1	2	3	4	5	6

QOLスコア＿＿＿＿＿点

IPSS 重症度：軽症（0～7点），中等症（8～19点），重症（20～35点）
QOL 重症度：軽症（0，1点），中等症（2，3，4点），重症（5，6点）

1）本間之夫，塚本泰司，安田耕作　ほか：International Prostate Symptom ScoreとBPH Impact Indexの日本語訳の言語的妥当性に関する研究．日泌尿会誌 2002; 93: 669-680.

（日本泌尿器科学会（編）：男性下部尿路症状・前立腺肥大症診療ガイドライン．p84，リッチヒルメディカル，東京，2017 より転載）

過活動膀胱症状質問票
（Overactive Bladder Symptom Score; OABSS）

以下の症状がどれくらいの頻度でありましたか。この 1 週間のあなたの状態にもっとも近いものを、ひとつだけ選んで、点数の数字を◯で囲んでください。

質問	症状	点数	頻度
1	朝起きた時から夜寝る時までに、何回くらい尿をしましたか	0 1 2	7 回以下 8〜14 回 15 回以上
2	夜寝てから朝起きるまでに、何回くらい尿をするために起きましたか	0 1 2 3	0 回 1 回 2 回 3 回以上
3	急に尿がしたくなり、がまんが難しいことがありましたか	0 1 2 3 4 5	なし 週に 1 回より少ない 週に 1 回以上 1 日 1 回くらい 1 日 2〜4 回 1 日 5 回以上
4	急に尿がしたくなり、がまんできずに尿をもらすことがありましたか	0 1 2 3 4 5	なし 週に 1 回より少ない 週に 1 回以上 1 日 1 回くらい 1 日 2〜4 回 1 日 5 回以上
	合計点数		点

過活動膀胱スクリーニング質問票
（Screening Questionnaire for Overactive Bladder; SQOAB）

以下のような症状がありますか。

□ 尿をする回数が多い
□ 急に尿がしたくなって、我慢が難しいことがある
□ 我慢できずに尿をもらすことがある

上の症状が 1 つ以上ある人は過活動膀胱の可能性があります。

（日本排尿機能学会，過活動膀胱ガイドライン作成委員会（編）：過活動膀胱診療ガイドライン．
p26，ブラックウェルパブリッシング，東京，2005 より改変）

日本語版 DVSS (Dysfunctional Voiding Symptom Score) 成人語版

お子様の排尿、排便の状況についての質問です。あてはまるところに○をつけてください。

	この一か月の間に	ほとんどない	半分より少ない	ほぼ半分	ほとんど常に	わからない
1	日中に服や下着がオシッコでぬれていることがあった。	0	1	2	3	X
2	(日中に)おもらしをする時は、下着がぐっしょりとなる。	0	1	2	3	X
3	大便が出ない日がある。	0	1	2	3	X
4	大便をだすのに気張らなければならない。	0	1	2	3	X
5	一日に1、2回しかトイレに行かない。	0	1	2	3	X
6	足を交差させたり、しゃがんだり、股間をおさえたりして、オシッコをがまんすることがある。	0	1	2	3	X
7	オシッコしたくなると、もうがまんできない。	0	1	2	3	X
8	お腹に力を入れないとオシッコができない。	0	1	2	3	X
9	オシッコをするときに痛みを感じる。	0	1	2	3	X
10	お父さん、お母さんへの質問です。下記のようなストレスを受けることがお子様にありましたか？	いいえ(0)			はい(3)	
	弟や妹が生まれた					
	引っ越し					
	転校、進学など					
	学校での問題					
	虐待 (性的なもの・身体的なものなど)					
	家庭内の問題 (離婚・死別など)					
	特別なイベント (特別な日など)					
	事故や大きなけが、その他					

（今村正明、催井智子、上仁数義 ほか：日本語版 DVSS (Dysfunctional Voiding Symptom Score) の公式認証—小児質問票における言語学的問題を中心に—．日本泌尿器科学会雑誌 105 (3)：115．2014 より改変）

日本語版 DVSS (Dysfunctional Voiding Symptom Score)　小児語版

あてはまるところに○をつけてください

	この１かげつのあいだ	ほとんどない	はんぶんよりすくない	はんぶんくらい	ほとんどいつも	わからない
1	ひるまにおもらしをしたことがある。	0	1	2	3	×
2	（ひるまに）おもらしをしたとき、パンツがちょっとぴちょっとになる。	0	1	2	3	×
3	ウンチがでない日がある。	0	1	2	3	×
4	きばらないとウンチがでない。	0	1	2	3	×
5	いち日に１回か２回しかトイレにいかない。	0	1	2	3	×
6	あしをとじたり、しゃがんだり、もじもじしたりして、オシッコをがまんすることがある。	0	1	2	3	×
7	オシッコしたくなると、もうがまんできない。	0	1	2	3	×
8	おなかにちからをいれないとオシッコがでない。	0	1	2	3	×
9	オシッコをするとき、いたい。	0	1	2	3	×

（今村正明、權井智子、上仁数義　ほか：日本語版 DVSS（Dysfunctional Voiding Symptom Score）の公式認証～小児質問票における言語学的問題を中心に～　日本泌尿器科学会雑誌 105（3）：115，2014 より改変）

Ⅷ. 付 録 図

夜間頻尿特異的QOL質問票（N-QOL）

この4週間に、夜間、尿をするために起きなければならなかったことによって、以下のことがどの程度ありましたか？

※あてはまる□に✔をつけて下さい

1. 翌日、ものごとに集中することが難しかった
□毎日（0）　□ほぼ毎日（1）　□ときどき（2）　□まれに（3）　□全くなかった（4）

2. 翌日、全般的に活力の低下を感じた
□毎日（0）　□ほぼ毎日（1）　□ときどき（2）　□まれに（3）　□全くなかった（4）

3. 日中、昼寝が必要であった
□毎日（0）　□ほぼ毎日（1）　□ときどき（2）　□まれに（3）　□全くなかった（4）

4. 翌日、ものごとがはかどらなかった
□毎日（0）　□ほぼ毎日（1）　□ときどき（2）　□まれに（3）　□全くなかった（4）

5. 楽しい活動（余暇活動など）に参加することが減った
□非常に（0）　□かなり（1）　□中くらい（2）　□少し（3）　□全くなかった（4）

6. 水分をいつ、どれくらい飲むかについて気を使わなければならなくなった
□常に（0）　□ほぼ常に（1）　□ときどき（2）　□まれに（3）　□全くなかった（4）

7. 夜、十分な睡眠をとることが難しかった
□毎晩（0）　□ほぼ毎晩（1）　□ときどき（2）　□まれに（3）　□全くなかった（4）

この4週間に、以下のことがどの程度ありましたか？

8. 夜間、尿をするために起きなければならないので、家族や同居者に迷惑をかけ
　ているのではないかと気になった
□非常に（0）　□かなり（1）　□中くらい（2）　□少し（3）　□全くなかった（4）
□家族や同居者はいない（9）

9. 夜間、尿をするために起きなければならないことで、頭がいっぱいになった
□常に（0）　□ほぼ常に（1）　□ときどき（2）　□まれに（3）　□全くなかった（4）

10. 今後、この状態がさらに悪くなることが心配だった
□非常に（0）　□かなり（1）　□中くらい（2）　□少し（3）　□全くなかった（4）

11. この状態（夜間、尿をするために起きなければならないこと）に対する有効な
　治療法がないことが心配だった
□非常に（0）　□かなり（1）　□中くらい（2）　□少し（3）　□全くなかった（4）

12. 全体として、この4週間に、夜間、尿をするために起きなければならないこと
　は、どれくらい煩わしかったですか
□非常に（0）　□かなり（1）　□中くらい（2）　□少し（3）　□全くなかった（4）

13. 全体として、夜間、尿をするために起きなければならないことは、どれくらい
　日常生活を妨げていますか
　0（全くない）から10（非常にある）までの間の数字に○をつけてください

0　　1　　2　　3　　4　　5　　6　　7　　8　　9　　10
全くない　　　　　　　　　　　　　　　　　　非常にある

（次ページへ続く）

N-QOL日本語版の得点算出法

●Q1 ～ Q12 の 12 項目の点数の合計を用いて、総得点を算出する

1. 各質問の回答は 0(最も低い QOL：左端の選択肢)～ 4(最も高い QOL：右端の選択肢)となるように点数化

2. そのうえで最も高い QOL が 100 点満点となるように以下の式により総得点を算出する

    (Q1 ～ Q12 の点数の合計／ 48)×100

3. 欠測が 1 問までは総得点の算出が可能である(その場合分母は 44 とする)

4. 質問 8：「夜間、尿をするために起きなければならないので、家族や同居者に迷惑をかけているのではないかと気になった」の回答のうち「家族や同居者はいない」と回答した場合には、この質問については欠測とする

●N-QOL 日本語版の下位尺度の得点算出法

1. N-QOL の質問項目は、「睡眠／活力」、「悩み／心配」の 2 つの下位尺度(各 6 項目)と全般的な生活の質(1 項目)の計 13 項目から構成される

    下位尺度の構成(Q1 ～ Q12)

睡眠／活力		悩み／心配	
No.	項目	No.	項目
Q1	集中力	Q6	水分摂取の悩み
Q2	活力	Q8	家族へ迷惑をかける心配
Q3	日中の睡眠	Q9	夜間に排尿で起きる悩み
Q4	生産性	Q10	状態悪化の心配
Q5	余暇活動への参加	Q11	有効な治療がない心配
Q7	夜間の睡眠	Q12	夜間排尿の煩わしさ

    Q13　全体的な日常生活の障害(全体的健康感)

2. それぞれ 2 つの下位尺度(睡眠／活力と悩み／心配)も総得点と同様に、100 点満点を最も高い QOL となるように、下記の式に当てはめて算出する

    (Q1 ～ Q12 の点数の合計／ 24)×100

3. 2 つの下位尺度については、すべての項目について回答されている場合に算出が可能である(1 問でも無回答があった場合には算出できない)

夜間頻尿特異的 QOL 質問票（N-QOL）
　（日本排尿機能学会，夜間頻尿診療ガイドライン作成委員会（編）：夜間頻尿診療ガイドライン．pp32-34，ブラックウェルパブリッシング，東京，2009 より改変）

N-QOL 日本語版の得点算出法
　（「吉田正貴，後藤百万，本間之夫　ほか：Nocturia Quality of Life Questionnaire（N-QOL）の日本語版の作成と言語的妥当性の検討．日排尿会誌 20（2），317-324，2009」，「日本排尿機能学会，夜間頻尿診療ガイドライン作成委員会（編）：夜間頻尿診療ガイドライン．ブラックウェルパブリッシング，東京，2009」をもとに作図）

VIII. 付 録 図

下の質問は、あなたが間質性膀胱炎かどうか参考にするためのものです。
最もあてはまる回答の数字に〇を付け、その数字の合計を一番下に置いて下さい。

間質性膀胱炎　症状スコア	間質性膀胱炎　問題スコア
この1か月の間についてお答え下さい	この1か月の間では、以下のことでどれくらい困っていますか
質問1. 急に我慢できなくなって尿をすることが、どれくらいの割合でありましたか 0　全くない 1　5回に1回の割合より少ない 2　2回に1回の割合より少ない 3　2回に1回の割合くらい 4　2回に1回の割合より多い 5　ほとんどいつも	質問1. 起きている間に何度も尿をすること 0　困っていない 1　ほんの少し困っている 2　少し困っている 3　困っている 4　ひどく困っている
質問2. 尿をしてから2時間以内に、もう一度しなくてはならないことがありましたか 0　全くない 1　5回に1回の割合より少ない 2　2回に1回の割合より少ない 3　2回に1回の割合くらい 4　2回に1回の割合より多い 5　ほとんどいつも	質問2. 尿をするために夜起きること 0　困っていない 1　ほんの少し困っている 2　少し困っている 3　困っている 4　ひどく困っている
質問3. 夜寝てから朝起きるまでに、ふつう何回、尿をするために起きましたか 0　0回 1　1回 2　2回 3　3回 4　4回 5　5回かそれ以上	質問3. 急に尿を我慢できなくなること 0　困っていない 1　ほんの少し困っている 2　少し困っている 3　困っている 4　ひどく困っている
質問4. 膀胱や尿道に痛みや焼けるような感じがありましたか 0　全くない 2　たまたま 3　しばしば 4　だいたいいつも 5　ほとんど常に	質問4. 膀胱や尿道の焼けるような感じ、痛み、不快な感じ、押される感じ 0　困っていない 1　ほんの少し困っている 2　少し困っている 3　困っている 4　ひどく困っている
〇を付けた数字の合計点：＿＿＿＿＿＿	〇を付けた数字の合計点：＿＿＿＿＿＿

（本間之夫：間質性膀胱炎の診断．間質性膀胱炎－疫学から治療まで－，日本間質性膀胱炎研究会（編），pp47-48，医学図書出版，東京，2002 より）

1 時間パッドテスト

年　　月　　日

→ 0 分開始　　　午前・午後　　　時　　　分
パッド装着　500mL の水を 15 分以内で飲み終える
イスまたはベッド上で安静

→ 15 分　歩行を 30 分間続ける

→ 45 分　階段の昇り降り　1 階分　　　　　　　　　　1 回
イスに座る、立ち上がる　　　　　　　　10 回
強く咳込む　　　　　　　　　　　　　　10 回
1 カ所を走り回る　　　　　　　　　　　1 分間
床上の物を腰をかがめて拾う動作をする　　5 回
流水で手を洗う　　　　　　　　　　　　1 分間

→ 60 分　終了

開始前のパッドの重量　　A=　　　　　　g
終了後のパッドの重量　　B=　　　　　　g
失禁量 A−B=　　　　　　g

判定　　　　2g 以下　　　尿禁制あり
2〜5g　　　軽度
5〜10g　　中程度
10〜50g　　高度
50g 以上　　極めて高度

（泌尿器科領域の治療標準化に関する研究班：女性尿失禁診療ガイドライン．EBM に基づく
尿失禁診療ガイドライン，p59，じほう，東京，2004 より）

Ⅷ. 付 録 図

キング健康質問票(King's Health Questionnaire ： KHQ)[1,2]

これらの質問に答える際は、この2週間のあなたの状態を思い起こしてください。

Q1：あなたの今の全般的な健康状態はいかがですか	1つだけ選んでください
とても良い	□1
良い	□2
良くも悪くもない	□3
悪い	□4
とても悪い	□5

Q2：排尿の問題のために、生活にどのくらい影響がありますか	1つだけ選んでください
全くない	□1
少しある	□2
ある(中くらい)	□3
とてもある	□4

以下にあげてあるのは、日常の活動のうち排尿の問題から影響を受けやすいものです。排尿の問題のために、日常生活にどのくらい影響がありますか。
全ての質問に答えてください。この2週間の状態についてお答えください。あなたにあてはまる答えを選んでください。

■仕事・家事の制限		全くない	少し	中くらい	とても
Q3a：排尿の問題のために、家庭の仕事（掃除、買物、電球の交換のようなちょっとした修繕など）をするのに影響がありますか？		□1	□2	□3	□4
Q3b：排尿の問題のために、仕事や自宅外での日常的な活動に影響がありますか？		□1	□2	□3	□4
■身体的・社会的活動の制限		全くない	少し	中くらい	とても
Q4a：排尿の問題のために、散歩・走る・スポーツ・体操などのからだを動かしてすることに影響がありますか？		□1	□2	□3	□4
Q4b：排尿の問題のために、バス、車、電車、飛行機などを利用するのに影響がありますか？		□1	□2	□3	□4
Q4c：排尿の問題のために、世間的なつき合いに影響がありますか？		□1	□2	□3	□4
Q4d：排尿の問題のために、友人に会ったり、訪ねたりするのに影響がありますか？		□1	□2	□3	□4
■個人的な人間関係		全くない	少し	中くらい	とても
Q5a：排尿の問題のために、伴侶・パートナーとの関係に影響がありますか？	□0 伴侶・パートナーがいないため、答えられない	□1	□2	□3	□4
Q5b：排尿の問題のために、性生活に影響がありますか？	□0 性生活がないため、答えられない	□1	□2	□3	□4
Q5c：排尿の問題のために、家族との生活に影響がありますか？	□0 家族がいないため、答えられない	□1	□2	□3	□4
■心の問題		全くない	少し	中くらい	とても
Q6a：排尿の問題のために、気分が落ち込むことがありますか？		□1	□2	□3	□4
Q6b：排尿の問題のために、不安を感じたり神経質になることがありますか？		□1	□2	□3	□4
Q6c：排尿の問題のために、情けなくなることがありますか？		□1	□2	□3	□4

(次ページへ続く)

■睡眠・活力（エネルギー）	全くない	時々ある	よくある	いつもある
Q7a：排尿の問題のために、睡眠に影響がありますか？	□1	□2	□3	□4
Q7b：排尿の問題のために、疲れを感じることがありますか？	□1	□2	□3	□4

■自覚的重症度　以下のようなことがありますか？	全くない	時々ある	よくある	いつもある
Q8a：尿パッドを使いますか？	□1	□2	□3	□4
Q8b：水分をどのくらいとるか注意しますか？	□1	□2	□3	□4
Q8c：下着がぬれたので取り替えなければならないですか？	□1	□2	□3	□4
Q8d：臭いがしたらどうしようかと心配ですか？	□1	□2	□3	□4
Q8e：排尿の問題のために恥ずかしい思いをしますか？	□1	□2	□3	□4

●KHQ 日本語版による各領域のスコア計算方法

1. 全般的健康感
    スコア＝（Q1 のスコア−1）/4×100
2. 生活への影響
    スコア＝（Q2 のスコア−1）/3×100
3. 仕事・家事の制限
    スコア＝（Q3a+3b のスコア−2）/6×100
4. 身体的活動の制限
    スコア＝（Q4a+4b のスコア−2）/6×100
5. 社会的活動の制限
    スコア＝（Q4c+4d+5c のスコア−3）/9×100※
        ※5c のスコアが≧1 の場合
        もし Q5c のスコアが 0 の場合は
        （Q4c+4d+5c のスコア−2）/6×100
6. 個人的な人間関係
    スコア＝（Q5a+5b−2）/6×100※※※
        ※※Q5a+5b≧2 の場合
        もし Q5a+5b=1 の場合は
        （Q5a+5b のスコア−1）/3×100
        もし Q5a+5b=0 の場合は欠損値（不適用）として扱う
7. 心の問題
    スコア＝（Q6a+6b+6c のスコア−3）/9×100
8. 睡眠・活力
    スコア＝（Q7a+7b のスコア−2）/6×100
9. 重症度評価
    スコア＝（Q8a+8b+8c+8d+8e のスコア−5）/15×100

　上記の計算により、各領域について 0 〜 100 のスコアで評価する（スコアが高いほど、QOL 障害が高度）。

1) Uemura S, Homma Y. Reliability and validity of King's Health Questionnaire in patients with symptoms of overactive bladder with urge incontinence in japan. Neurourol Urodyn 2004; 23: 94-100.
2) Okamura K, Nojiri Y, Osuga Y. Reliability and validity of the King's Health Questionnaire for lower urinary tract symptoms in both genders. BJU Int 2009; 103: 1673-1678.

（日本排尿機能学会，過活動膀胱ガイドライン作成委員会（編）：過活動膀胱診療ガイドライン 第 2 版．pp116-117，リッチヒルメディカル，東京，2015 より）

索　引

1 時間（60 分間）パッドテスト
　50, 195
5α 還元酵素阻害薬　54, 124
α_{1A} 受容体　106, 108
α_{1D} 受容体　106
α_1 アドレナリン受容体遮断薬
　54
α_1 遮断剤（薬）　48, 66, 106,
　112, 113
　ウラピジル　110
　エブランチル®　110
　シロドシン　108
　タムスロシン塩酸塩　104
　テラゾシン塩酸塩水和物　113
　ナフトピジル　106
　バソメット®　113
　ハルナール®　104
　プラゾシン塩酸塩　112
　フリバス®　106
　ミニプレス®　112
　ユリーフ®　108
α_1 受容体　104
α_1 受容体遮断剤　110
β_2 受容体　146
β_3 アドレナリン受容体　140,
　142
β_3 作動薬　46
β_3 受容体　8, 140

欧　文

A

AI（anatomical incontinence）
　50
ANP, BNP　74
ATP　10, 46

B

BCG　64
bipolar-TURP　94
BNP　44

C

CISC（clean intermittent self
　catheterization）　86
CLSS（core lower urinary
　tract symptom score）　12
C-PAP 療法　44

D

DHIC　48
DMSO（dimethylsulfoxide）　64
DSD（detrusor-sphincter
　dyssynergia）　68
DSS（detrusor-sphincter
　synergia）　68

E

ED（erectile disfunction）　76
ESWL　73

H

HAM（HTLV 1 関連脊髄症）　68
HANP, BNP　28
Hinman 症候群　68
HoLEP（holmium laser
　enucleation of prostate）　94

I

Ice water test　16
ICS（international continence
　society）による用語基準　2
ICSI・ICPI　12
IIEF-5（international index of
　erectile function）　76
IPSS（international prostate
　symptom score）　12, 54,
　188
ISD（intrinsic sphincter
　deficiency）　50

K

KHQ（king's health
　questionnaire）　13, 196
KUB　14

L

LRP（laparoscopic radical
　prostatectomy）　96
LSC（laparoscopic
　sacrocolpopexy）　98

N

Na 利尿ペプチド（HANP, BNP）
　28
NO　10, 76
N-QOL（nocturia-quality of
　life）　13, 192

O

OABSS（overactive bladder
　symptom score）　12, 189

P

PFS（pressure flow study）　16
PSA（prostate specifi cantigen）
　58
PVP（photoselective vaporization
　of the prostate）　94

Q

QOL 質問票（スコア）　12, 188

R

RARP（robot assisted radical
　prostatectomy）　96
RRP（retropubic radical
　prostatectomy）　96

S

STI（sexually transmitted
　infection）　40

T

TOT（transobturator tape）　98
TUEB（transurethral enucleation
　with bipolar system）　94
TUL　73
TURP（transurethral resection
　of prostate）　54, 94

索　引

TUR 症候群　94
TVT（tension-free vaginal tape）
　98

和　文

あ

アセチルコリン　46
アデノシン三リン酸　46
アドナ®　56, 57
アドレナリンα1受容体　8, 10
アドレナリンβ3受容体　10
アボルブ®　124
アラーム療法　44
アリルエストレノール　54

い

萎縮膀胱　21, 23, 178
一酸化窒素　10, 76
遺尿症　147
イミダフェナシン　134
イミプラミン塩酸塩　147
医療経済　32
インテグラル理論　98
陰部神経　8, 10
陰部神経核（オヌフ核）　8

う

うつ病・うつ状態治療剤　147
ウブレチド®　70, 148
ウラピジル　49, 66, 110
ウリトス®　134

え

会陰部痛　27
エビプロスタット®配合錠DB
　116
エブランチル®　70, 110
塩酸クレンブテロール　51
塩酸プロピベリン　51

お

横紋筋性外尿道括約筋　21
オキシブチニン塩酸塩　126, 128
オヌフ核　10
オムツ　86

か

外尿道括約筋筋電図測定　16
解剖学的尿失禁　50
化学療法　58
過活動膀胱　32, 46, 128, 130,
　132, 134, 136, 138, 140,
　142, 170
過活動膀胱症状質問票（スコア）
　12, 46, 189
過活動膀胱診療ガイドライン　46
過活動膀胱スクリーニング質問票
　189
過剰飲水　74
かすみ目　46
仮性包茎　42
葛根湯　45
括約筋筋電図　68
カテーテル管理　86
下腹神経　8, 10
下腹神経核　8
下腹部痛　26
下部尿管結石　72
下部尿路症状　2
下部尿路症状の疫学　4
下部尿路症状の用語　2
下部尿路閉塞　2
カルシウム拮抗剤　126
カルシウム拮抗作用　130, 144
カルバゾクロムスルホン酸Na
　56
加齢男性性腺機能低下（LOH）症
　候群　76
間質性膀胱炎　26, 64
間質性膀胱炎症状スコア・問題ス
　コア　12, 194
環状切除術　42
干渉低周波刺激　46
感冒薬　70
漢方薬　154, 156, 158, 160,
　162, 164, 166, 167
　桂枝茯苓丸　166
　牛車腎気丸　162
　五淋散　158
　清心蓮子飲　164
　猪苓湯　154
　猪苓湯合四物湯　156
　八味地黄丸　160
　補中益気湯　167

き

気管支喘息　146
亀頭包皮炎　42
逆行性尿道造影　14
急性細菌性前立腺炎　57
急性細菌性膀胱炎　26
急性前立腺炎　26
球部尿道　24
橋蓄尿中枢　6
橋排尿中枢　6
橋排尿抑制野　6
キング健康質問票　13, 196

く

クラミジア性尿道炎　40
グリシン・GABAニューロン（神
　経細胞）　8, 20
グリシンニューロン　8
グルタミン酸ニューロン　8
クルミ割り（nutcracker）現象
　26, 62
クレンブテロール塩酸塩　146
クロルマジノン　54
クロルマジノン酢酸エステル
　122

け

桂枝茯苓丸　62, 166
経腟メッシュ手術　52
経尿道的括約筋切開術　68
経尿道的結石破砕術　73
経尿道的砕石術　72
経尿道的前立腺切除術　94
経尿道的バイポーラ電極前立腺核
　出術　94
経皮吸収型　128
血清前立腺特異抗原　58
血尿　30

こ

口渇　46
交感神経　8, 10
高血圧症　28, 74, 110, 112,
　113
抗コリン作用　130
抗コリン薬　44, 46, 70, 128,
　136, 138
　イミダフェナシン　134
　ウリトス®　134

オキシブチニン塩酸塩 126,
　128
ソリフェナシン 132
デトルシトール® 136
トビエース® 138
トルテロジン 136
ネオキシ®テープ 128
バップフォー® 130
フェソテロジン 138
プロピベリン塩酸塩 130
ベシケア® 132
ポラキス®錠 126
口内乾燥 46
抗利尿ホルモン 44
抗利尿ホルモン剤 150
抗利尿ホルモン分泌障害 44
国際禁制学会 2
国際前立腺症状スコア 12, 54,
　188
国際勃起機能スコア 76
牛車腎気丸 57, 66, 162
骨折 34
骨盤うっ血症候群 26, 62
骨盤神経 8, 10
骨盤神経核 8
骨盤臓器脱 52, 98
骨盤臓器脱手術 98
骨盤底筋体操（訓練） 46, 50,
　88
コハク酸ソリフェナシン 132
コリンエステラーゼ阻害薬 48,
　148
コリン作動性クリーゼ 148, 149
五淋散 158
混合性尿失禁 50, 176
根治的前立腺全摘除術 96

さ

在宅医療 84
在宅自己導尿指導管理料 86
細胞間結合 20
サインバルタ® 51
五月雨状出血 64
ザルティア® 114
三環系抗うつ薬 44
三尖弁閉鎖不全 62
残尿感 24
残尿測定 84

し

シアリス® 76
磁気刺激 46
子宮脱 52
自己導尿 86
自己導尿カテーテル 86
ジスチグミン臭化物 49, 148
死亡率 34
ジメチルスルホキシド 64
重症筋無力症 148
酒石酸トルテロジン 136
主要下部尿路症状スコア 12
小建中湯 45
症状質問票 12
シルデナフィル 76
シロドシン 108
心因性頻尿 66
神経因性過活動膀胱 46
神経因性膀胱 44, 66, 110,
　126, 130, 148, 149
神経学的異常所見 66
神経性頻尿 66, 130, 144
真性包茎 22, 42

す

水分過剰摂取 28
睡眠覚醒障害 44
睡眠時無呼吸症候群 28, 44
睡眠障害 28
ステロイド 64
ストレステスト 50
スピロペント® 51, 146

せ

生活習慣病 74
性感染症 40
清潔間欠自己導尿 86
清潔間欠導尿 48, 68
清心蓮子飲 66, 164
精巣上体炎 27
生存率 34
青斑下核 6
青斑核α 6
生命予後 34
脊髄視床路 8
脊髄疾患 68
脊髄神経機構 8
脊髄被害路 8
切迫性尿失禁 50, 88

し

セルニチンポーレンエキス 56
セルニルトン®錠 56, 118
潜在性二分脊椎 44
前立腺炎 24, 56
前立腺癌 58, 96, 122, 172
前立腺体積 15
前立腺肥大 120
前立腺肥大症 22, 24, 54, 94,
　104, 106, 108, 110, 112,
　113, 114, 116, 118, 122,
　124, 172
前立腺マッサージ 56

そ

早朝高血圧 28
ソリフェナシン 132
　コハク酸—— 132

た

体外衝撃波結石破砕術 73
体性神経 8, 10
大腿骨頸部骨折 34
多系統萎縮症 68
タダラフィル 54, 76, 114
多発性硬化症 68
タムスロシン塩酸塩 104
単純性膀胱炎 38
男性更年期障害 76
蛋白尿 30

ち

蓄尿障害 20
蓄尿症状 2
恥骨後式前立腺全摘除術 58, 96
中間外側核 8
中枢性尿崩症 150
超音波検査 14
腸管利用膀胱拡大術 100
直腸膀胱抑制反射 170
直腸瘤 52
猪苓湯 154
猪苓湯合四物湯 156

て

低活動膀胱 48
低緊張性膀胱 148, 149
低膀胱容量 44
低容量膀胱 28
適正1日尿量 29

201

索　引

デスモプレシン酢酸塩水和物　152
デスモプレシン・スプレー　44, 150
デトルシトール®　136
デュタステリド　54, 124
デュロキセチン　51
テラゾシン塩酸塩水和物　113
電気刺激　46
点状出血　64
転倒　34

と

糖尿病　22, 74
トビエース®　138
トフラニール®　44, 147
トリコモナス　40
トルテロジン　136
　酒石酸――　136

な

内圧尿流測定　16, 48, 68
ナイトバルーンカテーテル　86
内分泌療法　58
ナトリウム利尿ペプチド　44, 74
ナフトピジル　106

に

日本語版DVSS　成人語版　190
日本語版DVSS　小児語版　191
ニューキノロン系　56
乳糜尿　31
ニューロキニン受容体　10
尿意切迫感　46
尿混濁　38, 87
尿潜血反応　30
尿沈渣　30
尿道炎　40
尿道括約筋不全　50
尿道カテーテル　82
尿道カルンケル　22, 27
尿道狭窄　22
尿道狭窄症　60
尿道形成術　60
尿道結石　72
尿道症候群　24, 26, 62
尿道スリング手術　50, 98, 177
尿道損傷　78
尿道内圧測定　16

尿道ブジー　60
尿閉　72
尿崩症　150
　中枢性――　150
尿流出抵抗　22
尿流測定　16
尿流動体機能検査　16
尿路結石　72

ね

ネオキシ®テープ　46, 128

の

脳血管疾患　74
脳神経機構　6
膿尿　38

は

バーリントン核　6
バイアグラ®　76
バイオフィルム　82
排泄性尿路造影　14
排尿筋過活動　48
排尿筋活動亢進　20
排尿筋括約筋協調運動　68
排尿筋括約筋協調不全　20, 68
排尿筋筋層切除術　100
排尿筋収縮不全を伴う膀胱過活動　48
排尿筋低活動　48
排尿後障害　24
排尿後症状　2
排尿後尿滴下　24
排尿困難　22
排尿時刻記録　187
排尿時痛　26
排尿時膀胱尿道造影　68
排尿終末時痛　38
排尿障害　22, 84
排尿症状　2
排尿痛　38
排尿日誌　46, 84, 86, 184
排尿反射　6
排尿反射亢進　20
排尿反射抑制野　144
排尿用具　86
背面切開術　42
バソプレシンV2受容体　150
バソプレシン誘導体　152

バソメット®　113
八味地黄丸　160
バップフォー®　51, 130
バニロイド受容体　10
パラプロスト®　120
バルデナフィル　76
ハルナール®　104
ハンナー病変　64
ハンナ型間質性膀胱炎　64

ひ

ヒアルロン酸　64
非神経因性過活動膀胱　46
非ハンナ型間質性膀胱炎　64
ビベグロン　142
氷水テスト　16
非淋菌性尿道炎　40
非淋菌性・非クラミジア性尿道炎　40
頻度・尿量記録　46, 186
頻尿　38
頻尿症　178

ふ

不安定膀胱　126, 130
フィラリア虫感染　31
フェソテロジン　138
フェソテロジンフマル酸塩　138
腹圧性尿失禁　50, 88, 98, 146
副交感神経　8, 10
副交感神経亢進剤　149
腹腔鏡下小切開（ミニマム創内視鏡下）前立腺全摘除術　96
腹腔鏡下仙骨腟固定術　52, 98
腹腔鏡下前立腺全摘除術　96
複雑性膀胱炎　38
プラゾシン塩酸塩　112
ブラダロン®　144
フラボキサート塩酸塩　144
フリバス®　106
プリン受容体　10
プロスタール®　122
プロスタグランジン　10, 46
プロピベリン塩酸塩　130
吻側橋網様体　6

へ

平滑筋性内尿道括約筋　21
閉塞隅角緑内障　170

閉塞膀胱　20, 22
ベオーバ®　142
ベサコリン®　149
ベシケア®　132
ベタニス®　47, 140
ベタネコール塩化物　49, 149
ペッサリー　52
ヘパリン　64
ペプタイド系抗利尿ホルモン用剤　152
扁桃肥大　44
便秘　46, 74

ほ

包茎　42
膀胱炎　24, 26, 38
膀胱拡大術　68, 100
膀胱訓練　44, 46, 50, 88
膀胱頸部開大　44
膀胱結石　26, 72
膀胱三角部炎　26
膀胱収縮力　22
膀胱水圧拡張療法　64
膀胱切石術　72
膀胱穿刺法　92
膀胱造影　14, 50
膀胱損傷　78
膀胱知覚亢進　20
膀胱痛　26
膀胱出口部閉塞　20
膀胱内圧測定　16
膀胱内注入療法　64
膀胱尿道協調不全　20
膀胱部痛　64
膀胱壁肥厚　44
膀胱膀胱収縮反射　7
膀胱瘤　52
膀胱瘻造設（術）　68, 78, 92
放射線療法　58
ホスホジエステラーゼ 5 阻害薬（剤）　54, 114
補中益気湯　167
勃起不全　76
ボツリヌストキシン膀胱壁内注入療法　100
ボツリヌス毒素　64
ポラキス®錠　126
ホルミウムレーザー前立腺核出術　94

ま

末梢神経機構　10
慢性気管支炎　146
慢性骨盤痛症候群　26
慢性細菌性前立腺炎　57
慢性前立腺炎　26, 118, 144, 172, 174
慢性非細菌性前立腺炎　57
慢性膀胱炎　144

み

水中毒　44
ミニプレス®　112
ミニリンメルト®OD 錠　44, 152
ミラベグロン　140

む

無症候性炎症性前立腺炎　57
ムスカリン（M）受容体拮抗薬　128
ムスカリン M3 受容体拮抗作用　132
ムスカリン受容体　8, 10, 134, 136, 138, 149
ムスカリン受容体作動薬　48
ムスカリン受容体遮断　126
ムズムズ脚　28

め

メタボリック症候群　74
メラトニン　28

も

問診票　12

や

夜間高血圧　28
夜間多尿　28, 44
夜間排尿回数　34
夜間頻尿　28, 34, 180
夜間頻尿特異的 QOL 質問票　13, 192
薬剤性排尿障害　70
夜尿症　44, 150, 152

ゆ

ユリーフ®　108

り

淋菌性尿道炎　40

れ

レジニフェラトキシン　64
レビトラ®　76
レボフロキサシン　56

ろ

ロボット支援前立腺（全）摘除術　58, 96

実践 排尿障害治療図解

2019 年 4 月 15 日　初版第 1 刷発行

編　著	————————	菅谷　公男
発行者	————————	吉田　收一
印刷所	————————	オフィス泰，光和美術印刷
製本所	————————	三森製本所
発行所	————————	株式会社洋學社

〒658-0032
神戸市東灘区向洋町中 6 丁目 9 番地
神戸ファッションマート 5 階 NE-10
TEL 078-857-2326
FAX 078-857-2327
URL http://www.yougakusha.co.jp

Printed in japan　　　　　　　　　　　　©SUGAYA kimio, 2019

ISBN978 - 4 - 908296 - 11 - 6

・本書の複製権・翻訳権・上映権・譲渡権・公衆送信権（送信可能化権を含む）は株式会社洋學社が保有します．

・ JCOPY ＜(社)出版者著作権管理機構 委託出版物＞
本書の無断複製は著作権法上での例外を除き禁じられています．複製される場合には，その都度事前に(社)出版者著作出版権管理機構(電話 03-3513-6969，FAX 03-3513-6979，e-mail:info@jcopy.or.jp)の許諾を得て下さい．